MEMO
Gastroenterologie
und Hepatologie

MEMO
Gastroenterologie und Hepatologie

Herausgegeben von
J. Schölmerich, M. Lausen,
W. Gerok und E. H. Farthmann

Redaktionell bearbeitet von
F. v. Weizsäcker und M. Roth

Ferdinand Enke Verlag Stuttgart 1994

Die Deutsche Bibliothek – CIP-Einheitsaufnahme

Memo Gastroenterologie und Hepatologie / hrsg. von J. Schölmerich . . .
Red. bearb. von F. v. Weizsäcker und M. Roth.
– Stuttgart : Enke, 1994
   ISBN 3-432-25651-5
NE: Schölmerich, Jürgen [Hrsg.]

Wichtiger Hinweis

Wie jede Wissenschaft ist die Medizin ständigen Entwicklungen unterworfen. Forschung und klinische Erfahrung erweitern unsere Kenntnisse, insbesondere was Behandlung und medikamentöse Therapie anbelangt. Soweit in diesem Werk eine Dosierung oder eine Applikation erwähnt wird, darf der Leser zwar darauf vertrauen, daß Autor und Verlag große Sorgfalt darauf verwandt haben, daß diese Angabe dem **Wissensstand bei Fertigstellung des Werkes** entspricht.

Für Angaben über Dosierungsanweisungen und Applikationsformen kann vom Verlag jedoch keine Gewähr übernommen werden. **Jeder Benutzer ist angehalten,** durch sorgfältige Prüfung der Beipackzettel der verwendeten Präparate und gegebenenfalls nach Konsultation eines Spezialisten, festzustellen, ob die dort gegebene Empfehlung für Dosierungen oder die Beachtung von Kontraindikationen gegenüber der Angabe in diesem Buch abweicht. Eine solche Prüfung ist besonders wichtig bei selten verwendeten Präparaten oder solchen, die neu auf den Markt gebracht worden sind. **Jede Dosierung oder Applikation** erfolgt auf eigene Gefahr des Benutzers. Autoren und Verlag appellieren an jeden Benutzer, ihm etwa auffallende Ungenauigkeiten dem Verlag mitzuteilen.

Geschützte Warennamen (Warenzeichen®) werden **nicht immer** besonders kenntlich gemacht. Aus dem Fehlen eines solchen Hinweises kann also nicht geschlossen werden, daß es sich um einen freien Warennamen handelt.

Das Werk, einschließlich aller seiner Teile, ist urheberrechtlich geschützt. Jede Verwertung ist ohne Zustimmung des Verlages außerhalb der engen Grenzen des Urheberrechtsgesetzes unzulässig und strafbar. Das gilt insbesondere für Vervielfältigungen, Übersetzungen, Mikroverfilmungen und die Einspeicherung und Verarbeitung in elektronischen Systemen.

© 1994 Ferdinand Enke Verlag, Postfach 30 03 66, 70443 Stuttgart

Satz und Druck: C. Maurer, 73312 Geislingen
Schrift: 8/9 p Times, System 4, Laserbelichter Linotronic 300

Vorwort

Während der täglichen Routine in der Praxis und auch in der Klinik ergeben sich oft Fragen, die einer kurzfristigen Beantwortung bedürfen. Dies gilt insbesondere für ein Teilgebiet der Inneren Medizin wie die Gastroenterologie/Hepatologie, in dem eine Vielzahl von Krankheitsbildern einer interdisziplinären Betreuung bedarf. Das vorliegende Buch stellt den Versuch dar, die erforderlichen Informationen zum raschen Nachschlagen bei den wesentlichen Symptomenkomplexen aus diesem Bereich, aber auch bei einzelnen Erkrankungen oder Krankheitsgruppen übersichtlich zur Verfügung zu stellen. Dabei wurde bewußt auf eine interdisziplinäre Bearbeitung der einzelnen Kapitel Wert gelegt. Es war zu diesem Zweck günstig, die langjährige gute interdisziplinäre Kooperation an der Freiburger Universitätsklinik als Ausgangsbasis zu nehmen und alle Autoren aus der Medizinischen und Chirurgischen Universitätsklinik zu gewinnen, die die bewährte Kooperation dieser Einrichtungen dann in die entsprechenden Niederschriften übersetzen konnten. Auch wenn viele der Autoren und auch zwei der Herausgeber inzwischen andernorts tätig sind, repräsentiert dieses Buch doch die Standards, die sich die zwei beteiligten Kliniken über lange Jahre der Zusammenarbeit erarbeitet haben.

Die Herausgeber

Inhalt

Untersuchungsmethoden

Vorbereitung und Nachsorge bei Untersuchungen des
Gastrointestinaltraktes, der Leber und des Pankreas
(M. Sellinger, M. Roth, F. v. Weizsäcker) 2

Gastroenterologische Erkrankungen: Leitsymptome

Akutes Abdomen *(B. Strittmatter, H.-G. Leser)* 12
Ileus *(H. J. Mappes, H.-G. Leser)* 24
Uncharakteristische Abdominalschmerzen *(H.-G. Leser, U. Schöffel)* 30
Gewichtsverlust *(J. Rasenack, K. D. Rückauer)* 35
Schluckbeschwerden und Schluckschmerzen *(C. Heilmann, C. Spamer)* 38
Erbrechen *(U. Baumgartner, M. Sellinger)* 44
Durchfallerkrankungen *(K. Haag, D. Häussinger)* 51
Malassimilation *(J. Rasenack, J. Schölmerich, M. Lausen)* . . 58
Obstipation *(C. van Hüllen, W. Kreisel)* 67
Inkontinenz *(H. J. Mappes, W. Kreisel)* 71
Obere gastrointestinale Blutung *(R. Salm, D. Häussinger)* . . 77
Untere gastrointestinale Blutung *(J. Sontheimer, D. Häussinger)* 83
Tumorverdacht *(M. Sellinger, H. Keller)* 87

Gastroenterologische Erkrankungen: Krankheitsbilder

Motilitätsstörungen des Ösophagus *(C. Spamer, C. Heilmann)* 94
Refluxkrankheit *(K.-D. Rückauer, J. Rasenack)* 101
Ösophaguskarzinom *(R. Kirchner, K. Haag)* 106
Akute und chronische Gastritis *(H. P. Buscher)* 111
Ulkuskrankheit *(H. P. Buscher, R. Salm)* 114
Magenkarzinom *(R. Kirchner, J. Rasenack)* 123
Verätzungen des oberen Gastrointestinaltraktes *(M. Rössle, J. Sontheimer)* 128
Akute Pankreatitis *(V. Groß, U. Schöffel, J. Schölmerich)* .. 132
Chronische Pankreatitis *(D. Häussinger, M. Lausen)* 137
Pankreaskarzinom *(G. Ruf, H.-G. Leser)* 143
Gastrointestinale hormonaktive Tumoren *(A. Holstege, G. Kirste)* 148
Akute Appendizitis *(K. D. Rückauer, F. Eble)* 159
Mesenteriale Ischämie *(J. Waninger, K. Haag)* 164
Chronisch entzündliche Darmerkrankungen *(J. Schölmerich, M. Lausen)* 168
Divertikelkrankheit des Kolons *(G. Ruf, W. Kreisel)* 176
Kolorektale Tumoren *(H. Keller, W. Kreisel)* 180
Intestinale Infektionen *(W. Kreisel, C. Spamer, D. Häussinger)* 189
Hämorrhoidaler Symptomenkomplex *(K. D. Rückauer, J. Rasenack)* 221
Operationsfolgen nach Eingriffen im Gastrointestinalbereich *(R. Kirchner, J. Schölmerich)* 234

Hepatobiliäre Erkrankungen: Leitsymptome

Transaminasenerhöhung *(E. Walter)* 242
Cholestase *(H. P. Buscher, G. Ruf, E. Walter)* 246
Hepatomegalie *(M. Sellinger)* 255

Aszites *(B. A. Volk, J. Schölmerich, G. Kirste)* 258
Hepatische Enzephalopathie *(D. Häussinger, M. Rössle)* ... 264
Varizenblutung *(M. Rössle, J. Schölmerich, G. Kirste)* 269

Hepatobiläre Erkrankungen: Krankheitsbilder

Fettleber *(M. Sellinger, J. Rasenack)* 276
Akute Virushepatitis *(E. Walter, F. v. Weizsäcker)* 280
Chronische Virushepatitis *(E. Walter)* 283
Autoimmunhepatitis *(E. Walter, W. Kreisel)* 287
Chemisch induzierte Hepatitis *(M. Rössle, E. Walter)* 290
Schwangerschaftsfettleber und -cholestase *(E. Walter, M. Rössle)* 294
Leberzirrhose *(F. v. Weizsäcker, M. Roth)* 297
Primär biliäre Zirrhose *(V. Groß, J. Schölmerich)* 302
Primär sklerosierende Cholangitis *(V. Groß, J. Schölmerich)* 306
M. Wilson *(H. P. Buscher, C. Spamer)* 309
Hämochromatose *(H. P. Buscher)* 313
Stoffwechselkrankheiten mit Beteiligung der Leber *(C. Spamer, C. Heilmann)* 315
Hepatobiläre Tumoren *(M. Lausen, A. Holstege)* 339
Gallensteinleiden *(J. Waninger, H. P. Buscher, A. Holstege)* . 345
Infektionskrankheiten mit Beteiligung der Leber *(C. Spamer, C. Heilmann)* 352
Operationsfolgen nach Eingriffen an Leber und Gallensystem *(R. Kirchner)* 379

Therapieverfahren

Künstliche enterale Ernährung *(J. Rädecke)* 384
Medikamente bei hepato-gastroenterologischen Erkrankungen *(J. Rasenack)* 389

Sachregister 421

Autorenverzeichnis

Innere Medizin

Prof. Dr. H. P. Buscher
DRK-Krankenhaus Köpenick, Medizinische Klinik
Salvador-Allende-Str. 2–8, 12559 Berlin

Prof. Dr. Dr. h.c. W. Gerok
Medizinische Universitätsklinik
Hugstetter Str. 55, 79106 Freiburg

PD Dr. V. Groß
Klinik und Poliklinik für Innere Medizin I
Klinikum der Universität Regensburg
93042 Regensburg

PD Dr. K. Haag
Medizinische Universitätsklinik
Hugstetter Str. 55, 79106 Freiburg

Prof. Dr. D. Häussinger
Medizinische Universitätsklinik
Hugstetter Str. 55, 79106 Freiburg

Prof. Dr. C. Heilmann
Medizinische Universitätsklinik
Hugstetter Str. 55, 79106 Freiburg

Prof. Dr. A. Holstege
Klinik und Poliklinik für Innere Medizin I
Klinikum der Universität Regensburg
93042 Regensburg

Prof. Dr. W. Kreisel
Medizinische Universitätsklinik
Hugstetter Str. 55, 79106 Freiburg

Prof. Dr. H.-G. Leser
Klinik und Poliklinik für Innere Medizin I
Klinikum der Universität Regensburg
93042 Regensburg

Prof. Dr. J. Rasenack
Medizinische Universitätsklinik
Hugstetter Str. 55, 79106 Freiburg

Prof. Dr. M. Rössle
Medizinische Universitätsklinik
Hugstetter Str. 55, 79106 Freiburg

Dr. M. Roth
Klinik und Poliklinik für Innere Medizin I
Klinikum der Universität Regensburg
93042 Regensburg

Prof. Dr. J. Schölmerich
Klinik und Poliklinik für Innere Medizin I
Klinikum der Universität Regensburg
93042 Regensburg

Dr. M. Sellinger
Rheingönnheimerstr. 121, 67065 Ludwigshafen/Rhein

Frau PD Dr. C. Spamer
Medizinische Universitätsklinik
Hugstetter Str. 55, 79106 Freiburg

Frau Prof. Dr. B. A. Volk
Medizinische Universitätsklinik
Hugstetter Str. 55, 79106 Freiburg

PD Dr. E. Walter
Universitätsspital, Department für Innere Medizin
Rämistr. 100, CH-8091 Zürich

Dr. F. von Weizsäcker
Universitätsspital, Department für Innere Medizin
Rämistr. 100, CH-8091 Zürich

Chirurgie

Dr. U. Baumgartner
Chirurgische Universitätsklinik
Hugstetter Str. 55, 79106 Freiburg

Dr. F. Eble
Chirurgische Universitätsklinik
Hugstetter Str. 55, 79106 Freiburg

Prof. Dr. E. H. Farthmann
Chirurgische Universitätsklinik
Hugstetter Str. 55, 79106 Freiburg

Dr. H. Keller
Chirurgische Universitätsklinik
Hugstetter Str. 55, 79106 Freiburg

Prof. Dr. R. Kirchner
Städt. Krankenhaus Kemperhof, Chirurgische Klinik
Koblenzer Str. 115–155, 56073 Koblenz

PD Dr. G. Kirste
Chirurgische Universitätsklinik
Hugstetter Str. 55, 79106 Freiburg

PD Dr. M. Lausen
Mathias Spital, Abt. für Allgemeinchirurgie
Frankenburgstr. 31, 48431 Rheine

Dr. H. J. Mappes
Chirurgische Universitätsklinik
Hugstetter Str. 55, 79106 Freiburg

Dr. J. Rädecke
Chirurgische Universitätsklinik
Hugstetter Str. 55, 79106 Freiburg

PD Dr. K. Rückauer
Chirurgische Universitätsklinik
Hugstetter Str. 55, 79106 Freiburg

PD Dr. G. Ruf
Chirurgische Universitätsklinik
Hugstetter Str. 55, 79106 Freiburg

Dr. R. Salm
Chirurgische Universitätsklinik
Hugstetter Str. 55, 79106 Freiburg

Dr. U. Schöffel
Chirurgische Universitätsklinik
Hugstetter Str. 55, 79106 Freiburg

Dr. J. Sontheimer
Chirurgische Universitätsklinik
Hugstetter Str. 55, 79106 Freiburg

Dr. B. Strittmatter
Klinik Dr. Geiges
Kaiser-Josef-Str. 170, 79098 Freiburg

Dr. C. van Hüllen
Chirurgische Universitätsklinik
Hugstetter Str. 55, 79106 Freiburg

Prof. Dr. J. Waninger
Städt. Krankenhaus Lörrach
Spitalstr. 25, 79539 Lörrach

Untersuchungsmethoden

Vorbereitung und Nachsorge bei Untersuchungen des Gastrointestinaltraktes, der Leber und des Pankreas

M. Sellinger, M. Roth, F. v. Weizsäcker

Sonographie
- keine spezifische Vorbereitung
- bei Darstellung der Gallenblase und des Pankreas 12 Std. Nahrungskarenz

Gastroskopie
Allgemeine Vorbereitung:
- Bestimmung von Quick, Thrombozyten
- 12 Std. vor der Untersuchung Nahrungskarenz, keine Antacida
- Abstand zu einer Magen-Darm-Passage mindestens 1 Tag

Medikamentöse Vorbereitung:
- Rachenanästhesie mit Xylocainspray
- ggf. Sedation mit Benzodiazepinen (Dormicum® i.v.)

Nachsorge:
- bei Rachenanästhesie bis zu 2 Std. nach Untersuchung keine Nahrungsaufnahme wegen Aspirationsgefahr
- **Cave:** Verkehrsuntüchtigkeit bei Prämedikation mit Sedativa

Gastroskopie mit Polypabtragung
Vorbereitung: s. Gastroskopie
- zusätzlich 2 Blutkonserven bereitstellen, venöser Zugang (Infusion), Einverständniserklärung

Vorbereitung und Nachsorge bei Untersuchungen

Nachsorge:
- auf Anforderung des Untersuchers Röntgenkontrolle
- 24 Std. Kreislaufkontrolle

Gastroskopie mit Sklerosierung (elektiv)

Vorbereitung: s. Gastroskopie
- zusätzlich großlumiger venöser Zugang, 2–3 Erythrozytenkonzentrate bereitstellen, Einverständniserklärung

Nachsorge:
- mindestens 12 Std. Nahrungskarenz
- am Sklerosierungstag nur flüssige oder passierte Kost
- 24 Std. Kreislaufkontrolle

Endoskopisch-retrograde Cholangiopankreatikographie (ERCP)

Allgemeine Vorbereitung:
- Bestimmung von Quick, Thrombozyten
- 12 Std. Nahrungskarenz
- venöser Zugang
- Einverständniserklärung

Medikamentöse Vorbereitung:
- Dolantin® 1 mg/kg KG
- Dormicum® 2–10 mg (titrieren)

Nachsorge: je nach dem Ausmaß der Sedierung
- ggf. Nahrungskarenz, Bettruhe
- Kreislauf-, Atem- und Temperaturkontrolle, zunächst halbstündlich
- klinische Untersuchung

Endoskopische Papillotomie (EPT) und ERCP mit möglicher EPT

Vorbereitung: s. ERCP

- zusätzlich 2 Blutkonserven bereitstellen, venöser Zugang, Einverständniserklärung

Nachsorge:

- 2 Std. Nahrungskarenz
- Kreislauf-, Atem- und Temperaturkontrolle über 24 Std.
- klinische Untersuchung

Koloskopie

Vorbereitung:

- Bestimmung von Quick, Thrombozyten
- am Vortag der Untersuchung Nahrungskarenz, jedoch reichlich trinken: 3–4 l Mineralwasser, leicht gesüßter Tee
- Abführen am Vortag der Untersuchung mit einer Flasche Xprep® (ca. 14 Uhr)
- für die Untersuchung kommen folgende Einläufe in Frage:
  - hoher Einlauf
  - Reinigungseinlauf je nach AZ des Patienten
- alternativ am Vortag der Untersuchung leichtes Frühstück und während des Tages (ab 12 h) 4 l einer Darmspüllösung trinken.

Nachsorge:

- falls Sedation, Kreislauf- und Atemkontrolle
- Verkehrstüchtigkeit beachten

Koloskopie mit Polypabtragung

Vorbereitung: s. Koloskopie

- zusätzlich 2 Blutkonserven bereitstellen, venöser Zugang

Vorbereitung und Nachsorge bei Untersuchungen

Nachsorge:
- Kreislaufkontrolle über 24 Std.
- Röntgenkontrolle 4–6 Std. später

Rektoskopie

Vorbereitung:
- Bestimmung von Quick, Thrombozyten
- keine Nahrungskarenz erforderlich
- Reinigung des Enddarms durch 1–2 Klysmen

Nachsorge:
- spezielle Nachsorge nicht erforderlich
- nach tiefen Biopsien an die Möglichkeit einer Nachblutung denken

Rektoskopie mit Polypabtragung

Vorbereitung: s. Rektoskopie
- zusätzlich 2 Blutkonserven bereitstellen, Einverständniserklärung, venöser Zugang

Nachsorge:
- Kreislaufkontrolle zunächst halbstündlich, über 24 Std.
- Blutbildkontrolle
- ggf. Röntgenkontrolle

Sigmoidoskopie

Vorbereitung: s. Rektoskopie
- zusätzlich 1 hoher Einlauf

Nachsorge: s. Rektoskopie

Leberblindpunktion und ultraschallgesteuerte Feinnadelpunktion

Vorbereitung:
- nüchtern am Untersuchungstag

- Bestimmung von Quick, Thrombozyten
- ggf. Blutungszeit bestimmen

Nachsorge:

- 2 Std. nach der Untersuchung Nahrungskarenz
- 2 Std. Rechtsseitenlage auf Sandsack
- 8 Std. Bettruhe
- ca. 6 Std. nach Punktion Ultraschallkontrolle

Laparoskopie

Allgemeine Vorbereitung:

- Bestimmung von Quick-Wert, Thrombozyten und Blutungszeit
- 12 Std. vor der Untersuchung Nahrungskarenz
- am Vorabend der Untersuchung nur leichte Kost
- kurz vor der Untersuchung: Bauchnabel gründlich reinigen und ggf. gesamten Oberbauch rasieren, Blase entleeren lassen

Medikamentöse Vorbereitung:

- 1 Std. vor der Untersuchung 10–20 mg Psyquil i.m.
- Dolantin 1 mg/kg Körpergewicht i.v.

Nachsorge:

- 6 Std. Nahrungskarenz
- Kreislauf- und Atemkontrolle während der ersten 12 Std., ggf. länger
- 24 Std. Bettruhe
- 24–48 Std. stationäre Beobachtung

Radiologische Untersuchungen

Abdomenübersicht, Kontrastmitteldarstellungen von Ösophagus, Magen, Dünndarm nach *Sellink*, Kolon (Doppelkontrast), Angiographie der abdominellen Gefäße, CT des Abdomens mit i.v. Kontrast und/oder Kontrastmittel p.o., Kernspintomographie

Vorbereitung:

- in der Regel am Untersuchungstag nüchtern
- bei i.v. oder i.a. Kontrastmittelgabe Kreatinin und Harnstoff i. Serum
- bei Angiographie Bestimmung von Quick, Thrombozyten.

Spezielle Vorbereitung bei einzelnen Untersuchungen:

- Magendarmpassage (MDP) und Dünndarmdarstellung nach Sellink
  - kein Nikotin
  - bei Verdacht auf Passagebehinderung (z. B. Magenausgangsstenose) am Vortag der Untersuchung nur flüssige Nahrung
- Kolonkontrasteinlauf (Kolon-KE)
  - am Vortag der Untersuchung zum Frühstück nur Zwieback und Tee, dann Nahrungskarenz, jedoch reichlich trinken: 3–4 l Mineralwasser, Tee
  - mittags und abends Einnahme von Cascara-Salax Tbl. (Dosierung s. Packungsbeilage) oder Xprep®

Vorbereitung und Durchführung spezieller Labortests

D-Xylose Absorptionstest

Vorbereitung und Verhaltensregeln:

- Proband vor dem Test mindestens 12 Std. absolut nüchtern, während des Testes nur die Aufnahme der Testsubstanz und einer definierten Wassermenge erlaubt

Testablauf:

- vor Beginn des Testes die Blase entleeren; dieser Urin wird verworfen. Unmittelbar danach 25 g D-Xylose in 500 ml Wasser gelöst trinken. Nach 1 Std. nochmals 500 ml Wasser
- exakt 2 Std. nach Aufnahme der D-Xylose Blutabnahme (ca. 5 ml) zur Bestimmung der D-Xylosekonzentration i.S.
- 5 Std. nach Aufnahme der D-Xylose Blase entleeren, Urin in Sammelflasche aufbewahren

Beurteilung:

- 1. Konzentration der D-Xylose im Serum: normal 20–52 mg/dl (1,33–3,47 mmol/l)
- 2. Ausscheidung von D-Xylose in den Urin bei Erwachsenen:
  – normal > 4 g/5 Std.
  – zweifelhaft 3–4 g/5 Std.
  – pathologisch < 3 g/5 Std

Orale Eisenbelastung

Vorbereitung und Verhaltensregeln:

- Patient nüchtern
- Nahrungszufuhr 1 Std. nach der Eisengabe ist zulässig

Testablauf:

- 0 h: Blutentnahme für den Ausgangswert (die ersten 5 ml Blut für andere Bestimmungen verwenden oder verwerfen)
- orale Gabe von ca. 200 mg Fe^{++}, alternativ: 2 Kps. Ferrum Hausmann®, 5 Drg. ferro sanol®, 2 Kps. ferro sanol duodenal®, 2 Kps. Ferrokapsul®, 2 Kps. Plastulen®
- 2 h: Blutentnahme
- 4 h: Blutentnahme

Beurteilung:

- bei normalem Ausgangswert (bis 180 µg Eisen/dl) Anstieg der Eisenkonzentration im Serum: Normalbefund

- bei niedrigem Ausgangswert starker Anstieg der Eisenkonzentration im Serum: Eisenmangel mit normalen Resorptionsverhältnissen
- bei niedrigem Ausgangswert fehlender oder nur geringer Anstieg der Eisenkonzentration im Serum: gestörte Resorption im oberen Dünndarm
- kein Anstieg der Eisenkonzentration im Serum über 180 µg Eisen/dl: an Infekt- oder Tumoranämie denken

Prüfung der exokrinen Pankreasfunktion

- **Chymotrypsin im Stuhl**
  - Pankreasfermente (z. B. Kreon) drei Tage vor der Untersuchung absetzen
  - Stuhl-Untersuchung dreimal durchführen
  - wenn Chymotrypsin im Stuhl erniedrigt, ggf. Sekretin-Ceruletidtest durchführen

- **Sekretin-Ceruletid-Test**
  - nüchtern am Untersuchungstag, alle Medikamente, die die Pankreasfunktion beeinflussen, unbedingt 3 Tage vor der Untersuchung absetzen (Pankreon®, Zantic®, etc.)
  - Serumlipase und Serumamylase sollten nach Möglichkeit vor der Untersuchung nochmals kontrolliert werden
  - Kontraindikationen: akute Beschwerden bzw. entzündliche Krankheitszeichen
  - Gallenwegskontrastdarstellungen (ERCP) und MDP müssen mehr als 2 Tage zurückliegen

H2-Exhalationstests

  - am Vorabend keine langwirksamen Antazida, keine H2-Blocker
  - am Untersuchungstag nüchtern, 12 Std. kein Nikotin

Beurteilung

- abhängig von der zugeführten Menge und der Art des Zuckers

Gastroenterologische Erkrankungen: Leitsymptome

Akutes Abdomen

B. Strittmatter, H.-G. Leser

Definition

- plötzlich einsetzende, stark schmerzhafte und oft lebensbedrohliche Erkrankung im Abdominalbereich mit den Leitsymptomen
  - Schmerz
  - Abwehrspannung
  - Störung der Darmperistaltik
- das akute Abdomen bedarf einer akuten Entscheidung
- „akutes Abdomen" ist keine Diagnose, sondern ein vielseitiges Syndrom, das eine Notfallsituation umschreibt

Ursachen

- **häufigste Kategorien**
  - Entzündung, Perforation
  - Verschluß eines Hohlorgans
  - Blutung

- **häufigste Grundkrankheiten**
  - Appendizitis   54%
  - akute Cholezystitis   14%
  - Ileus   11%
  - Magen-, Duodenalperforation   7%
  - akute Pankreatitis   7%
  - Dünndarmerkrankungen   4%
  - gynäkologische Erkrankungen   3%
  - Peritonitis unklarer Genese   1%

- **Risikogruppen: spezielle Ursachen und Besonderheiten**
  - Neugeborene: Atresien und Stenosen mit mechanischem Verschluß, nekrotisierende Enterokolitis

Akutes Abdomen

- Säuglinge: Pylorusstenose, inkarzerierte Leistenhernie, Invagination, Megakolon
- Kleinkinder: akute Appendizitis, Meckelsches Divertikel, Invagination, Megakolon, Lymphadenitis mesenterialis, Gastroenteritis
- Schwangere: Tubargravidität, Ruptur des Corpus luteum, Uterusruptur, Stieldrehung, Plazentalösung, Amnioninfektion
- geriatrische Patienten: Gefäßerkrankungen, mechanische Obstruktion, längere, atypische Anamnese, verändertes Schmerzempfinden, weniger ausgeprägte Allgemeinreaktion, interferierende Begleiterkrankungen, hohes Risiko für Notfalleingriff, gute Toleranz für elektiven Eingriff
- immunkompromittierte Patienten: (Dialyse, Steroide, Transplantierte, HIV)
  abgeschwächte bzw. fehlende Entzündungszeichen, verändertes Schmerzempfinden
- polytraumatisierte Patienten: Symptome maskiert durch Schädel-Hirn-Trauma und Begleitverletzungen

- **internistische Erkrankungen mit Zeichen des akuten Abdomens**
  Fortleitung der Schmerzen extraabdominaler Organe
  - Angina pectoris
  - Herzinfarkt
  - Perikarditis
  - Pneumonie
  - Pneumothorax
  - Lungenembolie
  - Ösophagitis
  - Hepatomegalie (Hepatitis, Stauungsleber, Zieve-Syndrom, Budd-Chiari-Syndrom)
  - Stoffwechselerkrankungen
  - Pseudoperitonitis diabetica
  - akute, intermittierende Porphyrie
  - Hyperlipidämie

- Polyserositis
- Vaskulitiden
- akute Nebenniereninsuffizienz
- Pleuritis diaphragmatica
- Hämochromatose
- bakterielle Infektionskrankheiten
  Typhus abdominalis
  Gastroenteritis salmonellosa
  Shigellose
  Yersiniose
  Harnwegsinfekt
- Viruserkrankungen
  Herpes zoster
  Myositis epidemica
  infektiöse Mononukleose
  Hepatitis
- Protozoonosen
  Amöbiasis
  Wurmerkrankungen
- Intoxikationen
  Blei
  Thallium
  Arsen
  Quecksilber

- **neurologische Erkrankungen mit Zeichen des akuten Abdomens**
  - Bandscheibenvorfall
  - Spondylitis
  - Radikulitis
  - Tabes dorsalis

Symptome

- **Schmerz**
  - viszeraler/vegetativer Schmerz:
    Dehnungsschmerz, Spastik, Ischämie
    intermittierend, schlecht lokalisierbar, diffus, stumpf, aus-

strahlend, Übelkeit, Blässe, Schwitzen, Unruhe
z. B. Frühphase akute Appendizitis
- parietaler/somatischer Schmerz:
Reizung des Peritoneum parietale
Druck- und Bewegungsschmerz, lokalisiert, scharf
Schonhaltung, Schonatmung
z. B. Spätphase akute Appendizitis

- **Abwehrspannung**
  - unbewußte, unwillkürliche Bauchdeckenspannung durch entzündliche Mitbeteiligung des Peritoneums
  - diffus oder lokalisiert

- **Verlauf der Peritonitis**
  Druckschmerz
  ↓
  Klopfschmerz
  ↓
  Entlastungsschmerz
  ↓
  Abwehrspannung
  ↓
  bretthartes Abdomen

- **Störung der Darmperistaltik**
  - Hyperperistaltik:
    Entzündung, mechanischer Ileus (früh)
  - Paralyse:
    Entzündung (spät), Perforation, Ileus (spät), Blutung, Kolik

- **fakultative Symptome**
  - Schock (Facies hippocratica, Hypotonie, frequenter Puls, Exsikkose, Oligurie)
  - Übelkeit
  - Erbrechen (peritoneale Reizung, reflektorisch, Ileus)
  - Fieber

- Tachykardie
- Tachypnoe

Diagnostik

- **Anamnese**
  - Alter
  - Zeitpunkt und Art des Beginns
  - Schmerz (Lokalisation, Beginn, Verlauf, Charakter, Intensität)
  - Erbrechen
  - Darmtätigkeit
  - gynäkologische Anamnese
  - frühere Erkrankungen

- **körperliche Untersuchung**
  - Allgemeinzustand
  - Haltung im Bett
  - Puls, Blutdruck, Atemfrequenz, Temperatur
  - Abdomen, rektale Untersuchung
  - Thorax, Wirbelsäule

  Beachte: Douglasschmerz bei der rektalen Untersuchung weist auf Peritonitis im kleinen Becken hin

- **apparative Untersuchung: Notfalldiagnostik**
  - Ultraschall
  - Abdomen- und Thoraxübersichtsaufnahme im Stehen oder im Liegen und in Linksseitenlage
  - Labor (Hb, Hkt., Leukozyten, Elektrolyte, Amylase, Kreatinin, CK, Blutgase, Blutzucker, GOT, GPT, alkalische Phosphatase, Bilirubin)
  - EKG

- **apparative Untersuchung: weiterführende Diagnostik**
  - Computertomographie
  - Kontrasteinlauf (wasserlösliches Kontrastmittel)
  - Endoskopie
  - Laparoskopie

- **Zuordnung zu möglichen Grundkrankheiten** (s. Tab. 1)

Akutes Abdomen

Tabelle 1 Eingruppierung von Symptomen, Befunden und Ergebnissen diagnostischer Maßnahmen beim akuten Abdomen

Diagnose	Anamnese	Symptome, Befunde	Diagnostik
Appendizitis	kurz	Bauchschmerzen (Nabelregion → rechter Unterbauch) Übelkeit und Brechreiz, Druckschmerz, Abwehrspannung rechter Unterbauch, Leukozytose, Fieber, Temperaturdifferenz	Sono: nur das erkrankte Organ darstellbar, Kokarde (> 1 cm ⌀); Labor
perforiertes Gastroduodenalulkus	periodisch auftretende Oberbauchschmerzen, ulzerogene Medikamente, chronisches Ulkusleiden	heftiger Schmerz, freies Intervall, Abwehrspannung, Fieber, freie Luft (60 %), Leukozytose	Abdomenübersicht, Labor
akute Cholezystitis	Steinleiden, Kolik im Zusammenhang mit Nahrungsaufnahme	Übelkeit, Erbrechen, Druckschmerz rechter Oberbauch, Abwehrspannung, Hydrops, Fieber, Leukozytose	Sono: verdickte Gallenblasenwand (> 4 mm), vergrößerte Gallenblase, Wandschichtung, echoarmer Randsaum; lokaler Druckschmerz

Tabelle 1 Eingruppierung von Symptomen, Befunden und Ergebnissen diagnostischer Maßnahmen beim akuten Abdomen (Fortsetzung)

Diagnose	Anamnese	Symptome, Befunde	Diagnostik
akute Pankreatitis	Steinleiden, Diätfehler, Alkoholabusus	gürtelförmige Oberbauchschmerzen, Abwehrspannung im Oberbauch, Meteorismus, Fieber, Amylase- und Lipaseerhöhung	Sono: Organvergrößerung, peripankreatische Flüssigkeit, echoarme Nekrosestraßen, Labor, CT (mit Boluskontrast)
mechanische Obstruktion			
Dünndarmileus	Voroperation	krampfartige Schmerzen, rasche Beschwerdezunahme, Meteorismus, Erbrechen, Stenoseperistaltik, Druckschmerz, Spiegelbildung	Abdomenübersicht, Sono, Labor
Dickdarmileus	Vorerkrankung, Tumorleiden, Stuhlunregelmäßigkeiten	Übelkeit, Meteorismus, langsamer Verlauf, Druckschmerz, Spiegelbildung	Abdomenübersicht, wässriger KE

Tabelle 1 Eingruppierung von Symptomen, Befunden und Ergebnissen diagnostischer Maßnahmen beim akuten Abdomen (Fortsetzung)

Diagnose	Anamnese	Symptome, Befunde	Diagnostik
inkarzerierte Hernie	Hernienleiden	plötzliche Unterbauchschmerzen, schmerzhafte, irreponible Vorwölbung, zunehmender Ileus Spiegelbildung	Abdomenübersicht, Sono
Ureterkolik	Steinleiden, Miktionsbeschwerden, Kolik	Nierenklopfschmerz, Kolik, Mikro-, Makrohämaturie	Sono, Abdomenübersicht, Ausscheidungsurogramm
stumpfes Bauchtrauma	Trauma	unterschiedlich, oft maskiert, Druckschmerz, Meteorismus, Hb-Abfall, Schocksymptomatik	Sono, freie Flüssigkeit, Organbefund, Abdomen- u. Thoraxübersicht
Gefäßerkrankung			
perforiertes Bauchaortenaneurysma	Arteriosklerose, Hypertonus	Bauchschmerzen ausstrahlend, Druckschmerz, pulsierender Tumor, Schock	Sono: Lumen > 3,5 cm, Wandthromben, retroperitoneales Hämatom, eventuell freie Flüssigkeit

Tabelle 1 Eingruppierung von Symptomen, Befunden und Ergebnissen diagnostischer Maßnahmen beim akuten Abdomen (Fortsetzung)

Diagnose	Anamnese	Symptome, Befunde	Diagnostik
Mesenterialinfarkt	absolute Arrhythmie	plötzliches Schmerzereignis, Schmerzlinderung, Paralyse, geringer Abdominalbefund	Abdomenübersicht, Sono, Mesenterikographie, Laktat, LDH, Leukozytose
gynäkologische Erkrankungen			
stielgedrehte Ovarialzyste	keine	plötzliche Unterbauchschmerzen, Übelkeit	Sono, Laparoskopie
Extrauteringravidität (EUG)	positiver Schwangerschaftstest, Spirale, Adnexitis, Sterilitätsoperation, vaginale Blutung	starke, wehenartige Schmerzen, Druckschmerz, Hb-Abfall, Schocksymptomatik	Sono
Adnexitis	nach Menstruation	heftige Unterbauchschmerzen, Druckschmerz Unterbauch, Leukozytose	Sono, evtl. Laparoskopie

Tabelle 1 Eingruppierung von Symptomen, Befunden und Ergebnissen diagnostischer Maßnahmen beim akuten Abdomen (Fortsetzung)

Diagnose	Anamnese	Symptome, Befunde	Diagnostik
Organruptur			
Milz	Trauma Virusinfektion, hämatologische Systemerkrankung	linksseitige Ober- und Mittelbauchschmerzen, evtl. atemabhängig	Sono, CT
Leberzelladenom, -karzinom.	Ovulationshemmer Gewichtsverlust, Leberzirrhose	rechtsseitige Oberbauchschmerzen, Schock	Sono, CT

Therapie

- **Erstmaßnahmen**
  - orale Nahrungskarenz
  - parenterale Flüssigkeitszufuhr, evtl. Elektrolytsubstitution
  - zentraler Venenkatheter
  - Magensonde
  - Blasenkatheter

- **weiteres schrittweises Vorgehen**
  - stationäre Einweisung in chirurgische Abteilung
  - Ausschluß einer sofort operationspflichtigen Erkrankung
  - Ausschluß extraabdomineller Ursachen
  - Analgetika nur durch den für den Patienten verantwortlichen Arzt, wenn Entscheidung über das weitere Vorgehen getroffen ist
  - Entscheidung über operative Maßnahmen oder konservativer Therapieversuch

Tabelle 2 Dringlichkeit der Operation

- sofort (< 30 Minuten)

  massive Blutung
  perforierendes Bauchaortenaneurysma

- notfallmäßig (< 2 Stunden)

  Perforation
  diffuse Peritonitis
  Extrauteringravidität
  Mesenterialinfarkt
  Volvulus (Inkarzeration, Strangulation)

- dringlich (< 6 Stunden)

  akute Appendizitis
  mechanischer Ileus
  toxisches Megacolon
  nekrotisierende Pankreatitis
  mit systemischer Komplikation

Tabelle 2 Dringlichkeit der Operation (Fortsetzung)

- frühelektiv (24–48 Stunden)

    akute Cholezystitis
    penetrierendes Ulkus
    Tumorstenose

- elektiv (> 72 Stunden)

    Divertikulitis
    M. Crohn – Stenose
    Colitis ulcerosa – toxisches Megacolon (bei klinischer Verschlechterung unter Therapie früher)

Ileus

H. J. Mappes, H.-G. Leser

Definition und Klassifikation

- Störung der Fortbewegung des Darminhaltes
- mechanischer Ileus: Hindernis
- paralytischer Ileus: Sistieren der Peristaltik
- Subileus: partielle Passagestörung
- Lokalisation: Dünn-/Dickdarm-Ileus
- Verlauf: akuter/chronischer Ileus

Ursachen eines mechanischen Ileus

- ohne Zirkulationsstörung
  - Adhäsionen
  - Briden
  - Tumor
  - atypischer Darminhalt (z. B. Bezoare, Gallensteine)
  - Entzündungen (Ileitis, Colitis)
  - Darmwandschaden (Strahlendarm)
- mit Zirkulationsstörung
  - Strangulationsileus
  - Inkarzeration
  - Invagination
  - Volvulus

Ursachen eines paralytischen Ileus

- toxisch-entzündlich
  - Peritonitis
  - Vergiftung

- metabolisch
  - Elektrolytstörung
  - Eiweißmangel
  - Stoffwechselerkrankungen
- reflektorisch
  - Ureterstein
  - volle Blase
  - Wirbelfrakturen
  - retroperitoneale Hämatome/Abszesse
- neurologisch-psychiatrisch
  - idiopathisch
  - Ogilvie-Syndrom = intestinale Pseudoobstruktion
- vaskulär
  - arterielle Embolie oder Thrombose
  - venöse Thrombose
  - Vaskulitis
  - Kollagenosen
  - chronischer Gefäßverschluß
  - non-okklusive mesenteriale Ischämie
  - Dermoide

Verlauf

- 3 Stufen der Ileuskrankheit
  1. **Flüssigkeitssequestration** führt zum Verlust von Eiweiß, Elektrolyten und Wasser: daraus resultieren
     - Hypovolämie
     - septisch-toxisches Krankheitsbild
  2. **Stase des Darminhaltes** führt zur bakteriellen Fehlbesiedlung mit vermehrter Produktion von Endotoxinen und Aktivierung sekundärer Mediatoren (Zytokine, Kinine, andere biogene Amine).
     - verstärkt septisch-toxischen Schock
  3. **ischämischer Zellschaden** führt zu Peritonitis

Symptome
- Erbrechen
- Übelkeit
- Stuhl-/Windverhaltung

Diagnostik
- **Anamnese**
  - Voroperationen
  - Begleiterkrankungen
- **Inspektion, Palpation und Perkussion**
  - Meteorismus, Luftverteilung
  - Darmsteifungen
  - Narben
  - Hernien
  - Tumoren
- **Auskultation**
  - Qualität und Quantität der Darmgeräusche
  - intraabdominelle Gefäßgeräusche
- **rektal-digitale Untersuchung**
  - Stuhl in Ampulle (Qualität, Quantität, Blutbeimengung)
  - Schmerzen
  - Tumor
- **Sonographie**
  - Raumforderung
  - freie Flüssigkeit
  - Metastasen/Tumoren
  - Darmwanddicke
  - Peristaltik
  - Harnstau
  - Blasenfüllung

- **Röntgen**
  - Abdomen im Stehen, evtl. in Linksseitenlage:
    Luftverteilung
    Spiegelbildung
    freie Luft
    Luft in Gallenwegen (Aerobilie)
    Fremdkörper
  - orale/peranale Gabe von wasserlöslichem Kontrastmittel:
    Stenose
    Stop

- **Angiographie** bei V.a. vaskuläre/ischämische Ursache

- **Computertomographie** zur Feststellung von Tumoren

- **Labor**
  - liefert keine Ileus-pathognomonischen Werte; erfaßt nur sekundäre Stoffwechselentgleisungen. Zum Routinelabor gehören:
  - Laktat: mesenteriale Ischämie
  - Retentionswerte: Grad der Exsikkose, Dehydratation, beginnendes Nierenversagen
  - Elektrolyte: Sequestration
  - Blutgasanalyse: Säure-Basenhaushalt

- **Maßnahmen, die diagnostisch und therapeutisch wirken**

	Diagnostik	Therapie
– Magensonde:	Sekretmenge Sekretqualität	Entlastung, Entkopplung des Reflexes: Magenüberblähung → Darmatonie
– zentralvenöser Katheter:	Hydratation	bedarfsgesteuerter Flüssigkeits-Ersatz
– Blasenkatheter:	Harnmenge/Qualität	reflektorische Atonie bei Harnverhalt

Diagnostik in speziellen klinischen Situationen

- **Gallensteinileus**
  - Diagnoseweisende Trias:
    Ileus
    Aerobilie
    Cholelithiasis

- **hoher Dünndarmileus**
  - keine Spiegel
  - keine Distension
  - persistierendes Erbrechen
  - großer Rückstau über Magensonde
  - beweisend: Gastrografinschluck

- **inkarzerierte Schenkelhernie**
  - klinisch schwer zu diagnostizieren
  - **Cave:** Fehldiagnose bei adipösen Patienten

- **Ogilvie-Syndrom**
  - klinisch schwer zu diagnostizieren
  - Therapie: vorsichtige koloskopische Absaugung

Konservative Therapie

s.a. Kap. „Akutes Abdomen", S. 12

- **konsequente klinische Überwachung**
  - Wachstation
  - Bilanzierung
  - engmaschige klinische Kontrolle

- **Substitutionstherapie**
  - Flüssigkeit
  - Elektrolyte
  - saure/alkalische Valenzen

- **Anregung der Darmtätigkeit**
  - hoher Einlauf

- Gastrografin
- medikamentös:
 Peristaltika
 Sympathikolyse
 Rheologika

Chirurgische Therapie

- **Operationsindikationen**
  - Peritonitis: sofortige Operation

  - kompletter mechanischer Ileus ⎫
  - hoher Dünndarmileus ⎬ rasche Operation
  - Strangulation ⎪
  - Organsystemstörungen ⎭

  - tiefer chronischer Ileus ⎫ verzögerte
  - Paralyse (außer bei Peritonitis) ⎬ Operation
  - post-operativer Ileus ⎭

- der **Zeitfaktor** ist prognostisch relevant

- Intervalle müssen zum Erreichen der Homöostase genutzt werden.

- **operatives Vorgehen:** je nach Ursache
  - Beseitigung der Ursache
  - Wiederherstellung der Passage
  - Wiederherstellen der Zirkulation
  - Darmdekompression:
    Ausstreichen
    Absaugen
    innere Schienung (Miller-Abbot-Sonde, Dennis-Sonde)

Uncharakteristische Abdominalschmerzen

H.-G. Leser, U. Schöffel

Definition und Abgrenzung

- zusammenfassende Bezeichnung für abdominelle Beschwerden, deren Ursache durch eine primäre klinische und laborchemische Untersuchung sowie durch nicht-invasive, bildgebende Verfahren nicht zu klären ist, und deren Erscheinungsbild keine sofortige chirurgische Intervention erfordert
- eingeschränkte Beurteilbarkeit abdomineller Beschwerden bei alten Patienten, bei zerebral eingeschränkten Patienten, bei immunsupprimierten Patienten und bei Kindern
- Unterscheidung zwischen psychogenen, „funktionellen" (= Intermediärbefund) und organischen Beschwerden schwierig
- Unterscheidung akuter und chronischer Schmerzen, intra- und extraabdomineller Ursachen und – sekundär – chirurgischer und nichtchirurgischer Erkrankungen wichtig

Ursachen

- **extraabdominal**
  - kardial (Herzinfarkt, Angina pectoris, Perikarditis)
  - pulmonal/pleural (Pneumonie, Lungeninfarkt, Pleuritis, Pleurodynie
  - mediastinal (Ösophagitis, Mediastinitis, Zwerchfellhernien)
  - inguinal (Orchitis, Epididymitis, Hydrozele, Uretrolithiasis)
  - muskuloskeletal (Bauchwandhämatom, degen. WS-Erkrankungen, Coxarthrose)
  - endokrin (diabetische Ketoazidose, akute NNR-Insuffizienz = M. Addison)

- metabolisch (Porphyria acuta, familiäres Mittelmeerfieber, Urämie, Hyperlipidämie, Blei-, Arsen-, Hg-Vergiftungen)
- hämatologisch (Sichelzellanämie)
- neurologisch (Tabes dorsalis (Argyll-Robertson-Phänomen), Radikulitis, Herpes zoster)
- immunologisch (Vaskulitiden)

- **intraabdominale Ursachen**
  - gastral (peptische Läsionen, Passagestörung, Raumforderung, Aerophagie, virale und bakterielle Gastroenteritis)
  - pankreatisch (Pankreatitis, Pankreasfehlbildung, Pankreastumor, Pankreaspseudozyste, exokrine Pankreasinsuffizienz)
  - hepatobiliär (Cholelithiasis, Choledochusstenose, Cholangitis, Budd-Chiari-Syndrom, Hepatitis, alkoholische Fettleberhepatitis, Abszesse, Zysten, Tumor, Kapselspannung)
  - intestinal (Passagestörungen, Malformationen, Divertikulose/itis, Invaginationen, Hernien, Tumore, Fisteln, chronisch entzündliche Darmerkrankungen, Laktoseintoleranz, neutropenic enterocolitis)
  - urogenital (Nephrolithiasis, Pyelonephritis, Zystitis, Adnexitis, Endometriose, Prostatitis, Tumoren, Fehlbildungen)
  - funtionell (irritables Kolon)
  - vaskulär (intestinale Ischämie)
  - sonstige (Splenomegalie, Verwachsungen als OP-Folgen, Abszesse, Aortenaneurysma)

Diagnostik bei diffusen Beschwerden

- **Basisdiagnostik**
  - Anamnese, klinischer Untersuchungsbefund, kleines Labor (Blutbild, BSG, CRP, Amylase, Kreatinin, GOT, Bilirubin, CK (MB), Elektrolyte, Blutzucker, Quick), Urinstatus, Haemoccult®, bei Bedarf EKG, Rö-Thorax, Rö-Abdomenübersicht, Sonographie
  - mit Hilfe dieser Basisdiagnostik sollte es möglich sein, extraabdominelle Ursachen für die uncharakteristischen Abdominal-

schmerzen auszuschließen sowie eine Zuordnung zu einem Organ bzw. zu einem Organsystem zu treffen.
- **organspezifische Diagnostik:** je nach vermuteter Ursache
- **Verdacht auf Gefäßprozeß:** Duplexsonographie, Angiographie
- **Verdacht auf Erkrankungen des Stoffwechsels, des Immunsystems, des Blutes, des Endokriniums, Intoxikation, Infektion:** spezielle Labordiagnostik
- **Verdacht auf Erkrankungen aus dem Bereich der Urologie, Gynäkologie, Neurologie und Psychiatrie:** fachspezifisches Konsil
- **Verdacht auf gastrointestinale Erkrankung**
  - Gallenblase und Gallenwege: Sonographie, ERCP (PTC), ggf. Biopsie
  - Leber: Sonographie, CT mit Kontrastmittel, Virusserologie, ggf. Laparaskopie mit Biopsiegewinnung
  - Pankreas: Sonographie, CT, ERCP, ggf. Histologiegewinnung via Punktion
  - Ösophagus, Magen, Duodenum: Gastroskopie, Biopsiegewinnung, ggf. MDP, CT
  - Dünndarm, Kolon und Mesenterium: Koloskopie mit Biopsiegewinnung, Kolon-Kontrasteinlauf, Dünndarmpassage nach *Sellink*, ggf. Stuhluntersuchung auf pathologische Keime, 5′-Hydroxyindol-Essigsäure im Urin
- erst nach Durchführung der dargestellten Stufendiagnostik ist in einzelnen Fällen eine Laparoskopie und selten eine **Probelaparotomie** gerechtfertigt

Diagnostik bei lokalisierten Beschwerden

- nach Ausschluß extraabdomineller Ursachen, ohne Peritonitiszeichen und bei uncharakteristischen Laborbefunden
- **linker und mittlerer Ober- und Mittelbauch**
  - Sonographie:
    - freie Flüssigkeit: → Punktion
    - Splenomegalie: → weit. Diagnostik
    - unauffällig: → Beobachtung

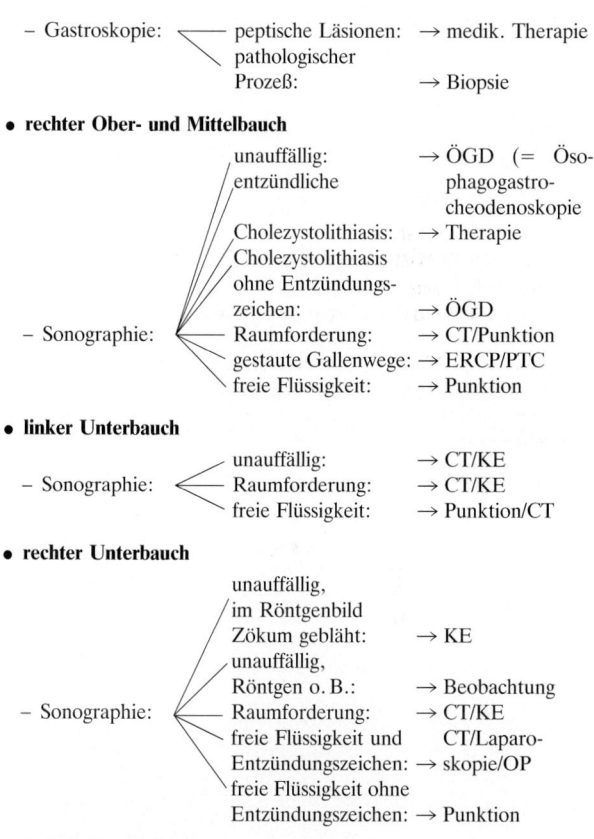

Uncharakteristische Abdominalschmerzen

- Gastroskopie:
  - peptische Läsionen: → medik. Therapie
  - pathologischer Prozeß: → Biopsie

- **rechter Ober- und Mittelbauch**
  - Sonographie:
    - unauffällig: → ÖGD (= Ösophagogastrocheodenoskopie
    - entzündliche Cholezystolithiasis: → Therapie
    - Cholezystolithiasis ohne Entzündungszeichen: → ÖGD
    - Raumforderung: → CT/Punktion
    - gestaute Gallenwege: → ERCP/PTC
    - freie Flüssigkeit: → Punktion

- **linker Unterbauch**
  - Sonographie:
    - unauffällig: → CT/KE
    - Raumforderung: → CT/KE
    - freie Flüssigkeit: → Punktion/CT

- **rechter Unterbauch**
  - Sonographie:
    - unauffällig, im Röntgenbild Zökum gebläht: → KE
    - unauffällig, Röntgen o. B.: → Beobachtung
    - Raumforderung: → CT/KE
    - freie Flüssigkeit und Entzündungszeichen: → CT/Laparoskopie/OP
    - freie Flüssigkeit ohne Entzündungszeichen: → Punktion

- **praktisches Vorgehen**
  - Labor unauffällig; Sono: unauffällig; Rö-Abdomen o. B.: → Beobachtung

- Labor unauffällig; Sono: freie Flüssigkeit;
  Rö-Abdomen o. B.: → Punktion
- Labor unauffällig; Sono: freie Flüssigkeit;
  Rö.: Subileus: → Punktion/Angio/CT
- Labor unauffällig; Sono: unauffällig;
  Rö.: Subileus: → Abführen/Kontrastmitteldarstellung
- laborchemische
  Entzündungszeichen; Sono: unauffällig;
  Rö.: o. B.: → Beobachtung
- Entzündungszeichen; Sono: freie Flüssigkeit;
  Rö.: o. B.: → Punktion/CT
- Entzündungszeichen; Sono: freie Flüssigkeit;
  Rö.: Subileus: → CT/Angio/OP
- Entzündungszeichen; US unauffällig;
  Rö.: Subileus: → CT/Kontrastmitteldarstellung/Beobachtung

Therapie

- je nach Ursache

Gewichtsverlust

J. Rasenack, K. D. Rückauer

Definition

- Mißverhältnis zwischen Nahrungsaufnahme und Energieverbrauch
- freiwilliger und unfreiwilliger Gewichtsverlust sind zu unterscheiden
- kurzfristige Gewichtsschwankungen können durch Variation des Flüssigkeitshaushaltes zustande kommen

Ursachen

- **Diabetes mellitus**
  osmotische Diurese, Kalorienverlust durch Glukosurie, gestörte Synthese, vermehrter Abbau
- **andere endokrinologische Ursachen**
  - Hyperthyreose
  - Phäochromozytom
  - primärer M. Addison
  - Hypophyseninsuffizienz
- **gastroenterologische Erkrankungen**
  - chronische Pankreatitis
  - Sprue
  - Mucoviszidose
  - M. Crohn
  - Parasitosen
  - Dysphagie
  - Ösophagusstriktur
  - Magenausgangsstenose
  - Leberzirrhose
  - perniziöse Anämie

- **Infektionen**
  - Tuberkulose
  - Mykosen
  - Abszesse (Amöben)
  - Endokarditis
  - HIV-Infektion
- **Tumorerkrankungen**
  - gastrointestinale Karzinome
  - Pankreaskarzinome
  - Lebertumore
  - Leukämien
  - Lymphome
- **Nierenerkrankungen**
  - Urämie
- **psychiatrische Erkrankungen**
  - Anorexia nervosa
  - Depression
  - Schizophrenie

Diagnostik

- bei Verdacht auf Diabetes mellitus: oraler Glukosetoleranztest, Glukoseausscheidung im Urin, Ketonkörper im Urin
- bei Verdacht auf endokrinologische Erkrankungen:
  - freies T3 und T4, TSH
  - Vanillinmandelsäure im 24-h-Urin
  - Kortisol im Serum, Kortisolbestimmung im 24-Stunden-Urin
- bei Verdacht auf gastroenterologische Erkrankungen: Stuhlfettbestimmung, Xylosetest, Sonographie, Dünndarmbiopsie, Oesophagogastroduodenographie, Koloskopie, Dünndarmdarstellung nach *Sellink,* Laboruntersuchungen bezüglich Leber- und Pankreasfunktion
- bei Verdacht auf Infektionen: Tine-Test, Röntgenthorax, Ultraschall, Echokardiogramm, HIV-Test, Stuhl auf pathogene Keime und Wurmeier

- bei Tumorverdacht: Rö-Thorax, Ösophagogastroduodenoskopie, Koloskopie, Sonographie, Blutbild, Knochenszintigramm
- bei Verdacht auf Nierenfunktionsstörung: Harnstoff, Kreatinin im Serum, Eiweiß im Urin
- bei psychiatrischen Erkrankungen: Psychiatrisches Konsil

Therapie

- s. einzelne Krankheitsbilder

Schluckbeschwerden und Schluckschmerzen

C. Heilmann, C. Spamer

Definitionen

- **Dysphagie** = Schluckbeschwerden
  - Ursache im oropharyngealen Bereich oder im Ösophagus
  - durch Störung einer jeden einzelnen Komponente des Schluckmechanismus (funktionelle Ursachen) oder durch Einengung oder Verlegung des Ösophaguslumens
  - Dysphagie kann sich daher im Verlauf aller Erkrankungen der Speiseröhre manifestieren
  - Unterscheidung zwischen funktionellen und mechanischen Ursachen häufig bereits anhand der Anamnese möglich
- **Odynophagie** = Schluckschmerzen

Oropharyngeale und krikopharyngeale Dysphagie mit funktioneller Ursache

- **Erkrankungen des Zentralnervensystems**
  - zerebrale Insulte mit Hirnnervenparesen, insbesondere beim Wallenberg-Syndrom, der akuten Bulbärparalyse, der Pseudobulbärparalyse
  - verschiedene Formen der spinalen Muskelatrophie vom Typ Werdnig-Hoffmann und Kugelberg-Welander
  - bulbäre Form der myatrophischen Lateralsklerose
  - Tabes dorsalis
  - multiple Sklerose
  - Chorea Huntington
  - M. Parkinson
  - Hirnstammtumoren, Kleinhirnbrückenwinkeltumor

- Borreliose (Meningopolyneuritis Garin-Bujadoux-Bannwarth)
- FSME (Frühsommermeningoenzephalitis)

- **Erkrankungen des peripheren Nervensystems**
  - bulbäre Poliomyelitis
  - diabetische Neuropathie

- **Erkrankungen der motorischen Endplatte**
  - Botulismus
  - postdiphtherische Polyneuritis (z. B. Gaumensegelparese)
  - Tollwut (im initialen Exzitations- und späteren Paresenstadium)

- **Erkrankungen des Muskels**
  - entzündliche Myopathien (Dermatomyositis, Polymyositis)
  - muskuläre Dystrophie
  - Endokrinopathien (Thyreotoxikose, Hypothyreose, Hyperparathyreoidismus)
  - Myasthenie
  - myotonische Dystrophie

- **sonstige Erkrankungen**
  - primäre und sekundäre Amyloidose
  - mangelnde Salivation (Sicca-Syndrom)
  - Chagàs-Krankheit

- **Symptome**
  - Ingesta verbleiben im Mund oder Rachen
  - Regurgitation in die Nase; Aspiration

- **Diagnostik**
  - neurologische Untersuchung, evtl. Elektromyogramm und Muskelbiopsie
  - bei Verdacht auf Amyloidose Rektumschleimhautbiopsie
  - bei Verdacht auf Myasthenia gravis Tensilon-Test
  - HNO-ärztliche Untersuchung
  - CT mit Kontrastmittel und NMR des Schädels und des Halsmarks

- Blutzuckerbestimmung; oraler Glukosetoleranztest; Bestimmung von T3, T4, TSH, Parathormon
- Radiokinematographie, Hochfrequenzradiokinematographie

- **Therapie**
  - Behandlung der Grunderkrankung
  - passagere Ernährung über Magensonde oder längerfristige Ernährung über PEG (perkutane endoskopische Gastrostomie)
  - künstlicher Speichel bei Sicca-Syndrom

Oropharyngeale und krikopharyngeale Dysphagie mit mechanischer Ursache

- Fremdkörper, auch Knochenfragmente und Fischgräten, evtl. mit Einklemmung im Recessus piriformis
- Angina tonsillaris
- peri- und retrotonsillärer Abszeß
- Rachenmandel bei Kindern und Jugendlichen
- Schleimhauterysipel mit Glottisödem
- allergisches Glottisödem
- narbige Strikturen und Stenosen nach Verletzungen oder Säure- oder Laugeningestion
- Verlegung durch eingedickten Schleim
- Tumoren (Zunge, Pharynx, Epipharynx, Hypopharynx, Larynx, proximaler Ösophagus, Schilddrüse, Lymphome)
- Pulsationsdivertikel (z. B. Zenkersches Divertikel) proximal des oberen Ösophagussphinkters
- Spasmus des oberen Ösophagussphinkters (krikopharyngeale Achalasie)
- **Symptome**
  - Regurgitation
  - Aspiration

Schluckbeschwerden und Schluckschmerzen

- Odynophagie
- Globusgefühl
- Gewichtsabnahme

- **Diagnose**
  - Anamnese, HNO-ärztliche Untersuchung
  - Endoskopie, evtl. mit Biopsie
  - Röntgenuntersuchung (Bariumkontrastbreischluck) evtl. in Kombination mit Hochfrequenzkinematographie
  - Schilddrüsenszintigraphie

- **Therapie**
  - Behandlung der Grunderkrankung
  - endoskopische Extraktion von Fremdkörpern
  - chirurgische Therapie, Radiotherapie, Chemotherapie je nach Art und Ausdehnung eines Tumors
  - chirurgische Therapie von Abszessen
  - vorsichtige Bougierung von Strikturen und Stenosen (bei Zenkerschem Divertikel kontraindiziert, da Perforationsgefahr!)
  - bei frustranem Bougierungsversuch und beim Zenkerschen Divertikel Myotomie des oberen Ösophagussphinkters kombiniert mit Resektion oder Fixation des Divertikels
  - bei inkurablen, fortgeschrittenen Malignomen PEG (perkutane endoskopische Gastrostomie), selten Witzel-Fistel

Ösophageale Dysphagie

- **funktionelle Störungen**
  - Achalasie
  - Ösophagusspasmus
  - hyperkontraktiler Ösophagus
  - sekundäre Motilitätsstörungen
    Polyneuropathie bei Diabetes, Alkoholismus etc.
    Muskeldystrophie
    Folgezustand nach Vagotomie

- **organische Störungen**
  - Tumoren
    benigne: z. B. Leiomyom, Fibrom, Polypen, Zysten
    maligne: Plattenepithelkarzinom, Adenokarzinom des Ösophagus, Kompression von außen (z. B. Bronchialkarzinom, Mediastinaltumor)
  - peptische Stenosen
  - Membranen, Ringe:
    obere Ösophagusmembran (z. B. Plummer-Vinson-Syndrom oder Paterson-Kelly-Syndrom)
    mittlere Ösophagusmembran (kongenital, erworben)
    untere Ösophagusmembran (erworben)
    unterer Ösophagusring (Schatzki-Ring)
  - Divertikel:
    Zenkersches Divertikel
    Traktionsdivertikel
    epiphrenisches Divertikel
  - Mißbildungen:
    Ösophagusatresie
    Dysphagia lusoria (Kompressionserscheinungen durch Fehlbildungen des Gefäßsystems)
  - Entzündungen: (z. B. Stenose nach Säure- oder Laugenverätzungen, Medikamentenschädigung, Refluxösophagitis, Candida-Mykose, Herpes, CMV)
  - M. Crohn
  - Tuberkulose
  - Lumenverlegung durch Fremdkörper oder Nahrungsbolus
  - Systemerkrankungen (Sklerodermie u. a. Kollagenosen)

- **Symptome**
  - Patienten berichten, sie hätten das Gefühl, die Speisen blieben im Ösophagus stecken
  - wichtig: der zeitliche Abstand der Dysphagie zur Nahrungsaufnahme. Nahrungsunabhängige Schmerzen: an psychogene Komponente denken

- unterschiedliche Beschwerden bei den verschiedenen Erkrankungen. Ungenaue Schmerzempfindung und große Anpassungsfähigkeit des Ösophagus
- **Sklerodermie:** bei der *Manometrie* im distalen und mittleren Ösophagusabschnitt niedriger Druck. Druck im unteren Ösophagussphinkter nicht meßbar
- **Diabetes mellitus:**
  Motilitätsstörung → *Dysphagie*
  Candidaösophagitis → *Odynophagie*
  Refluxösophagitis → *Sodbrennen*

- **Diagnostik und Therapie**
  s. Motilitätsstörungen des Ösophagus,
  Refluxkrankheit,
  Ösophaguskarzinom

Odynophagie

- **mechanische Hindernisse** (verschluckte Fischgräte, Knochenstückchen)
- **Ösophagitis**
  - akute Infektion (Candida, Herpes, CMV)
  - Erosionen durch Medikamente (Doxycyclin, KCl)
  - Refluxkrankheit
  - durch Strahlentherapie des Mediastinums
- **gelegentlich im Rahmen anderer ösophagealer Erkrankungen**
  - z. B. Strikturen, Karzinom, Achalasie

- **Diagnostik**
  - Ösophagoskopie
  - bei Infekten, Biopsie und Bürstenabstrich

- **Therapie**
  - je nach Grundkrankheit (Fremdkörperentfernung, Karzinom- oder Refluxtherapie)
  - bei Candidaösophagitis, Fluconazol oder niedrig dosiert Amphotericin B

Erbrechen

U. Baumgartner, M. Sellinger

Definition

- **Erbrechen** (Vomitus): aktive (muskuläre) Retropulsion von Mageninhalt unter Überdruck in die Mundhöhle
- **Regurgitieren:** passiver, lageabhängiger (Rückenlage, Bücken) Reflux von Nahrung aus dem Magen oder Ösophagus in die Mundhöhle i.d.R. ohne Übelkeit
- **Ruminieren** (Meryzismus): ohne Übelkeit einhergehendes Zurückfließen von Mageninhalt in die Mundhöhle, der nach erneutem Kauen wieder verschluckt wird
- **Würgen** (Würgereflex): mit Brechreiz einhergehende Schlundmuskulatur-Kontraktionen; ggf. mit Beteiligung der Gaumensegelmuskulatur

Ursachen

- **gastrointestinale Ursachen**
  - **Mundhöhle** — Gingivitis, Stomatitis, Neoplasien
  - **Ösophagus** — Ösophagitis, Ösophagusspasmus, Strikturen, Neoplasien, Ösophagusdivertikel, Achalasie
  - **Magen** — akute Gastritis, Ulkus, Neoplasien, Atonie
  - **Dünn- und Dickdarm** — Enteritis, Ileus, Appendizitis, Ulkus, M. Crohn, Neoplasien, mesenteriale Durchblutungsstörung, Strahlenschäden, Glutenenteropathie, narbige Stenosen
  - **Pankreas** — Pankreatitis, Pankreasneoplasma
  - **Leber** — Hepatitis, Neoplasma

- **Gallenwege** akute Cholezystitis, Koliken, Neoplasma
- **Peritoneum** Peritonitis
- bei Säuglingen und Kleinkindern vor allem:
  Mekoniumileus, Duodenalstenose und -atresie, hypertrophe Pylorusstenose, M. Hirschsprung, Volvulus, Malrotation, Invagination, Hiatushernie, tracheo-ösophageale Fisteln

- **nicht gastrointestinale Ursachen**
  - **Medikamente:** Digitalis, Chemotherapeutika, Antirheumatika, Opiate, Diuretika, Sulfonylharnstoffe, Histamine, Salicylate, Gifte
  - **Infektionskrankheiten**
  - **Nervensystem** ZNS-Erkrankungen, Labyrinthaffektionen, Neoplasien, Abszeß, Meningitis, Zerebralinsuffizienz, erhöhter intrakranieller Druck, Kopfschmerzen
  - **psychiatrische Störungen** emotionale Reaktion (Angst, Streß), Depression, Neurosen, Psychosen, Anorexia nervosa, Bulimie
  - **Herz und Kreislauf** Herzinfarkt, Coronarinsuffizienz, hypertensive Krise, Hypotonie
  - **Lunge** respiratorische Insuffizienz, Pneumonie, Bronchitis, Bronchiektasien, Pneumothorax, Neoplasien
  - **Niere** Elektrolytstörungen, Nierenkolik, Niereninsuffizienz, chronische Pyelonephritis, Neoplasien
  - **Stoffwechsel** Hunger, Störungen des Säure-/Basenhaushalts, Hypo-/Hypervitaminose
  - **Endokrinium** diabetische Ketoazidose, hyperthyreote Krise, Hyper-/Hypoparathyreoidismus, M. Addison
  - **andere Ursachen** generell jede Art von Schmerz, Schwangerschaft, chronische und akute Vergiftungen, Schock, Sepsis, Fieber

Zusätzliche Symptome vor und während des Erbrechens

- Übelkeit (Nausea)
- Würgen (Würgereiz)
- Appetitlosigkeit
- vermehrte Perspiratio und gesteigerter Speichelfluß
- Hypotonie
- Bradykardie (vaso-vagales Syndrom)
- unwillkürlicher Stuhlabgang

Komplikationen

- Elektrolytentgleisung durch Verlust von H^+-Ionen mit
  - metabolischer Alkalose
  - Hypokaliämie
  - Obstipation
  - Muskelschwäche
  - Polydipsie
  - Nykturie
  - Nierenversagen
  - Hyponatriämie (DD: Bartter-Syndrom, Milch-Alkali-Syndrom, Hyperaldosteronismus)
- Ösophagitis
- Mallory-Weiss-Syndrom
  - Schleimhauteinrisse im Kardiabereich mit evtl. massiver Blutung
- Boerhaave-Syndrom
  - Ösophagusruptur mit evtl. Mediastinitis, Pleuraempyem und Sepsis
- Aspirationspneumonie
- Gewichtsverlust und Malnutrition
- Zerstörung des Zahnschmelzes

Erbrechen 47

Diagnostik

- **präzise Anamnese** wichtig:
- Qualität des Erbrochenen (betrachten!) und zeitliches Auftreten
  - sauer/stechend bei angedautem Mageninhalt
  - geruchlos bei Regurgitation aus dem Ösophagus (Zenker-Divertikel, Achalasie)
  - Blutbeimengungen oder Hämatin bei Blutungsquelle im oberen Gastrointestinaltrakt oder als Folge wiederholten heftigen Erbrechens (Mallory-Weiss)
  - galliges Erbrechen beim Syndrom der zuführenden Schlinge (nach BII-OP), nach Vagotomie, Obstruktion unterhalb der Papilla Vateri (z. B. mesenteriale Durchblutungsstörung),
  - kotiges Erbrechen (Miserere) bei Peritonitis, gastrokolischer Fistel, Ileus, Pylorus/Duodenalobstruktion mit sekundärer koliformer Überwucherung
  - eitriges Erbrechen (selten!) bei suppurativer Gastritis, Magenabszeß, Entleerung eines extragastralen Abszeßherdes in den Magen, nach Verschlucken pulmonalen Eiters,
  - Parasiten, Rund-, Faden- und Hakenwürmer sowie Lamblien im Erbrochenen weisen auf eine entsprechende Besiedlung des Duodenums hin
  - Erbrechen von Gallensteinen (selten!) als Folge einer cholezysto-gastrischen oder cholezysto-duodenalen Fistel
  - große Volumina reinen Magensaftes bei superazidem Duodenalulkus oder Zollinger-Ellison Syndrom
  - morgendliches Erbrechen mit **geringen** Schleimbeimengungen relativ häufig bei chronischer Gastritis (chronischer Alkoholismus), Urämie, Rhinopharyngitis, Schwangerschaft und psychogen; **große** Schleimbeimengungen beim Magen-Karzinom
  - Erbrechen kurz nach Nahrungsaufnahme oft funktionell oder psychogen (Anorexia nervosa, Bulimie) (dennoch organische Ursache ausschließen!)
  - Erbrechen 1–4 Stunden nach Nahrungsaufnahme spricht für Magen- und Duodenalaffektionen (Magenausgangastenose); nächtliches Erbrechen für Duodenalulkus

- subjektive Erleichterung nach Erbrechen bei peptischen Ulcera im Gegensatz zu rezidivierenden Erbrechen ohne subjektive Erleichterung bei Pankreas- und Gallenwegserkrankungen
- morgendliches, schwallartiges Erbrechen mit Kopfschmerzen ohne Übelkeit ist suspekt auf einen Gehirntumor
- Erbrechen mit Kopfschmerzen, Schwindel, Ohrensausen und Schwerhörigkeit bei Störungen des Gleichgewichtsorgans
- Erbrechen mit gleichzeitiger Diarrhoe bei akuter Gastroenteritis (Brechdurchfall). Weitere Personen im Umfeld des Patienten erkrankt?

- **körperliche Untersuchung**
  - Fieber — bei Infekt
  - „Quatschen" — im Abdomen bei Gastroenteritis
  - Kachexie — bei Anorexia nervosa oder Malignom
  - Exsikkose — bei länger bestehendem Erbrechen
  - Ikterus — mit Hepatomegalie bei Hepatitis; bei Zirrhose;
  - Schmerzen — spontan bzw. durch Palpation bei Ileus, Magen- und Duodenalulkus, akuter Cholezystitis, evtl. Mesenterialinfarkt, Peritonitis,
  - Tumor — oft im Abdomen tastbar
  - Paralyse — des Darms reflektorisch durch mechanischen Ileus, Koliken, bei Peritonitis

- **Laborparameter**
  - die Auswahl der Laborparameter richtet sich nach der Anamnese. Die hier vorgeschlagenen Parameter beziehen sich auf gastroenterologische Ursachen des Erbrechens;
  - **Basisparameter:** Elektrolyte (Na, K, Cl), Retentionswerte (Kreatinin, Hst), Säure/Basenstatus, Blutbild (Hb, Hkt, Leukozyten)
  - bei V.a. Infektion BSG, CRP, Differential-Blutbild, Stuhluntersuchung auf pathogene Keime

– bei V.a. Affektion des Pankreas, der Leber und der Gallenwege Amylase, Lipase, AP, γGT, GOT, GPT, Bilirubin (gesamtes und direktes), Quick, PTT, Gesamteiweiß mit Elektrophorese, Hepatitis-Serologie

- **bildgebende Verfahren** (bevorzugter Einsatz):
  (bildgebende Verfahren bei nicht gastroenterologischen Ursachen des Erbrechens s. entsprechende Fachliteratur)
  - Abdomen-Sonographie:
    orientierende, schnelle, nichtinvasive Untersuchung zur Beurteilung des intraabdominellen Organstatus
  - Abdomen-Übersichtsaufnahme:
    bei V.a. Perforation eines Hohlorgans, bei Ileussymptomatik
  - Ösophago/Gastroskopie:
    zum Nachweis einer Ösophagitis, Strikturen, Divertikel, Gastritis, Duodenitis, Ulzera, Malignom (Biopsie!)
  - Breischluck/hypotone Duodenographie:
    bei Ösophagus/Magen/Pankreas-Karzinom, Zwerchfellhernien, funktionelle Störungen der Ösophagus- und Magenperistaltik, Divertikel, Achalasie
  - Dünndarmpassage nach *Sellink:*
    Kontrastmitteluntersuchung des Dünndarms bei V.a. Tumore, Stenosen, Divertikel, Entzündungen (M. Crohn)
  - KE (Kolonkontrasteinlauf, wasserlösliches KM):
    bei V.a. Ileus, Neoplasma, chronisch-entzündliche Darmerkrankungen, Invagination
  - Magenszintigraphie:
    bei V.a. Refluxkrankheit, funktionelle Störung der Ösophagus- und Magenperistaltik
  - Computertomographie:
    bei V.a. Karzinome des Ösophagus, des Magens, des Pankreas, des hepatobiliären Systems, Pankreatitis, intraabdominellen Abszeß (ggf. perkutane Abszeßdrainage)

- Kernspintomographie:
  potentes Untersuchungsverfahren bei V.a. neurogene Prozesse wie Gehirn- und Rückenmarkstumore, Weichteiltumore; generell Indikation noch offen
- ERCP (Endoskopisch retrograde Cholangio-Pankreatikographie):
  bei V.a. Gallengangsverschluß oder -Stenosierung jeglicher Art, akute und chronische Pankreatitis

Therapie

- die beste Therapie ist die Beseitigung der Grunderkrankung
- bei Ileussymptomatik
  - Entleerung des flüssigkeitsgefüllten Magens durch Magensonde (subjektive Erleichterung; Verhinderung einer Aspiration)
- bei postoperativen (sub)ileusartigen Zuständen
  - Prokinetika (z.B. Cisaprid = Propulsin®; Domperidon = Motilium®): fördern antegrade Darmtätigkeit
- gelingt die Eliminierung der primären Ursache nicht, Einsatz von zentral wirkenden Medikamenten evtl. indiziert
- generell sind antiemetische Medikamente zur Prophylaxe besser geeignet als zur Therapie

Durchfallerkrankungen

K. Haag, D. Häussinger

Definition und Klassifikation

- **Diarrhoe:** mehr als drei Entleerungen eines breiigen oder flüssigen Stuhles pro Tag, Stuhlgewicht > 250 g. Eine Diarrhoe kann akut oder chronisch (> 4 Wochen) verlaufen
- 3 Formen der Diarrhoe werden unterschieden:

- **sekretorische Diarrhoe**
  - Persistenz der Diarrhoe trotz Nahrungskarenz (24 h)
  - Ursachen: infektiös (fakultativ blutiger Stuhl) und chronisch entzündliche Darmerkrankungen (ausgenommen Kurzdarmsyndrom und das Gallesäurenverlustsyndrom bei M. Crohn)
  - Natriumkonzentration im Stuhl > 80 mmol/l (normal um 40 mmol/l)

- **malassimilatorische (osmotische) Diarrhoe**
  - Über den Gastrointestinaltrakt zugeführte Nährstoffe werden nicht ausreichend enzymatisch zerlegt oder über die Darmschleimhaut aufgenommen
  - osmotisch aktive Moleküle halten das Wasser im Darmlumen zurück
  - Beispiele: Laktoseintoleranz, exokrine Pankreasinsuffizienz.
  - Natriumkonzentration im Stuhl < 40 mmol/l, Stuhlfettausscheidung bei Fettmalabsorption > 7 g/die

- **Pseudodiarrhoe (funktionelle Diarrhoe):**
  - häufige Entleerungen von Stuhl unterschiedlicher Qualität in allerdings geringer Menge, keine nächtlichen Durchfälle
  - wichtig: Ausschluß eines stenosierenden Prozesses im Dickdarm (Malignome!)

Ursachen

- s. Therapie

Diagnostik

- **Anamnese**
  - Häufigkeit der Stuhlentleerungen, Stuhlfarbe, Konsistenz, Geruch
  - Beginn und Dauer der Symptomatik (meist schleichender Beginn bei chronisch entzündlichen Darmerkrankungen, Tumoren)
  - Zusammenhang zur Aufnahme bestimmter Nahrungsmittel, Erbrechen;
  - Persistenz der Symptome trotz Nahrungskarenz
  - Fieber, Schüttelfrost
  - Umgebungserkrankungen
  - Auslandsaufenthalte
  - Medikamentenanamnese (Laxantien, Drogen)
  - Zugehörigkeit zu einer Risikogruppe für erworbene Immunschwäche
  - vorausgegangene Operationen

- **Basis-Diagnostik**
  - gründliche Untersuchung des Abdomens (Palpation, Auskultation), des Rektums und der Lymphknotenstationen
  - Inspektion des Stuhles
  - auf Hautveränderungen (z. B. Roseolen bei Typhus, Erythema nodosum bei chronisch entzündlichen Darmerkrankungen) und Gelenkaffektionen (Yersinien, chronisch entzündliche Darmerkrankungen) achten

- **weiterführende Diagnostik**
  - Sonographie
  - Koloskopie (histologische Untersuchung, **cave**: Amyloidose, Kollagenablagerungen)

Durchfallerkrankungen

- Dünndarmdarstellung nach Sellink
- Kolon-Kontrasteinlauf
- Leukozytenszintigramm
- Dopplersonographie der Mesenterialgefäße (bei Angina abdominalis)

- **diagnostisches Vorgehen in speziellen Situationen**
  - akute Erkrankung ohne Fieber: abwarten, nach Umgebungserkrankungen fahnden
  - bei hohem Fieber ($> 38,5°C$) und Leukozytose: bakteriologische (Salmonellen, Campylobacter, Yersinien, Shigellen) und je nach Anamnese parasitologische Stuhluntersuchung (Amoeben) sowie serologische Untersuchungen
  - bei blutiger Diarrhoe: Krankenhausbehandlung obligat. Rektoskopie mit bakteriologischer Untersuchung der Biopsie (in 20% Glukose) empfehlenswert. Bei bis zu 40% der Patienten mit mehr als sechs Wochen andauernder blutiger Diarrhoe werden infektiöse Ursachen gefunden.

Therapie der sekretorischen Diarrhoe

- die Therapie der sekretorischen Diarrhoe richtet sich nach dem Ausmaß der Symptome sowie – bis auf die unten genannten unspezifischen Maßnahmen – nach der Ursache der Erkrankung

- **nicht-invasive Infektionen**
  - **Rota-Viren** (häufigste Ursache einer leichten Diarrhoe, Inzidenz 6%, 93% während der Wintermonate): keine weiteren Maßnahmen
  - **Lebensmittelintoxikationen** (oft mit Erbrechen vergesellschaftet, Staphylokokken, Clostridium perfringens, enterotoxische E. Coli): Keine spezifische Therapie, Untersuchung der in Frage kommenden Lebensmittel (Umgebungserkrankungen), Suche nach neurologischen Begleitsymptomen (Botulismus)
  - **Cholera:** Flüssigkeitsersatz, Tetrazykline

- **enterotoxische E. coli** (häufigste Ursache der Reisediarrhoe): bei chronischem Verlauf Colistin oral
- **Parasitosen** (Ascaris lumbricalis, Trichuris trichuria, Strongyloides stercoralis): Mebendazol
- **Dünndarmfehlbesiedelung** (Duodenalsaft): Antibiotika

- **invasive Infektionen**
  - **Salmonellosen** (am häufigsten nachgewiesene Erreger, produzieren Toxine, bei 50% passagere Bakteriämie): nur bei Säuglingen, abwehrgeschwächten Patienten oder typhösem Verlauf Antibiotika wie z. B. Ampicillin oder Cotrimoxazol
  - **Campylobacter jejuni/coli** (oft blutig): Erythromycin
  - **Yersinia enterocolitica** (Kälteanreicherung, Serologie; DD:Appendizitis): Tetrazykline
  - **pseudomembranöse Kolitis** (meist blutig, Clostridium difficile, nach Antibiotika-Therapie, Diagnose durch Erreger – oder Toxinnachweis, evtl. Rektoskopie): Vancomycin oder Metronidazol **oral**
  - **Brucellose** (DD zu M. Crohn, Serologie): Rifampicin + Doxycyclin
  - **enteroinvasive E. coli:** Colistin
  - **Shigellose** (Ruhr, blutige Diarrhoe, auch Toxinproduktion): bei schwerem Verlauf Ampicillin oder Cotrimoxazol
  - **Amöbenruhr** (Diagnose im frischen Stuhl): Metronidazol
  - **Balantidenruhr** (Diagnose im frischen Stuhl): Tetracycline
  - **Vibrio parahaemolyticus** (besonders in Japan bei Lebensmittelvergiftungen): Tetrazycline
  - **Mykobakterien** (sehr schwer zu diagnostizieren, selbst bei bakteriologischer Untersuchung von Biopsien Sensitivität nur 50%, mittels PCR bis 90%): antibiotische Kombinations-Therapie
  - **Kokzidioidomykose:** Amphotericin B, Miconazol
  - **Darmbilharziose** durch Schistosoma mansoni: Praziquantel

- **Infektionen bei Abwehrschwäche und Immundefektsyndrom**
  - intestinale Candidose: Fluconazol oral
  - Histoplasmose (Amerika): Amphotericin B

- Kryptosporidien: symptomatisch, evtl. Lactoglobin, Sandostatin
- HIV: symptomatisch
- CMV: Ganciclovir, Foscarnet
- Mycobacterium avium, intrazellulare oder fortuitum (Diagnose durch Biopsie): Behandlungsversuch mit Clofazimin, Ethambutol, Amikacin und Clarithromycin

Hormonelle Ursachen (s. Kap. Gastrointestinale hormonaktive Tumoren, S. 148)
- **Hyperthyreose** (TSH, FT3 und FT4; Tremor, Haarausfall): Thyreostatika, Radiojodtherapie, Operation
- **Karzinoid** (5-HIES im Urin, Flush): Operation, auch Resektion einzelner großer Lebermetastasen sinnvoll, Histaminantagonisten, Serotoninantagonisten, medikamentöse Hemmung der Tryptophanhydroxylase mit p-Chlorphenylalanin
- **M. Addison** (Na/K-Quotient im Urin erniedrigt): Hydrocortison und Mineralcorticoid
- **medulläres Schilddrüsenkarzinom:** Operation
- **Verner-Morrison-Syndrom** (VIP erhöht): symptomatische Therapie, falls möglich Operation
- **Zollinger-Ellison-Syndrom** (Gastrin erhöht): Omeprazol zur Verhinderung von Ulzera, symptomatische Therapie, falls möglich Operation
- **Ganglioneurome, paraneoplastische Syndrome**

- **Medikamente als Ursache der Diarrhoe**
  - Laxantien, Digitalispräparate, Antikonzeptiva, Schilddrüsenhormone, Zytostatika, Gallensäuren, Diuretika, Antibiotika, Colchicin, Opiatentzug: falls möglich reduzieren oder besser absetzen

- **Intoxikationen durch Chemikalien**
  - Schwermetalle (Cadmium, Arsen)
  - Cholinesterase-Inhibitoren

- **andere Ursachen**
  - zur Therapie vgl. Abschnitte zu den einzelnen Krankheitsbildern
  - Appendizitis
  - Divertikulitis
  - Diversions-Colitis (nach Ausschaltung eines Dickdarmsegmentes aus dem Nahrungsstrom)
  - diabetische Enteropathie (im Rahmen einer autonomen Neuropathie): Cisaprid
  - Sklerodermie
  - Kollagen-Colitis
  - Amyloidose
  - Strahlenenteritis/-colitis
  - villöses Adenom
  - malignes Lymphom mit Befall der Darmwand
  - kongenitale Chlorid-Diarrhoe ($Cl^- > Na^+ + K^+$ im Stuhl)
  - Endometriose
  - Graft-versus-Host-Reaktion z. B. nach Knochenmarks-Transplantation
  - ischämische Enteropathie
  - Nahrungsmittelallergie

Therapie der malassimilatorischen Diarrhoe

s. Kap. Malassimilation, S. 58

Unspezifische Therapie-Maßnahmen

- **Nahrungskarenz**

- **Rehydratation**
  - oral: Flüssigkeit mit Glukose, Natrium und Kalium (modifizierte WHO-Lösung [in mmol/l]: Na 90, K 20, Cl 80, Citrat 30, Glukose 111). Alternativ: zuckerhaltige Limonade und Salzstangen.
  - intravenös: Gabe von glukosehaltiger Flüssigkeit mit Ausgleich der Elektrolytverluste (Kalium)

- **opiat-analoge Antidiarrhoika** (z. B. Loperamid)
  - nur bei Krankheitsbildern ohne invasive Infektion (d. h. ohne Fieber)
  - andere Stuhl-regulierende Medikamente besitzen keine oder nur eine geringe Wirkung (Quellstoffe, Adstringentien, Adsorbentien, Substanzen zur Wiederherstellung der Darmflora)
- **Hygieneregeln beachten** (Händewaschen, getrennte Toilette)

Malassimilation

J. Rasenack, J. Schölmerich, M. Lausen

Definition

- **Malassimilation** Oberbegriff für Malabsorption und Maldigestion
- **Malabsorption** Störung der Resorption digestiver Nahrungsprodukte, bedingt durch Störungen der Membrantransportvorgänge in der Dünndarmschleimhaut mit oder ohne morphologische Veränderungen oder Obstruktion
- **Maldigestion** Störung der Verdauungsfunktion als Folge einer angeborenen Anomalie oder einer erworbenen Erkrankung von Magen, Pankreas, Leber oder Gallenwegen

Ursachen

- **Erkrankungen, die eine Malabsorption bewirken können**
  - Sprue
  - tropische Sprue
  - Kollagensprue
  - eosinophile Enteropathie
  - Lymphome
  - Mastozytose
  - M. Whipple
  - idiopathische oder sekundäre Lymphangiektasien
  - Sklerodermie
  - M. Crohn
  - AIDS (Cryptosporidien, Mikrosporidien, Mykobakterien, CMV, HIV assoziierte Enteropathie)
  - Giardiasis
  - TBC
  - Parasitosen (z. B. Ascariden, Diphyllobotrium latum)

- Amöbiasis
- bakterielle Fehlbesiedelung
- Laktasemangel
- Strahlenenteritis
- Endokrinopathien (Diabetes mellitus, Thyreotoxikose, Hyperparathyreoidismus; M. Addison)
- Karzinoid
- Darmresektion (Kurzdarmsyndrom)
- intestinale Ischämie
- Medikamente (z. B. Colestyramin, Laxantien, Colchizin, Zytostatika, Neomycin, P-Aminosalicylsäure, Biguanide, Digitalis, Acarbose)

- **Erkrankungen, die eine Maldigestion bewirken können**
  - chronisch atrophische Gastritis
  - Magenkarzinom
  - Magenausgangsstenose
  - chronische Pankreatitis
  - Pankreasresektion
  - zystische Fibrose
  - Zollinger-Ellison-Syndrom
  - Hämosiderose
  - Pankreaskarzinom
  - Leberzirrhose
  - Verschlußikterus, intrahepatische Cholestase
  - bakterielle Überwucherung des proximalen Dünndarms (Syndrom der blinden Schlinge), Fistelbildungen, Strikturen
  - Divertikel
  - Syndrom der zuführenden Schlinge
  - Sklerodermie
  - diabetische Neurogastroenteropathie
  - angeborener Enzymmangel (Saccharose-Isomaltose-Intoleranz, Laktoseintoleranz, Trehaloseintoleranz, Enterokinasemangel, Glukose-Galaktose-Intoleranz, Ahornsyrup-Erkrankung, Zystinurie, Tryptophanmalabsorption, Methioninmalabsorption, Abetalipoproteinämie, Lipasemangel)

Diagnostik der Malabsorption

- **Anamnese**
  - ungewollter Gewichtsverlust
  - Müdigkeit, Leistungsknick
  - Hungergefühl, Heißhunger
  - Stuhlgang > 2–3 x/die, massige Stuhlmenge
  - Auslandsaufenthalte
  - homosexuelle/bisexuelle Kontakte
  - Alkoholkonsum
  - häufige Atemwegsinfekte
  - Nahrungsmittelunverträglichkeit (z. B. Milchprodukte)
  - rezidivierende Ulcera duodeni/ventriculi
  - Diabetes mellitus
  - Thyreotoxikose
  - Medikamente

- **körperliche Untersuchung**
  - reduzierter Allgemeinzustand
  - Blässe
  - Hämatome
  - Ecchymosen
  - Hyperkeratosen
  - Dermatitis
  - Glossitis
  - Mundwinkelrhagaden
  - Cheilosis
  - Muskelatrophie
  - Parästhesien
  - periphere Neuropathie
  - Chvostek-Zeichen positiv, Tetanie

- **Laboruntersuchungen**
  - Blut bzw. Serum: BSG, CRP, BB, Diff.-BB, Retikulozyten, K, Na, Ca, Mg, Zn, Fe, Ferritin (bei erniedrigtem Fe und niedrigem HbE), Cholesterin, Neutralfette, GOT, GPT, γ-GT, Lipase, Amylase i.S. u. i.U., Albumin

- bei makrozytärer Anämie Vitamin B12 und Folsäure im Serum, Serum-Carotin
- Gruber-Widal-Test auf Salmonellen
- HIV-Serologie
- im Urin: Ca-, Phosphat-, HIES-Ausscheidung/24 h.
- Stuhluntersuchungen: Chymotrypsin, Fett, pathogene Keime (3 x), Wurmeier, Amöben, Parasiten
- Duodenalsaft zur Lambliendiagnostik

- **Funktionstests**
  - Xylose-Test (Xylose: 25 g, Norm: Exkretion > 4 g/5 h)
  - Laktose-Test (50 g Laktose, Norm: BZ-Anstieg um mehr als 20 mg% nach 30 min)
  - Schilling-Test (Exkretion von mehr als 7% der eingesetzten Radioaktivität)
  - H_2-Exhalations-Test (nüchtern < 12 ppm, nach 50 g Laktose Anstieg um das 3fache, nach Xylose Anstieg um das 3fache)
  - Sekretin-Ceruletid-Test (s. Kap. chronische Pankreatitis).

- **Tine-Test**

- **Zusatzuntersuchungen**
  - Ultraschall (Pankreasveränderungen, Gallensteine, Darmkokarden, Konglomerattumor)
  - Dünndarmuntersuchung nach *Sellink* (Strikturen, Stenosen, Zottenrelief, M. Crohn-spezifische Veränderungen, Divertikel)
  - Gastroduodenoskopie: Ulzera, M. Ménétrier
  - Koloskopie: entzündliche Veränderungen, benigne/maligne Tumoren
  - Rektoskopie: bei V.a. Amyloidose (Biopsie!)
  - Gastroduodenoskopie mit Biopsie aus dem distalen Duodenum für Histologie und Laktase-Aktivität
  - Computertomogramm zur Ca-Gehaltsbestimmung des Knochens (Densitometrie), alternativ Beckenkammbiopsie
  - augenärztliche Untersuchung zur Dunkeladaptationsmessung (gestört bei Vitamin A-Mangel)

Diagnostik der Maldigestion

- **gastrogene Maldigestion**
  - Gastroskopie
  - Magensaftanalyse
  - evtl. Magen-Darm-Passage bei V.a. Blind-Loop-Syndrom nach BII-Op.

- **pankreatogene Maldigestion** s. Kap. Chronische Pankreatitis, S. 137

- **hepato-biliäre Maldigestion**
  - Ultraschall (Cholelithiasis, gestaute Gallengänge, Pankreaskopftumor)
  - Histologie (entweder Leberblindpunktion oder bei V.a. Zirrhose Laparoskopie)
  - ERCP bei V.a. Galleabflußstörung

Allgemeine Therapie des Malabsorptionssyndroms

- **Substitutionstherapie:** Elektrolyte und Vitamine
  - nur bei nachgewiesenem Mangel
  - Calcium: 10% Calciumgluconat-Lsg. langsam i.v. (10–30 ml) oder Calciumcarbonat Tbl. 1–2 g/die (z. B. Calcium fortiss.)
  - Magnesium: Magnesiumgluconat (z. B. Magnesium-Verla® Tbl. 1–2 g/die); 50% Magnesiumsulfat-Lsg. 2–3 × 2 ml i.m.
  - Eisen: Eisengluconat (z.B. Ferrlecit® 62,5 mg/5 ml 1–2 ×/die); Eisensulfat (z. B. Ferrosanol® duodenal 1–3 × 100 mg)
  - Zink: Zinkorotat 100–200 mg (z. B. Zinkorotat 3–6 Tbl.)
  - Vitamin B_{12}: 100 µg/die i.m. für 14 Tage, dann 100 µg alle 4 Wochen (z. B. B_{12}-Depot-Vicotrat® 100)
  - Folsäure: 5 mg/die für 4 Wochen, dann 1 mg/die (z. B. Folsan®)
  - Vitamine A, D, E, K: Kombinationspräparate (z. B. ADEK-Falk®, anfangs alle 4, dann alle 8 Wochen)

- **symptomatische Therapie**
  - bei chologener Diarrhoe Colestyramin bis zu 12 g/die (z. B. Quantalan® 1–3 Btl/die)

- symptomatische Antidiarrhoika: Opium-Tinktur bis 3×10 Tropfen/die, Loperamid 2–16 mg/die (z. B. Imodium® 1–8 Kps. oder Tropfen)
- **selten (bei Kurzdarmsyndrom)**
  - künstliche Ernährung, nach Möglichkeit enteral, sonst TPN
  - mittelkettige Triglyzeride (MCT-Kost) bei ausgeprägter Fettmalabsorption

Diagnostik und Therapie spezieller Malabsorptionssyndrome

- **primäre Sprue**
  - Diagnostik: endoskopische Biopsie
  - Therapie: streng glutenfreie Diät, bei Therapieversagern Diät erneut kontrollieren (Diätberatung), initial evtl. total parenterale Ernährung

- **tropische Sprue**
  - Diagnostik: Anamnese (Auslandsaufenthalt), Biopsie, Ansprechen auf die Therapie.
  - Therapie: Folsäure 5 mg/die, Vit-B_{12} 100 µg/die für 14 Tage, dann alle 4 Wochen, Tetracycline 4×250 mg/die für 1–6 Monate

- **Kollagensprue**
  - Diagnostik: Dünndarm-Biopsie
  - Therapie: evtl. Kortikoide

- **eosinophile Enteropathie**
  - Diagnostik: Eosinophilie im Differentialblutbild, eosinophile Infiltrate in der Magen- und Dünndarmbiopsie, IgE erhöht.
  - **Therapie:** Kortison; initial 50 mg Prednisolon, Erhaltungstherapie teilweise nötig (5–10 mg/die)

- **Lymphome**
  - Diagnostik: Knopflochbiopsie aus dem GI-Trakt, Histologie aus peripheren Lymphomen
  - Therapie: Operation bei Stenosen, Chemotherapie

- **M. Whipple**
  - Diagnostik: Dünndarmbiopsie
  - Therapie: Bactrim®/Eusaprim forte® 2 × 1/die über 1 Jahr, bei neurologischer Symptomatik Chloramphenicol (1 g/die)

- **idiopathische Lymphangiektasien**
  - Diagnostik: Biopsie
  - Therapie: keine spezifische Therapie verfügbar

- **sekundäre Lymphangiektasien (Tbc, Lymphome, Metastasen, Karzinoid)**
  - Diagnostik: Biopsie
  - Therapie: Behandlung der Grundkrankheit, wenn möglich

- **Sklerodermie**
  - Diagnostik: Biopsie aus betroffenem Darmteil, Ösophagusbreischluck, Manometrie
  - Therapie: Behandlung der Grundkrankheit

- **M. Crohn**
  - Diagnostik: s. S. 169
  - Therapie: s. S. 173

- **Infektionskrankheiten bei Immundefizienten (Cryptosporidien, Mikrosporidien, Mykobacterien, CMV)**
  - Diagnostik: Nachweis im Stuhl, Biopsie
  - Therapie: von Kryptosporidosen: Therapie der Grundkrankheit, Substitution von Elektrolyten und Flüssigkeit, evtl. Sandostatin
  - Therapie von Mikrosporidiosen: 12–16 Amp. Eusaprim®/Bactrim®/die = 100 mg/kg × d Sulfamethoxazol, Trimethoprim 20 mg/kg × d
  - Therapie der Infektion mit Mycobacterium avium intracellulare: Therapie der Grunderkrankung
  - Therapie der CMV-Infektion: Therapie der Grunderkrankung, Ganciclovir, Foscarnet, evtl. DHPG

Malassimilation

- **Giardiasis**
  - Diagnostik: Duodenalsaft, Biopsie
  - Therapie: Metronidazol (3 × 250 mg, z. B. Clont®)

- **Tuberkulose**
  - Diagnostik: Tine Test, Histologie, Dünndarmpassage nach Sellink, Kontrasteinlauf
  - Therapie: INH 300 mg/die, Rifampicin 600 mg/die, Ethambutol 15 mg/kg × d

- **Parasitosen (z. B. Ascariden, Diphyllobotrium latum)**
  - Diagnostik: meist Eosinophilie, Wurmeier
  - Therapie: dem Parasiten entsprechend

- **Amöbiasis**
  - Diagnostik: Stuhluntersuchung, Serologie
  - Therapie: Metronidazol 3 × 750 mg/die für 10 Tage

- **Laktasemangel – angeboren, häufiger erworben**
  - Schwarze und Asiaten häufiger als Weiße
  - Diagnostik: Laktose-Test, H_2-Exhalation, Biopsie mit Bestimmung der Laktase-Aktivität, Auslaßversuch,
  - Therapie: Vermeidung von Milchprodukten, Diätberatung

- **gastrointestinale Fehlbesiedlung**
  - Diagnostik: Anamnese (vorausgegangene Operationen, z. B. BII, Dünndarmresektion), H_2-Basalexhalation und nach Laktulose, MDP, Tetrazyklin-Versuch
  - Therapie: Doxycyclin (z. B. Vibramycin® 2 × 100 mg am 1. Tag, dann 1 × 100 mg/die für 10 Tage

- **Strahlenenteritis**
  - Diagnostik: Anamnese (vorausgegangene Strahlenexposition), Biopsie
  - Therapie: keine spezifische Therapie, Versuch mit Salazopyridin

- **endokrine Ursachen (Diabetes mellitus, Thyreotoxikose, Hyperparathyreoidismus, M. Addison)**
  - Diagnostik: entsprechend der Verdachtsdiagnose
  - Therapie: Therapie entsprechend der Endokrinopathie
- **Therapie der Maldigestion**
  - Behandlung der jeweiligen Grunderkrankung (s. Kap. Chronische Pankreatitis, OP-Folgen, Leberzirrhose, Gallensteinleiden etc.)

Obstipation

C. van Hüllen, W. Kreisel

- **Definition**
  weniger als 3 Stuhlentleerungen/Woche verbunden mit subjektiven Mißempfindungen.
- **normal sind**
  - ≥ 3 Defäkationen pro Woche
  - Defäkationsintervall ≤ 3 Tage
  - Stuhlgewicht 35–225 g
  - Stuhlwassergehalt etwa 70 %
  - GI-Transitzeit 1–5 Tage
- „**Obstipation**" ist trotz aller Bemühungen einer Standardisierung ein sehr subjektiver Begriff. Als obstipiert bezeichnen sich je nach befragter Bevölkerungsgruppe 2–30 %, ♂ : ♀ etwa 1 : 3.

Ursachen

- mögliche Ursachen sind
  - 1. funktionelle oder organische Störung im Bereich des Kolons oder
  - 2. funktionelle oder organische Störung im Bereich des Analkanals oder
  - 3. Kombination von 1. und 2.

- „**idiopathische Obstipation**"
  - weitaus am häufigsten
  - funktionelle Störungen der Kolonmotilität, des Beckenbodens und des Analkanals-Anismus
  - meist Zusammenhang mit Bewegungsmangel, ballaststoffarmer Kost, sonstigen falschen Ernährungsgewohnheiten (z. B. zu geringer Flüssigkeitszufuhr), willkürlicher Unterdrückung der Defäkation oder ähnlichen Faktoren

- **"Colon irritabile"**
  - wechselnde Beschwerden, Bauchschmerzen, Durchfall, Obstipation, evtl. Schleimabgänge
  - letztlich Ausschlußdiagnose
  - Hinweise durch Anamnese, psychische Exploration, klinischen Untersuchungsbefund, Koloskopie oder Kolon-Kontrasteinlauf (Nachweis spastischer Kontraktionen der Darmmuskulatur)

- **organische Ursachen einer Obstipation**
  - **Medikamente, Chemikalien**
    Opiate, Antazida, Spasmolytika, Anticholinergika, Loperamid, β-Blocker, Clonidin, Diuretika, trizyklische Antidepressiva, Vinca-Alkaloide, Blei, Quecksilber
  - **metabolische oder endokrine Erkrankungen**
    Diabetes mellitus, Porphyrie, Hypokaliämie, Hyperkalzämie, Amyloidose, Urämie, Hypothyreose, Hypophysenunterfunktion, Hyperparathyreoidismus
  - **neurologische Störungen**
    M. Hirschsprung, Hypoganglionose, Chagas-Krankheit, Guillain-Barré-Syndrom, Polyneuropathie, Meningozele, multiple Sklerose, M. Parkinson, Paraplegie, zerebrovaskuläre Erkrankungen, Tumoren oder Verletzungen des ZNS, Meningoenzephalitis, Tabes dorsalis
  - **Erkrankungen des Kolons**
    benigne oder maligne Tumoren, entzündliche Stenosen (M. Crohn, Colitis ulcerosa, Tuberkulose, Divertikulitis, Strahlenkolitis, Amöbiasis, ischämische Kolitis), Volvulus, Invagination, Hernien, Briden, Endometriose, viszerale Myopathien, progressive Systemsklerose, Fremdkörper, idiopathische Pseudoobstruktion (Ogilvie-Syndrom), Rektumprolaps, Rektozele
  - **Erkrankungen des Analkanals**
    Fisteln, Hämorrhoiden, Fissur, Kryptitis, Papillitis, perianaler Abszeß

Diagnostik

- **Basisdiagnostik**
  - Anamnese: Dauer der Beschwerden, Änderung des Beschwerdebildes, Neuauftreten einer Obstipation, Lebensgewohnheiten, Ernährung, körperliche Bewegung, berufliche Tätigkeit, psychische Belastung, Streß, Medikamentenanamnese
  - allgemeine körperliche Untersuchung
  - rektale digitale Untersuchung: Hinweise auf Störungen des Analkanals und des distalen Rektums. Prüfung der analen Sensibilität und der Schließmuskelfunktion
  - Basisdiagnostik reicht meist aus, um eine idiopathische bzw. funktionelle Obstipation sehr wahrscheinlich machen zu können

- **weitergehende Diagnostik**
  - Stuhlinspektion
  - Laboruntersuchungen, je nach Beschwerdebild und vermuteter Ursache der Obstipation
  - Endoskopie: Rektoskopie bzw. Koloskopie
  - anorektale Manometrie
  - Röntgenuntersuchungen:
    Abdomenübersichtsaufnahme
    Kolon-Kontrasteinlauf evtl. als Alternative zur Koloskopie
    Messung der oro-analen Transitzeit
    selten Indikation zur Defäkographie
  - nuklearmedizinische Verfahren: Messung der Kolon-Transitzeit
  - Elektromyographie der Beckenbodenmuskulatur

Therapie

- kausale Behandlung, falls möglich.
- im übrigen symptomatische Therapie, im einzelnen:
- Aufklärung des Patienten über „normale Stuhlentleerung", über den Unsinn einer „Entschlackung" ggf. über die Harmlosigkeit der Beschwerden

- ausreichend körperliche Bewegung
- Empfehlungen für eine Kost bzw. Diät:
  - ausgewogene Kost, ausreichende Ballaststoffe: Salat, Gemüse, Vollkornbrot
  - da die Kost in unseren Breiten im allgemeinen zu wenig Ballaststoffe beinhaltet, Anreicherung der Kost mit Ballaststoffen: langsame Dosissteigerung bis auf etwa 20 g, eventuell mehr (Weizenkleie, Guar, Pektin, Methylcellulose).
  - ausreichende Flüssigkeitszufuhr (1,5–2 l), insbesondere dann, wenn Ballaststoffe zugegeben werden
  - Vermeidung von stopfenden Produkten (Schokolade, Bananen, größere Mengen Schwarztee)
- Laxantien (zurückhaltend verordnen, da häufig Laxantienabsusus im Vordergrund)
- Entleerungshilfen:
  - Suppositorien
  - Klysmen
  - manuelle Ausräumung
- prokinetische Pharmaka (Cisaprid, Naloxon)
- koloskopische Absaugung und Dekompression über Darmrohr (z. B. bei Ogilvie-Syndrom infolge von Elektrolytstörungen)
- Biofeedback
- operativ:
  Korrektur organischer Läsionen: Rektozelenverschluß, proktologische Sanierung, Beseitigung von Stenosen. Extrem selten: Kolektomie mit Ileorektostomie bei therapieresistenter idiopathischer Obstipation

Inkontinenz

H. J. Mappes, W. Kreisel

Definition

- Verlust der Kontrolle über
  - festen
  - flüssigen
  - gasförmigen

  Darminhalt

  bzw. Verlust der Fähigkeit, den Zeitpunkt der Entleerung von
  - festem
  - flüssigem
  - gasförmigem

  Darminhalt zu kontrollieren
- **Häufigkeit**
  - 3% der Bevölkerung komplett inkontinent,
  - 10% der Bevölkerung inkontinent für Gase,
  - 30% der Patienten in geriatrischen Abteilungen inkontinent
  - häufigeres Vorkommen bei Frauen

Klassifikation

- nach der subjektiven Betroffenheit
  - I. vollständige Kontinenz
  - II. häufige Stuhlentleerungen ohne Beeinträchtigung der Befindlichkeit
  - III. häufige Stuhlentleerung mit Beeinträchtigung der Befindlichkeit, leichtes Schmieren, Tragen einer Vorlage
  - IV. gelegentliche Inkontinenz nachts oder tagsüber
  - V. völlige Inkontinenz
- **nach dem Schweregrad**
  - I. Inkontinenz für Winde

- II. Inkontinenz für Winde und flüssigen Stuhl
- III. Inkontinenz auch für festen Stuhl

Ursachen

- selten isolierte Ursache, meistens Kombinationen von
  - zentralen
  - peripheren
  - sensiblen
  - motorischen Störungen
- zusätzlich häufig: Verlust der Reservoirfunktion des Rektums
- **zentrale Ursachen**
  - zerebrale Erkrankungen wie degenerative Hirnläsionen, multiple Sklerose
- **periphere Ursachen**
  - Querschnittslähmungen, Nervenläsionen
- **sensible Störungen = Störung der Diskrimination**
  - Verlust des sensiblen Anoderms durch Operation („Whitehead-Schaden"), Prolaps des Rektums
- **motorische Störungen = Störung der Sphinkterstruktur**
  - posttraumatisch (Pfählungen, Zerreißungen)
  - postpartal
  - iatrogen
  - Tumorinfiltration
- **Verlust der Reservoirfunktion**
  - nach Rektumresektion, ileorektalen Anastomosen
  - bei Compliance-Verlust des Rektums (entzündlich, ischämisch), häufig bei Colitis ulcerosa und M. Crohn
- **kombinierte Formen**
  - motorische und sensible Störung:
    anlagebedingt (Atresien, Myelomeningozele)
    systemisch (Myopathien, Neuropathien, Diabetes mellitus)

- motorische und periphere Störung:
  Prolaps des Rektums, Querschnittslähmung, Descensus perinei
- vaskuläre Störung und Verlust der Reservoirfunktion:
  ischämische Proktitis
- entzündliche Erkrankungen:
  direkte Auswirkungen: Fisteln, Abszesse
  indirekte Auswirkungen: Compliance-Verlust

- **sog. idiopathische Inkontinenz**
  - z. T. nachweisbare Denervierung des Beckenbodens
  - als mögliche Ursachen werden verstärktes Pressen bei langjähriger Obstipation schwierige/langwierige Geburten angesehen

- **Ätiologie nach betroffenen Anteilen des Kontinenzapparates**

Tabelle 1 Störungen der Anteile des Kontinenzapparates als Ursachen einer Inkontinenz

betroffene Funktion	mögliche Ursachen
Reservoirkapazität:	– tiefe Resektionen – chronische entzündliche Erkrankungen
Diskrimination:	– Mukosaprolaps – Whitehead-Op
muskulärer Sphinkter:	– Trauma – Fisteloperation
Innervation:	– Schädigung sakrales Rückenmark, Cauda equina, sakraler Plexus
anorektaler Ventilmechanismus:	– Descending perineum-Syndrom – Rektozele – Prolaps
anorektale Motilität	– Tumor – Prolaps – chronisch-entzündliche Darmerkrankungen
Kolonpassagezeit:	– Kolonresektionen – Kolon irritabile

Diagnostik

- praxisrelevante Fragen
  - wofür inkontinent?
  - wann inkontinent?
  - wie oft inkontinent?

- **Unterscheidung zwischen kompletter und inkompletter Inkontinenz anhand von**
  - Anamnese
  - Inspektion
  - Untersuchung

- **Anamnese**
  - relevante Vor- und Begleiterkrankungen, Lebensgewohnheiten, körperliche Bewegung
  - Dauer der Symptomatik, Traumen, Operationen, Schwangerschaften, Geburten
  - Stuhlfrequenz, -beschaffenheit, Defäkationsgewohnheiten
  - Medikamenten(Laxantien-)einnahme
  - psychosoziales Umfeld

- **Inspektion**
  - Verunreinigungen
  - Verunreinigungen der Wäsche
  - Allgemeinzustand, Habitus, Tonus

- **perianaler Inspektionsbefund**
  - Ekzem, Dermatitis, Mykose
  - Konfiguration und Position des Anus in Ruhe, beim Pressen und Husten

- **körperliche Untersuchung**
  - perianaler (anokutaner) Reflex
  - Palpation: Schmerzen
    Ruhe-/Willkürtonus
    umschließen des Fingers, auch bei Bewegung
    Elastizität

Inkontinenz

    Stuhlqualität (Konsistenz, Farbe)
    Stuhlgehalt
    Hämorrhoiden
    Neoplasien
    Fissuren etc.
- Klaffen am Ende der Untersuchung?

- **weiterführende Diagnostik**
  - Rektoskopie: Hämorrhoiden
    Entzündungen
    Tumoren
    Traumafolgen
    Fisteln
  - Koloskopie/Kontrasteinlauf: Tumoren
    Entzündungen
    Megakolon
  - Manometrie: Messung von Druckwerten und Compliance

- **spezielle weiterführende Diagnostik**
  - Manometrie, anorektaler Reflex:
    Diagnosestellung
    Screening
    Schweregraddefinition
    Therapieüberwachung
    Selektion der Therapie
  - neurologisch-internistische Untersuchung:
    Systemerkrankungen
    Stoffwechselerkrankungen
  - EMG: Innervationsdiagnostik
  - Defäkogramm: Descensus perinei
    Anorektaler Winkel
    anorektaler Ventilmechanismus
    Rektozele
    Intussuszeption
  - Endosonographie: Abszesse
    Veränderungen der Muskulatur
    Tumoren

Therapie

- **konservative Therapie**
  - Diät: Stuhlregulierung, Änderung der Stuhlkonsistenz
  - Medikamente: Antidiarrhoika

- **physikalische Therapie**
  - Beckenbodengymnastik
  - Bio-Feedback
    indiziert bei:
    idiopathischer Inkontinenz
    zentralen Inkontinenzformen
    Überlaufinkontinenz
    Neuropathien
    Descensus perinei (als zusätzliche Therapie)
  - Elektrostimulation

- **operative Therapie**
  - Muskelnaht: bei allen muskulären Schäden
  - Beckenbodenplastik
    (post anal repair): als Verstärkung bei allen Formen der Beckenbodenschwäche
  - Analkanal-Plastik: bei Verlust der Sensibilität
  - als Ultima ratio: Anus praeter, da bei kontrollierter Inkontinenz des Stomas bessere Lebensqualität als bei Inkontinenz

Obere gastrointestinale Blutung (OGIB)

R. Salm, D. Häussinger

Definition

- Blutung im Gastrointestinaltrakt, deren Quelle in Ösophagus, Magen oder Duodenum bis zur Flexura duodenojejunalis lokalisiert ist
- Blutungen im Verdauungstrakt haben in ca. 85–95% ihren Ursprung im oberen Gastrointestinum

Klassifikation und Ursachen

- Einteilung nach Blutungslokalisation

- **Varizenblutung** (VB)
  - Blutung aus Ösophagusvarizen oder Fundusvarizen (s. S. 269)
  - Häufigkeit: ca. 10–30% der OGIB

- **Ulkusblutung** (UB)
  - Häufigkeit: ca. 50–60% der OGIB

Ursachen

- Komplikation bei peptischen Ulzera in Magen oder Duodenum
- medikamenteninduzierte Ulzera (z. B. durch nichtsteroidale Antiphlogistika, ASS)
- Streßulzera bei Traumatisierten (Schädelhirntrauma, Verbrennungskrankheit, Polytrauma) und Intensivpatienten
- sonstige Ulzera (z. B.: Ulkus Dieulafoy, Urämie, Zytomegalie)

- **sonstige Blutungsquellen** (SB)
  - Blutungen im oberen Gastrointestinum, die nicht aus Varizen oder Ulzera stammen
  - Häufigkeit: Zusammen ca. 20–30% der OGIB

  Ursachen
  - Refluxösophagitis
  - Blutung aus Schleimhauteinriß an der Kardia (Mallory-Weiss-Syndrom)
  - hämorrhagische Gastritis/Duodenitis
  - maligne oder benigne Tumoren
  - M. Osler
  - Hämobilie

Symptome

- Blutaustritt aus dem Verdauungstrakt
  - Hämatemesis (Bluterbrechen)
  - Kaffeesatzerbrechen (Hämatin)
  - Melaena (Teerstuhl)
  - Hämatochezie (Blutstuhl)
  - okkultes Blut im Stuhl (bei geringer, meist chronischer Blutung)
- Kreislaufkollaps → hämorrhagischer Schock
- Anämie (auch als Spätsymptom bei chronischer, okkulter Blutung z. B. bei Refluxösophagitis)

Komplikationen

- lebensbedrohlicher Blutverlust innerhalb kürzester Zeit möglich, insbesondere bei VB und UB
- Ulkusblutung
  - ca. 60% sistieren spontan, 35% rezidivieren, 5% persistieren
  - Letalität 10–15%, abhängig von Blutungsintensität (Ulkuslokalisation!), Alter und Begleiterkrankungen
  - Rezidivblutungen treten zu 90% innerhalb von 3 Tagen auf

Obere gastrointestinale Blutung (OGIB)

Diagnostik

- **Notfall-Gastroskopie** ist Standardmethode
  - **cave:** Aspirationsgefahr, da Patient nicht nüchtern: keine Rachenanästhesie, Prämedikation nur selten erforderlich, bei massiver Blutung Intubationsnarkose
  - Blutungslokalisation?
  - Blutungsursache?
  - Blutungsintensität?
  - Stadieneinteilung der Ulkusblutung nach Forrest
    - Ia: arteriell spritzende Blutung
    - Ib: Sickerblutung
    - II: Blutung bereits spontan sistiert
      Gefäßstumpf, Koagel oder Hämatinbelag auf dem Ulkus sichtbar
    - III: Ulkus ohne Zeichen einer vorausgegangenen Blutung

- **Kreislaufparameter:** Blutdruck, Puls

- **Labor**
  - Hb und Hkt (bei leichter Blutung initial oft noch normal → Kontrolle nach 2–4 Stunden)
  - Gerinnungsparameter

- **Anamnese**
  - kann Hinweise auf die mögliche Blutungsursache geben (z. B. Leberzirrhose, Ulkuskrankheit, Medikamente: nicht-steroidale Antiphlogistika/Thrombozytenaggregationshemmer)
  - **aber:** bei bekannter Leberzirrhose liegen in ca. 50% nichtvarizenbedingte Blutungsquellen vor (Ulkusblutung, hypertensive Gastropathie)

- falls keine andere Möglichkeit besteht: **Magensonde** zur Diagnostik
  - **aber:** auch bei massiver Blutung aus Duodenalulkus gelegentlich kein Blut über Magensonde zu aspirieren

- **Inspektion des Erbrochenen** bzw. **der Fäzes** ergibt nur indirekte Hinweise (bei starker Blutung kann auch eine Ulkusblutung Blutstuhl statt Teerstuhl verursachen)

Allgemeine Therapiemaßnahmen

- Notfallmaßnahmen bei instabiler Kreislaufsituation:
  Schockbekämpfung!
  - mindestens 2 sichere venöse Zugänge (davon einer zentralvenös)
  - initiale Volumensubstitution (mit kolloidalen Lösungen)
  - Bluttransfusion/Frischplasma – sobald verfügbar
  - bedarfsgerechte Substitution von Gerinnungsfaktoren
  - bedarfsgerechte Elektrolytsubstitution
  - kontinuierliche Kreislaufüberwachung, Bilanzierung usw.

- **medikamentöse Säurereduktion**
  - Protonen-Pumpen-Blocker (z. B. Omeprazol® 40 mg alle 12 Std. i.v.)
  - H_2-Blocker (z. B. Pepdul® 20 mg alle 12 Std. i.v.)
  - Schleimhautschutzpräparate (z. B. Ulcogant® 4 × 1 Btl. tgl.)

- **Verhinderung der Ammoniak-Resorption im Darm**
  - insbesondere bei Patienten mit Leberzirrhose wegen Enzephalopathie
  - Laktulose (40–100 g/d)
  - hoher Einlauf mit Lactulose (300 ml + 700 ml Wasser)
  - Neomycin/Paromomycin
    (ggf. oral oder als Einlauf; wegen Möglichkeit der Nierenschädigung auch bei geringer Resorption ist Laktulose vorzuziehen)

Spezielle Therapie bei Varizenblutung

s. S. 269 Kap. Varizenblutung

Spezielle Therapie bei Ulkusblutung

- **Therapieziel**
  Vermeidung einer Notfalloperation zugunsten einer früh-elektiven Operation

Obere gastrointestinale Blutung (OGIB)

- **endoskopische Therapie**
  - lokale Blutstillung (z. B. lokale Injektionstherapie mit Suprarenin® [1:10000–1:100000 verdünnt bis max. 1 mg] und/oder Aethoxysklerol® 0,5–1% und/oder Fibrinkleber)
  - auch andere, weniger verbreitete endoskopische Blutstillungsmethoden haben sich bewährt, z. B. lokale Koagulation durch Anwendung von Elektrosonde, Wärmesonde oder Laser

- **Sofortoperation**
- falls endoskopische Blutstillung nicht gelingt oder wiederholtes Rezidiv auftritt:
  - nicht stabilisierbarer Kreislauf
  - ≥ 4 Konserven/12 h oder > 8 Konserven insgesamt
  - Blutkonserven nicht verfügbar (seltene Blutgruppe)

- **früh-elektive Operation**
- trotz gelungener endoskopischer Blutstillung noch empfohlen, wenn eine der folgenden Bedingungen zutrifft:
  - Ulkusblutung war Forrest-Stadium Ia oder II mit Gefäßstumpf, insbesondere wenn Ulkus an der kleinen Kurvatur des Magens oder der Hinterwand des Bulbus duodeni (Versorgungsgebiet großer Gefäße)
  - Blutung trotz behandelter Ulkuskrankheit
  - Blutung aus medikamenten-induziertem Ulkus, wenn Erfordernis für Medikation besteht (z. B. nach Organtransplantation)
  - frühere Ulkusblutung
  - Blutkonserven nicht verfügbar (seltene Blutgruppe)
  - vielerorts wird bei erfolgreicher Blutstillung nicht mehr operiert

Spezielle Therapie bei sonstigen Blutungsquellen

- meist geringerer, oft chronischer Blutverlust
- **Refluxösophagitis:** meist medikamentöse Therapie ausreichend
- **Mallory-Weiss-Riß:** meist lokale endoskopische Blutstillung ausreichend (Blutung kann erheblich sein!)

- **hämorrhagische Gastritis:** meist konservative Therapie ausreichend
  - im Ausnahmefall kann Gastrektomie als Notfall-Operation erforderlich werden
- **maligne oder benigne Tumoren:** Operation zur Tumortherapie erforderlich
  - gelegentlich palliative endoskopische Blutstillung bei Inoperabilität
- **M. Osler:** meist lokale endoskopische Blutstillung ausreichend
- **Hämobilie:** Therapie der zugrundeliegenden Ursache

Untere gastrointestinale Blutung (UGIB)

J. Sontheimer, D. Häussinger

Definition

- akute oder chronische intestinale Blutung, deren Quelle aboral des Treitzschen Bandes liegt
- aus den klinischen Symptomen kann meist nicht auf die Lokalisation geschlossen werden
- 85–95% aller gastrointestinalen Blutungen liegen im OGI, 9% im Kolon, 1% im Dünndarm

Vorkommen

- zunehmende Häufung mit zunehmendem Lebensalter
- 2–3% der Bevölkerung bemerken Blut im Stuhl
- 14% bemerken Blut am Toilettenpapier
- 10% der Patienten mit Hämatochezie haben einen malignen Tumor
- 30% der Patienten mit Hämatochezie haben Kolonpolypen
- bei Hämorrhoidalleiden und GI Blutung zum Ausschluß anderer Blutungsquellen immer (!) den OGI und das Kolon durch Endoskopie abklären, falls keine frische Hämorrhoidalblutung vorliegt

Ursachen

- in abnehmender Häufigkeit finden sich folgende den Blutungen zugrundeliegende Krankheitsbilder:

- Hämorrhoiden
- Kolonpolypen, Adenomatose des Kolon
- Kolonkarzinom
- Kolitis (C. ulzerosa, M. Crohn, unspezifisch)
- Angiodysplasie
- Kolon – Divertikel
- Ulzera simplices recti

Symptome

- peranale Blutung, die als Hämatochezie oder als Melaena imponieren kann
  - **Hämatochezie,** Blutstuhl: Fäzes mit makro-, mikroskopisch oder chemisch nachweisbaren Blutbeimengungen (Hämoccult®!)
    Blutungsquelle meist im Kolon
  - **Melaena,** Pech-, Teerstuhl im Rahmen einer gastrointestinalen Blutung: bedingt durch Salzsäure oder bakterielle Abbauprozesse nach über 6stündigem Verweilen des Blutes im Darm, schwarz gefärbter Stuhl
    Blutungsquelle meist im Dünndarm oder OGI
- Hb-Abfall
- Kreislaufinstabilität bis zum Schock in Abhängigkeit von der Blutungsaktivität und Blutungsdauer

Diagnose und Therapie

- Vorgehen bei kreislaufwirksamer Blutung: s. Tab. 1
- Vorgehen bei nicht kreislaufwirksamer Blutung: s. Tab. 2

Untere gastrointestinale Blutung (UGIB)

Tabelle 1 Vorgehen bei UGIB (Blutung kreislaufwirksam)

1. Ausschluß einer Blutungsquelle im OGI durch Endoskopie		
$\ominus$ ↓		
2. Rektoskopie	$\oplus$ →	Therapie
$\ominus$ ↓		
3. Koloskopie	$\oplus$ →	Therapie
$\ominus$ ↓		
4. Angiographie	$\oplus$ →	Therapie
$\ominus$ ↓ Kreislaufstabilisation:		
JA		Nein
↓		↓
5. Szintigraphie	$\ominus$ →	Operation
$\oplus$ ↓		(ggf. mit intraoperativer Endoskopie)
6. Therapie		

Tabelle 2 Vorgehen bei UGIB (Blutung nicht kreislaufwirksam)

1. Ausschluß einer Blutungsquelle im OGI durch Endoskopie		
$\ominus$ ↓		
2. Rektoskopie	$\oplus$ →	Therapie
$\ominus$ ↓		
3. Koloskopie (nach orathograder Lavage)	$\oplus$ →	Therapie
$\ominus$ ↓		
4. Szintigraphie		
$\oplus$ ↓		$\oplus$ ↓
Dünndarm		Dickdarm
↓		↓
5. Dünndarmpassage nach *Sellink*		Kolonkontrasteinlauf

- allgemeine **Therapie** siehe S. 80
- spezielle **Therapie** einzelner Blutungsursachen
  - Hämorrhoiden: Hämorrhoidektomie, Injektionstherapie
  - Kolonkarzinom: Kolonresektion, palliativ: Lasertherapie
  - Kolonpolypen: Kolonresektion, endoskopische Polypektomie
  - Kolitis: Behandlung der Grundkrankheit, ggf. Resektion des betroffenen Darmabschnitts
  - Angiodysplasie: Resektion des betroffenen Darmabschnitts, endoskopische Injektionstherapie, Lasertherapie
  - Ulzera: Resektion des betroffenen Darmabschnitts, endoskopische Injektionstherapie **(cave:** Perforationsgefahr)
  - Kolon-Divertikel: Resektion
  - Meckel-Divertikel: Resektion
  - Dünndarmtumoren: Resektion
  - Nachblutung nach Polypektomie: endoskopische Injektionstherapie, selten Resektion

Tumorverdacht

M. Sellinger, H. Keller

Allgemeine Symptome

- Leistungsknick
- Appetitmangel
- Abneigung gegen bestimmte Speisen (Fleisch)
- Gewichtsabnahme, Thrombosen ohne vaskuläre oder plasmatische Risikofaktoren (z. B. AT III-, Protein C- oder S-Mangel)

Organspezifische Leitsymptome: Ösophagustumoren

- Schluckbeschwerden (Frühsymptom!!) (v. a. wenn konstant an einer Lokalisation und länger als 2 Wochen)
- Regurgitation
- Erbrechen
- retrosternaler Schmerz
- Rückenschmerz
- Husten und Atemnot
- Gewichtsabnahme

Organspezifische Leitsymptome: Magentumoren

- **Frühsymptome**
  - Dyspepsie (30%)
  - Nüchternschmerz
  - postprandiale Völle, Übelkeit

- **Symptome bei fortgeschrittener Erkrankung**
  - Schmerzen im Oberbauch
  - Erbrechen
  - Anämie
  - Schluckbeschwerden
  - Lymphknoten am Nabel oder supraklavikulär tastbar
  - Magenblutung

- **Paraneoplasien**
  - Acanthosis nigrans
  - Splitterblutungen im Nagelbett (Gefäßfragilität)

- **gutartige Tumoren** verlaufen i. d. Regel ohne Beschwerden bis auf wiederholte Blutungen, perniziöse Anämie bei Schleimhautatrophie

Organspezifische Leitsymptome bei Dünndarmtumoren

- Leibschmerzen
- chronischer intestinaler Blutverlust
- Eisenmangelanämie
- Obstruktion (Ileus)
- Erbrechen
- speziell beim **Karzinoid:** Diarrhoe, Flush, Herzbeschwerden

Organspezifische Leitsymptome bei Dickdarmtumoren

- **bösartige Tumoren** anfangs kaum Symptome
  - rechtes Kolon: Blutungsanämie, Leistungsknick, abdominelle Schmerzen, Gewichtsabnahme
  - linkes Kolon: Darmblutungen, Änderungen der Stuhlgewohnheiten (dünne Stühle), Obstipation, „falscher Freund",
  - Analbereich: Juckreiz, Schleimabsonderungen, peranale Blutung, Schmerzen im Sphinkterbereich, Inkontinenz

- **gutartige Tumoren**
  - okkulte oder manifeste Darmblutungen mit oder ohne Anämie
  - ggf. Obstipation

Organspezifische Leitsymptome bei Lebertumoren

- **bösartige Tumoren:** geringe Beschwerden
  - Leibschmerzen rechts
  - Völlegefühl
  - Übelkeit
  - Ikterus
  - Fieber
  - AFP-Erhöhung

- **gutartige Tumoren**
  - Magen-Darmbeschwerden durch Druck
  - bei Hilusnähe durch Kompression evtl. portale Hypertension u./o. Ikterus

Organspezifische Leitsymptome bei Gallenblasentumoren

- **bösartige Tumoren**
  - initial uncharakteristische Beschwerden
  - später Schmerzen im rechten Oberbauch u. Epigastrium
  - z. T. Koliken ohne Ansprechen auf übliche Medikamente
  - tastbare Resistenz im rechten Oberbauch (Courvoisier-Zeichen)
  - Ikterus

- **gutartige Tumoren**
  - Koliken (nicht obligat)
  - Druckgefühl im rechten Oberbauch

Organspezifische Leitsymptome bei Gallenwegtumoren

  - Ikterus
  - Juckreiz

- Stuhlentfärbung
- Cholangitis
- Schmerzen im rechten Oberbauch und Epigastrium
- speziell bei **Papillentumoren:** Verdauungsinsuffizienz, Koliken, Duodenalstenose, Ikterus

Organspezifische Leitsymptome bei Pankreastumoren

- **Karzinom**
  - Frühstadium meist ohne Symptome,
  - abdominelle Schmerzen mit Besserung beim Vorbeugen
  - Übelkeit, Erbrechen
  - Flatulenz
  - Stuhlunregelmäßigkeiten
  - Thrombophlebitiden,
  - Splenomegalie
  - evtl. Gefäßgeräusche im linken Oberbauch
  - Juckreiz, Ikterus

- **hormonell aktive Tumoren**
  - **Gastrinom:** rezidivierende peptische Ulcera ventriculi u. duodeni, Diarrhoe
  - **Vipom:** sekretorische Diarrhoe, Hypokaliämie, Hypochlorhydrie d. Magens
  - **Glukagonom:** Diabetes mellitus, nekrolytisches, migratorisches Erythem
  - **Insulinom:** Hypoglykämien, Adipositas permagna

Diagnose

- **Labor**
  - BSG, Blutbild, Leberwerte, Tumormarker (nur bei gezieltem Verdacht, nicht zum Screening)
  - übrige Laborwerte je nach Verdacht

- **bildgebende Verfahren**
  - Sonographie
  - CT (Angio-CT)
  - Ösophagogastroduodenoskopie
  - Koloskopie
  - Kontrastmittel-Darstellungen (ERCP bei V.a. Pankreas- oder Gallenwegstumor, Angiographie bei extraluminalen Darmtumoren)
  - sonographisch oder CT-gesteuerte perkutane Biopsie

Therapie

s. Kap. zu den einzelnen Tumoren

Gastroenterologische Erkrankungen: Krankheitsbilder

Motilitätsstörungen des Ösophagus

C. Spamer, C. Heilmann

Ursachen

- **Krankheiten mit allgemein reduzierter Ösophagusmotorik, verminderten Drucken und abgeschwächter Peristaltik**
  - endokrine Erkrankungen: Diabetes mellitus; Hyper-/Hypothyreose
  - Kollagenosen: Dermatomyositis, Lupus erythematodes, Sklerodermie
  - Amyloidose
  - Presbyösophagus (im Alter auftretende, symptomlose Motilitätsstörung)
- **Krankheiten mit allgemein reduzierter Ösophagusmotorik, hohem Ruhetonus und abgeschwächter Peristaltik**
  - Achalasie
- **Krankheiten mit allgemein gesteigerter Ösophagusmotorik, erhöhten Drucken und vermehrter Peristaltik**
  - diffuser Ösophagospasmus
  - Nußknackerösophagus
  - „vigorous Achalasia"
  - idiopathischer hypertoner unterer Ösophagussphinkter
  - nicht klassifizierte Störungen

Diagnoseverfahren

- **Ösophagoskopie**
- **bildgebende Verfahren**
  - Röntgen-Thoraxaufnahme in 2 Ebenen
  - Ösophagus-Breischluck
  - Endosonographie

- Computertomographie
- Kernspintomographie

- **Funktionsdiagnostik**
  - Ösophagus-Breischluck
  - Pharmako-Radiographie
  - Hochfrequenzkinematographie
  - Manometrie
  - pH-Metrie
  - Szintigraphie
  - Provokationstests

Radiologische Untersuchung der Ösophagusmotilität

- **Bariumsulfat-Breischluck**
  Kontrolle unter Durchleuchtung. Einige primäre Funktionsstörungen des Ösophagus (z. B. Achalasie, Ösophagusspasmus) weisen charakteristische Röntgenbefunde auf

- **Pharmako-Radiographie**
  nach Gabe von Glukagon öffnet sich bei Achalasie der distale Ösophagussphinkter, bei organischer Stenose nicht

- **Hochfrequenzkinematographie**
  bei oropharyngealer Dysphagie zur Darstellung des sehr schnellen und komplexen Bewegungsablaufes beim Schluckakt das diagnostische Verfahren der Wahl

Manometrie

- Registrierung des Ruhetonus und der schluckreflektorisch ablaufenden Druckänderung an verschiedenen Stellen des Ösophagus, insbesondere am oberen und unteren Ösophagussphinkter

- Mehrpunktmanometrie mittels eines mehrlumigen Katheters

- **Indikationen**
  - unklare Schluckstörungen bei nicht eindeutigem endoskopischem oder röntgenologischem Befund

- unklare retrosternale Schmerzen nach Ausschluß einer kardialen Genese
- zur Diagnostik bei Systemerkrankungen, z. B. Sklerodermie
- vor geplanter Antirefluxoperation zum Ausschluß einer primären Motilitätsstörung

pH-Metrie

- Registrierung des pH-Abfalls im distalen Ösophagus durch Reflux von Magensäure spontan oder unter Provokationsmaßnahmen mittels einer im distalen Ösophagus plazierten Sonde
- Langzeit-pH-Metrie: Messung über 24 Std.
- **Indikationen**
  - Refluxsymptome bei unauffälligem endoskopischem Befund
  - Quantifizierung des sauren Refluxes
  - atypische Brustschmerzen bei unauffälligem endoskopischem und kardialem Befund
  - Evaluation von therapeutischen Maßnahmen

Szintigraphie

- nach Einnahme einer radioaktiv markierten Testmahlzeit (meist ^{99m}Technetium-Schwefelkolloid) Aufzeichnung der Passage der Radioaktivität durch den Ösophagus
- Erstellung einer Zeit/Aktivitätskurve zur Bestimmung der Ösophagusclearance (prozentuale Entleerung des Ösophagus nach maximaler Füllung)
- bei Gesunden haben nach maximaler Ösophagusfüllung nach 10 Sek. 90% der geschluckten Radioaktivität den Ösophagus verlassen

- **Indikationen**
  - Klärung dysphagischer Beschwerden bei normalen morphologischen Befunden
  - Nachweis einer Ösophagusmitbeteiligung bei progressiver Sklerodermie

Motilitätsstörungen des Ösophagus

Provokationstest

- Ballondilatation (10 ml Volumen)

Einzelne Krankheitsbilder

Achalasie

(Synonyme: Kardiospasmus, Aperistalsis)

- **Definition**
  - gekennzeichnet durch sehr hohen Ruhetonus und unvollständige oder fehlende Erschlaffung des unteren Ösophagussphinkters sowie Hypo- oder Aperistaltik und Dilatation des distalen Ösophagus. Daher ist die Bezeichnung „Kardiospasmus" obsolet

- **vigorous Achalasia** (hypermotile Achalasie): Sonderform der Achalasie mit wiederholten Kontraktionen mit Amplituden > 60 mm Hg

- **Ursachen**
  - unbekannt. Infektion, Störung im Vitaminhaushalt und lokale Entzündung werden diskutiert
  - die Achalasie ist **nicht** durch psychische Faktoren bedingt
  - histopathologisch degenerative Veränderungen der motorischen Vaguskerne im Hirnstamm und der Myelinscheiden des N. vagus und seiner Äste, Mangel oder Verlust an Ganglienzellen im Plexus myentericus
  - auch degenerative Veränderungen im Bereich der Muskelzellen wurden gefunden

- **Symptome**
  - **Dysphagie:** Behinderung der Passage für feste und flüssige Nahrung von Anfang an
  - wechselnde Intensität der Dysphagie, Verstärkung unter psychischer Belastung oder hastiger Nahrungsaufnahme.

- Nachtrinken von Flüssigkeit, Reck- und Streckbewegungen können die Dysphagie erleichtern.
- im Verlauf zunehmende Dilatation der Speiseröhre (Megaösophagus).
- **Regurgitation** tritt erst im Verlauf der Erkrankung auf. Regurgitierte Nahrung schmeckt weder sauer noch gallig
- bei nächtlichen Regurgitationen im Schlaf Gefahr der Aspiration
- krampfartige retrosternale Schmerzen mit Ausstrahlung in den Rücken oder den Hals

- **Diagnostik**
  - Röntgenuntersuchung (Thoraxaufnahme, Bariumsulfat-Breischluck, Pharmako-Radiographie)
  - Endoskopie (Karzinomausschluß!)
  - Manometrie

- **Therapie**
  - nur symptomatisch möglich
  - **medikamentös:** Erschlaffung der glatten Muskulatur durch Nitrate (Isosorbidnitrat 10–20 mg vor den Mahlzeiten) oder Kalziumantagonisten (Nifedipin 10 mg vor den Mahlzeiten)
  - **mechanisch:** Ballondilatation
  - **chirurgisch:** Kardiomyotomie des Sphinkters. Vor allem bei jüngeren Patienten indiziert. Folge: vermehrter Reflux

Irritabler Ösophagus (non-cardiac chest pain)

- **Definition und Symptome**
  - retrosternale Schmerzen, die belastungsabhängig sein können und auch unter Einbeziehung invasiver kardiologischer Untersuchungen nicht auf eine kardiale Ursache zurückzuführen sind

- **Diagnostik**
  - Nachweis ösophagealer retrosternaler Schmerzen durch Ballondilatation oder Nachweis von Säurereflux (pH-Metrie) und/

oder Motilitätsstörungen (Manometrie) in zeitlichem Zusammenhang mit den retrosternalen Schmerzen.
- bis zu 95% der Patienten mit retrosternalen, nicht kardial bedingten Schmerzen weisen Säurereflux und/oder Motilitätsstörungen auf
- die Diagnose eines irritablen Ösophagus sollte erst gestellt werden, wenn 2 der o. g. diagnostischen Verfahren positiv ausfallen

- **Therapie:** je nach der zugrundeliegenden Störung

Diffuser Ösophagospasmus

- **Definition und Ursachen**
  - seltene, neuromuskuläre Funktionsstörung unklarer Pathogenese
  - ungeordnete, kräftige Kontraktionen des Ösophagus bei normal funktionierendem unteren Sphinkter. Übergänge zu hypermotiler Form der Achalasie fließend
  - Hypertrophie der Tunica muscularis propria. Elektronenmikroskopisch: Wallersche Degeneration der ösophagealen Äste der Nn. Vagi

- **Symptome**
  - krampfartige, wechselnde retrosternale Schmerzen und Schluckbeschwerden
  - häufig Provokation der Beschwerden nach Trinken von eiskalter Flüssigkeit

- **Diagnostik**
  - Ösophagus-Breischluck
  - Manometrie

- **Therapie**
  - Nitrate mit langer Wirkungsdauer, z. B. Isosorbidnitrat 10–20 mg oder Calciumantagonisten, z. B. Nifedipin 10 mg, vor den Mahlzeiten
  - bei schweren Fällen langstreckige Ösophagusmyotomie

Nußknackerösophagus

- **Definition**
  - Motilitätsstörung ähnlich wie bei diffusem Ösophagospasmus.
  - histologisch wurde eine Degeneration des Plexus myentericus beschrieben

- **Symptome**
  - retrosternale Schmerzen und/oder Dysphagie bei festen und flüssigen Speisen

- **Diagnostik**
  - Manometrie

- **Therapie**
  - Nitrate (s. Kap. diffuser Ösophagospasmus)
  - Nifedipin 20 mg s. l.
  - Diltiazem bis 4 × 90 mg/Tag

Refluxkrankheit

K.-D. Rückauer, J. Rasenack

Definitionen

- **Refluxösophagitis:** morphologisch faßbare Schädigung der Mukosa, evtl. sogar tieferer Schichten der Wand des Ösophagus durch pathologischen gastro-ösophagealen Reflux

- **Refluxkrankheit:** jede abnorme Reaktion auf gastrointestinales Refluat, d. h. auch Beschwerden, die mit dem klinischen Bild der Refluxoesophagitis einhergehen, ohne daß diese makroskopisch erkennbar sein muß

Klassifikation

- gebräuchliche Stadien-Einteilung nach *Savary* und *Miller:*
  - Stadium I
    einzelne längsgestellte Erosionen unmittelbar proximal der Schleimhautgrenze
  - Stadium II
    wie I, aber z. T. konfluierend
  - Stadium III
    zirkuläre Erosion der Schleimhaut an der Mukosagrenze mit flammenartigem proximalem Rand
  - Stadium IV (Komplikationen)
    IV a: Ulzeration, Blutung, Stenose, Barrett-Syndrom
    IV b: reizlose narbige Striktur

Ursachen

- Erniedrigung des Drucks im unteren Ösophagussphinkter (angiomuskulärer Dehnverschluß; nicht-adrenerges neurales Inhibitorsystem)

- Störung der propulsiven Peristaltik im tubulären Ösophagus
- **drucksenkende Faktoren** sind
  - der saure Reflux selbst
  - Kohlenhydrate
  - Fette
  - Alkohol
  - Hormone (u.a. Kontrazeptiva, Östradiol, Progesteron)
  - Anticholinergika
  - Beta-Rezeptoren-Blocker
  - Spasmolytika
  - Tranquilizer
- **drucksteigernde Faktoren** sind
  - Gastrin
  - Proteine
- **pathologisch-anatomische Ursachen**
  - zu tiefe Insertion der membrana oesophagophrenica (→ Drucksenkung)
  - axiale Hiatushernie (führt jedoch nur selten zur Refluxkrankheit)
  - Magenausgangsstenose (sekundärer Reflux)
  - operative Eingriffe am Magen
- **andere Ursachen**
  - langdauerndes Erbrechen
  - Mitbeteiligung des Ösophagus bei internistischen/neurologischen Erkrankungen (v. a. Sklerodermie, Dermatomyositis, diabetische Neuropathie mit Gastroparese)

Symptome

- Sodbrennen (nicht obligat!)
- saures, seltener galliges Aufstoßen
- retrosternaler Schmerz („heartburn")
- epigastrischer Schmerz

- manchmal Schmerzen beim Essen (Odynophagie)
- Verstärkung der Beschwerden im Liegen oder beim Bücken
- selten: fast völlige Beschwerdefreiheit trotz erkennbarer Läsionen der Schleimhaut
- häufig schubweiser Verlauf, lange Anamnese

Komplikationen

- (stille) Aspiration; Pneumonie, „episodisches Asthma"
- Dysphagie infolge einer Narbenstenose
- Blutung; meist sickernd, gelegentlich aber spritzend arteriell
- Ulkus; ggf. mit Penetration in das Mediastinum oder Perikard (Rarität)
- Barrett-Syndrom: Zylinderzellmetaplasie der Schleimhaut des distalen Ösophagus
  - Ausdehnung nach proximal u. U. bis ca. 20 cm ab Zahnreihe, ggf. diskontinuierlich
  - 3 histologische Typen
  - präkanzeröse Läsion! Entartungsrate ca. 10%
  - Dysplasien bis zum Schweregrad III häufig, aber schwer zu erfassen (Zytologie und Chromographie hilfreich)

Diagnostik

- **Anamnese:** Art, Häufigkeit und Dauer der Beschwerden
- **körperliche Untersuchung:** keine diagnoseweisenden Befunde
- **Ösophago-Gastro-Duodenoskopie:**
  - Art, Ausmaß, Lokalisation von Erosionen
  - Kardiafunktion
  - Refluat
  - Ausschluß sonstiger Befunde (Neoplasma, Ulkus u. ä.)
  - Hiatushernie

- **Magen-Darm-Passage**
  - Peristaltikablauf im tubulären Ösophagus
  - Kardiafunktion

- **24-Stunden-pH-Metrie**
  - Häufigkeit, Einzel- und Gesamtdauer der Refluxepisoden
  - Zeitanteil von pH-Werten < 4 im Ösophagus
  - zirkadiane Verteilung des Refluxes („Tagrülpser/Nachtbrenner")

- **Manometrie**
  - Tonus des unteren Ösophagussphinkters in Ruhe und bei Passage eines Flüssigkeitsbolus
  - korrekte schluckreflektorische Relaxation des Sphinkters
  - propulsive Peristaltik im tubulären Ösophagus

- Bernstein-(Säureperfusions-)Test: obsolet (gibt nur Hinweise auf die Schmerzempfindlichkeit der Ösophagusschleimhaut, nicht auf die Oesophagitis selbst)

Differentialdiagnose

- gastroduodenales Ulkus
- Gastritis
- koronare Herzkrankheit
- „nicht-kardialer Thoraxschmerz"

Konservative Therapie

- **allgemeine Maßnahmen**
  - Meiden von Süßigkeiten, Kaffee, Alkohol; wenig Fett
  - Schlafen mit erhöhtem Oberkörper
  - kein Essen mehr ab drei Stunden vor dem Schlafen
  - ggf. Gewichtsreduktion

- entsprechend der Pathogenese drei Zielrichtungen der Behandlung
  1. Reduktion der Aggressivität des Refluats
  2. Erhöhung des Tonus im unteren Ösophagussphinkter und Verbesserung des peristaltischen Ablaufs
  3. Mukosaprotektion

- ad 1: Omeprazol 2 × 40 mg/die,
    Sucralfat oder aluminiumhaltiges Antazidum

- ad 2: Motilitätspräparat in (sub)maximaler Dosierung (z. B. Cisaprid 3 × 10 mg)

- ad 3: Sucralfat (4 × 1 Btl.)

- erforderlich sind eine konsequente Säurereduktion durch Omeprazol sowie die Verbesserung der gestörten Peristaltik; sinnvoll die zusätzliche Mukosaprotektion

- Dauer drei Monate! Endoskopische Kontrolle nach 6 und 12 Wochen

- **Rezidivrate** ca. 35% nach 6 Monaten

Operative Therapie

- **Indikation**
  - bei Erfolglosigkeit einer konsequenten medikamentösen Therapie
  - bei Rezidiven nach erfolgreicher konservativer Therapie
  - bei Komplikationen, sofern medikamentös nur eine Besserung, aber keine Ausheilung zu erreichen ist

- Ziel ist die Konstruktion eines kompetenten Kardiaverschlusses
  - Methode der Wahl: Fundoplicatio nach *Nissen*
  - Erfolgsrate variiert mit Erfahrung des Operateurs

Ösophaguskarzinom

R. Kirchner, K. Haag

Klassifikation

- die Klassifikation erfolgt nach vier Kriterien
  Verbindlich ist die WHO-Klassifikation (1977) mit folgenden Tumortypen:

- **Histologie**
  - Plattenepithelkarzinom (80–95%)
  - Adenokarzinom (ca. 3%)
  - Adenoid-zystisches Karzinom
  - Mukoepidermoidkarzinom
  - adenosquamöses Karzinom
  - undifferenziertes Karzinom
  - kleinzelliges Oat-cell-Karzinom

- **Wachstumsformen** korrelieren mit der Tumorausbreitung bei Diagnosestellung, bestimmen die klinische Symptomatik und beeinflussen damit die therapeutische Strategie
  - polypös exophytisches Karzinom: führt relativ früh zu Ösophagusstenose mit Dysphagie
  - polypös-ulzerierendes Karzinom: am häufigsten, führt gelegentlich zur Ausbildung von Trachealfisteln
  - flaches, diffus-infiltrierendes und sich oberflächlich ausbreitendes Karzinom: wird in seiner Ausdehnung leicht unterschätzt und daher nicht immer im Gesunden resezirt

- **Lokalisation** (Angaben in cm geben den endoskopisch gemessenen Abstand bis zur Zahnreihe wieder):
  - zervikaler Ösophaus   – 18 cm
  - intrathorakaler Ösophagus oberer Abschnitt (bis Trachea-Bifurkation)   – 24 cm

- mittlerer Abschnitt — 32 cm
- unterer Abschnitt — 40 cm

- **Tumorstadieneinteilung (UICC 1987)**

Stadium	0	Tis	N0	M0
Stadium	I	T1	N0	M0
Stadium	IIA	T2	N0	M0
		T3	N0	M0
Stadium	IIB	T1	N1	M0
		T2	N1	M0
Stadium	III	T3	N1	M0
		T4	Nx	M0
Stadium	IV	Tx	Nx	M1

Symptome

- Dysphagie
- Gewichtsverlust
- retrosternaler Schmerz
- Regurgitation
- Singultus
- Heiserkeit
- Leistungsknick
- Reizhusten
- pulmonale Beschwerden bei Auftreten von Fisteln (ösophagotracheal, -pulmonal, -pleural)

Diagnostik

- Anamnese
  - Nikotin und Alkoholabusus

- Verätzungen
- chronische Ösophagitis
- langjähriger gastro-ösophagealer Reflux
- Magenresektion (Reflux)
- Barrett-Ösophagus
- Plummer-Vinson-Syndrom (Ariboflavinose)
- thorakale Radiatio

- klinische Untersuchung
  - vergrößerte Lymphknoten zervikal und supraklavikulär
  - evtl. Heiserkeit (Rekurrensparese)
  - pulmonale Untersuchung (Hinweis auf Fisteln zwischen Ösophagus und Trachealsystem, Pleuraerguß)

- Ösophago-Gastro-Duodenoskopie
  - Tumornachweis durch mehrere Biopsien
  - Tumorlokalisation
  - Tumorwachstumsform
  - Längenausdehnung des Tumors (cm)

- Endosonographie
  - Infiltrationstiefe in die Ösophaguswand. Erfassung regionärer Lymphknotenmetastasen (Lymphknotenvergrößerung)
  - bei Stenose nicht anwendbar

- Ösophagographie
  - Tumorwachstumstyp
  - Nachweis von Stenosen und ösophago-trachealen Fisteln
  - Tumorlängenausdehnung (> 8 cm spricht für Infiltration in die Nachbarorgane)
  - Beurteilung von Verschiebungen der Ösophaguslängsachse (Infiltration von Nachbarorganen)
  - Ausschluß anderer Dysphagieursachen

- Computertomographie (Mediastinum, Oberbauch)
  - organüberschreitendes Wachstum

- Vergrößerung mediastinaler Lymphknoten und von Lymphknoten im Oberbauch
- Fernmetastasen

- Kernspintomographie
  - Tiefeninfiltration des Tumors in die Ösophaguswand
  - Vergrößerung mediastinaler Lymphknoten

- Bronchoskopie
  - Tumorinfiltration von Trachea oder Bronchien
  - Ausschluß von Zweittumoren (Bronchialkarzinom)

- Azygographie (Verschuß der Vena azygos bedeutet Inoperabilität)

Therapie

- in Abhängigkeit von Tumorlokalisation, Tumorstadium und OP-Risiko
  - Operation
  - primär palliative Therapie
  - multimodale Therapie

- Operationsziele
  - kurativ: Resektion des Karzinoms en-bloc mit regionären Lymphknoten
  - palliativ: Wiederherstellung der Schluckfähigkeit (Verbesserung der Lebensqualität)

- **thorakoabdominale Ösophagusresektion**
  - Lymphadenektomie en bloc (d. h. Entfernung der paraösophagealen, der paratrachealen, der Bifurkationslymphknoten sowie der Lymphknoten der parakardialen und zöliakalen Lymphknotenstationen), Speiseröhrenersatz durch Magenschlauch oder Koloninterposition mit kollarer Anastomose
  - Operation mit kurativem Ziel bei Tumoren von Stadium I und II

- **transmediastinale Ösophagusresektion**
  - meist nicht kurativ im onkologischen Sinn: möglicherweise kurativ bei distalen Tumoren
  - speziell bei Adenokarzinomen im Endobrachyösophagus
- **primär palliative Therapieformen**
  - Dysphagiebehandlung durch Pertubation (endoskopisch)
  - Lasertherapie
  - endokavitäre Bestrahlung (Afterloading)
- **multimodale Therapie**
  - neoadjuvante (präoperative) Chemo-Radio-Therapie bei potentiell operablem Tumor und allgemeiner Operabilität; Steigerung der Resektabilitätsrate infolge „down stagings"
  - adjuvante (postoperative) Strahlentherapie, Verbesserung der Prognose nach operativer Tumorresektion
  - primär kombinierte Chemo-Radiotherapie oder alleinige Radiotherapie sowie Palliativmaßnahmen bei inoperablem Tumor bzw. allgemeiner Inoperabilität

Akute und chronische Gastritis

H. P. Buscher

Akute Gastritis

Ursachen

- galliger Reflux
- Helicobacter pylori (in > 70% der nicht-erosiven Gastritiden)
- nicht-steroidale Antiphlogistica
- Zytostatika
- verschiedene Medikamente (Tablettenauflösung im Magen und hohe Konzentrationen der Wirkstoffe, z. B. KCl, Eisen)
- andere akute Noxen wie Alkohol, bakteriell verunreinigte Nahrungsmittel, Toxine

Klassifikation

- nicht-erosiv, unspezifisch (z. B. bei Vorliegen von Helicobacter pylori, Z. n. Magenoperation)
- erosiv-hämorrhagisch (z. B. durch Alkohol, Medikamente wie nicht-steroidale Antiphlogistika oder Zytostatika, Ischämie)
- spezifisch (z. B. M. Ménétrier, M. Crohn, eosinophile Gastritis, bakterielle oder virale Infektionen)

Symptomatik

- Oberbauchschmerzen
- Übelkeit, Brechreiz

- bei nicht-erosiver Gastritis häufig keine oder unspezifische Beschwerden; hier meist Zufallsbefund bei Suche nach Ulkus oder Tumor

Diagnostik

- Gastroskopie, wird meist zur Ulkus- oder Tumorsuche indiziert

Therapie

- Tendenz zur raschen Selbstheilung
- Noxen vermeiden, Alkoholkarenz
- Diät
  - je nach Ausprägung: kleine Mahlzeiten bis Nahrungskarenz
- Medikamente
  - nur bei Beschwerden, wenn überhaupt
  - bislang bei asymptomatischer Gastritis und bei uncharakteristischen Beschwerden keine Helicobactereradikation!
  - Prokinetika zur Behandlung von Übelkeit und Brechreiz
  - Metoclopramid $3 \times 10-20$ mg, NW: extrapyramidale Symptomatik (Antidot Biperiden)
  - Domperidon 3×10 mg
  - Cisaprid $3 \times 5-10$ mg
  - Antazida, ggf. H_2-Blocker

Chronische Gastritis

Klassifikation

- **Typ A-Gastritis**
  - autoimmunologisch bedingt, genetische Disposition: Antikörper gegen Magenschleimhaut, Parietalzellen, Intrinsic Faktor
  - Lokalisation im Fundus
  - leicht erhöhtes Risiko für Adenokarzinom

Akute und chronische Gastritis

- **Typ B-Gastritis**
  - bakterielle Infektion mit Helicobacter pylori (80–90%)
  - Refluxgastritis durch gesteigerten galligen Reflux bei Pylorusinsuffizienz
  - atrophische und metaplastische Schleimhautveränderungen
  - Verschiebung der Antrum-Corpusgrenze nach kranial

Symptome

- unspezifisch: Völlegefühl, Übelkeit, Aufstoßen
- Schwäche, Abgeschlagenheit (bei perniciöser Anämie)
- neurologische Symptomatik (inkonstant bei Vitamin B12-Mangel)

Diagnostik

- Endoskopie mit Biopsie der Magenschleimhaut, dabei Tumorausschluß
- Histologie: atrophische Magenschleimhaut, ggf. Nachweis von Helicobacter
- Labor
  - Hypergastrinämie bei HCl-Mangel
  - Vitamin B12-Mangel
  - Nachweis von Antikörpern gegen Parietalzellen und Intrinsic Factor

Therapie

- bei Refluxgastritis Autazida mit Gallensäurebindungsfähigkeit (z. B. Trigastril®) oder Sucralfat (Ulcogant®)
- bislang keine sichere Indikation zur Helicobactereradikation
- meist keine Beeinflussung der Chronizität
- ggf. Vitamin B12 substituieren

Ulkuskrankheit

H. P. Buscher, R. Salm

Definition und Klassifikation

- **Ulkus**
  - Schleimhautläsion mit Penetration der Muscularis mucosae
  - Vorkommen im gesamten Magen (Ulcus ventriculi), im Bulbus duodeni (Ulcus duodeni), selten im unteren Duodenum und im oberen Jejunum (Ulcus jejuni) (bei Zollinger-Ellison-Syndrom), gelegentlich bei Magenschleimhautatopien in Meckelschem Divertikel oder Gallenblase.
  - peptisches Ulkus: durch peptische Einwirkung sauren Magensaftes zustande gekommen, hohe Spontanheilungsrate (ca. 50% innerhalb 4–6 Wochen), oft H. pylori-assoziiert
  - Streßulkus: bei psychischem, medizinischem oder chirurgischem Streß, häufig multipel auftretend
  - malignes Ulkus: primäres Malignom mit Ulzeration oder sekundär maligne entartet

- **Magenulkus (Ulcus ventriculi)**
  - Lokalisation überall möglich, Prädilektion an kleiner Kurvatur, Angulusfalte und am Pylorus (Ulcus ad pylorum), in 2–8% multipel auftretend
  - Einteilung nach der Lokalisation:
  Typ 1 nach *Johnson:* im Corpus ventriculi, häufig verbunden mit Pylorusinkompetenz
  Typ 2 nach *Johnson:* in Corpus ventriculi und Bulbus duodeni
  Typ 3 nach *Johnson:* präpylorische Lokalisation, häufig verbunden mit Hyperazidität
  Typ 4: kardianahe Lokalisation
  - höchste Inzidenz im Alter von 60–70 J.

- Größe meist < 2 cm; je größer das Ulkus, desto größer der Verdacht auf Malignität (Abklärung durch Biopsie)!
- multiple Ulzera: an Zollinger-Ellison-Syndrom denken!

- **Duodenalulkus (Ulcus duodeni)**
  - Lokalisation meist im Bulbus; bei tieferen Lokalisationen an Zollinger-Ellison-Syndrom denken!
  - Ulzera der Bulbushinterwand: wegen Nähe zu den großen Gefäßen bei Blutung Lebensgefahr!
  - höchste Inzidenz im Alter von 50–60 J.
  - regelhaft H. pylori-assoziiert

Symptome

- meist Schmerzen im mittleren Oberbauch
  - beim Ulcus ventriculi 1–3 h postprandial
  - beim Ulcus duodeni > 3 h postprandial (Nüchternschmerz)
- Schmerzbesserung nach Mahlzeiten, Milch, Antazida
- bei älteren Patienten häufiger asymptomatischer Verlauf
- selten Völlegefühl, Übelkeit, Erbrechen
- klinische Untersuchung bis auf Druckschmerz (inkonstant) im Epigastrium normal und nicht diagnoseweisend

Komplikationen

s. Therapie der Komplikationen

Diagnostik

- Gastroskopie: Standardmethode zur Beurteilung der Magenschleimhaut und zum Helicobacternachweis
  - Vorteil: Möglichkeit zu gezielter Biopsie; Ränder großer (Durchmesser > 2 cm) oder nicht heilender Ulzera können biopsiert werden (Malignität?)
  - **cave:** bei Verdacht auf Perforation!

- Röntgenuntersuchung (Kontrastmitteldarstellung)
  - Vorteil gegenüber Sonographie: bessere Beurteilbarkeit von Wandbewegungsstörungen
- (Endo)sonographie zur Erkennung von Magenwandverdickungen und zum Ausschluß von Pankreas- und Gallenwegsveränderungen
- CT zur Erkennung der Ausdehnung maligner Magenwandprozesse

Medikamente

- Präparate mit Schutzwirkung auf die Mucosa: Sucralfat, Prostaglandinderivate, Wismutpräparate, Antazida
- Säurehemmer: H_2-Antagonisten, Protonenpumpenblocker, Anticholinergica, Gastrinantagonisten
- Präparate zur Helicobactereradikation: Amoxycillin, Metronidazol, Wismut, Protonenpumpenblocker

- **Sucralfat:** bildet Schutzgel auf Ulkus
  - nicht mit Säureblockern zusammen verabreichen
  - Einnahme ca. 90 Min. nach Mahlzeiten, Dosis: 4 × 1 Btl.
  - NW: Obstipation
  - Wirkung vergleichbar mit der von H_2-Blockern

- **Prostaglandinderivate:** erhöhen Mukosaresistenz (Schleimproduktion, Bikarbonatbildung) z. B. Misoprostol
  - wirkt nur bei Dosen heilungsfördernd, die auch die Säurebildung blockieren (2 × 400 µg/d)
  - NW: Durchfälle, Übelkeit, Schlafstörungen
  - Carbenoxolon, ein Prostaglandin-Abbauhemmer, ist ohne sichere Heilwirkung, NW: Aldosteron-Effekt

- **Wismutpräparate:** Supprimieren Helicobacter pylori, zudem Schleimhautprotektion
  - Einnahme ca. 90 Min. nach Mahlzeiten
  - schwarzer Stuhl **(cave:** Verwechslung mit Teerstuhl)
  - **cave:** Wismutintoxikation bei zu hohen Dosen

- **Antazida:** neutralisieren Magensäure, binden auch Medikamente, deshalb zeitlicher Abstand!
  - Einnahme ca. 60–90 Min. nach den Mahlzeiten
  - Aluminiumhydroxid: wirkt obstipierend,
    cave: Phosphatverarmung
    cave: hohe Aluminiumspiegel bei Niereninsuffizienz
  - Kalziumkarbonat: cave: „acid rebound"
  - Magnesiumhydroxid: höchste Neutralisationskapazität, wirkt laxierend
    cave: mäßiger „acid rebound"
    cave: Magnesiumintoxikation bei Niereninsuffizienz
  - Magnesiumtrisilikat: **cave:** Silikatnierensteine bei langer Einnahme

- **Histamin-H_2-Rezeptorantagonisten:** z. B. Cimetidin, Ranitidin, Famotidin (äquivalente Wirkdosen/d: 800/300/40 mg)
  - kein wesentlicher „acid rebound" nach Absetzen
  - überwiegend renale Ausscheidung: Dosisanpassung bei Niereninsuffizienz!
  - Cimetidin-Interaktion mit hepatischem Medikamentenstoffwechsel, nicht oder kaum bei Ranitidin und Famotidin

- **Anticholinergika:** z. B. Pirenzepin (2–3 × 50 mg)
  - kann anticholinerge Nebenwirkungen hervorrufen
  - wirkt beim Ulcus duodeni besser als beim Ulcus ventriculi

- **Gastrinantagonisten:** Proglumid
  - Wirkung bei Ulcusheilung fraglich

- **Hemmer der Protonenpumpe:** z. B. Omeprazol, Lansoprazol
  - lange Wirkdauer, stärkste Säureblockade,
  - Wirkdosis 20–80 mg/d
  - Wirksamkeit auch bei peptischen Ulzera, die gegen H_2-Blockade resistent sind
  - NW: Erhöhung des Gastrin-Spiegels, bei der Ratte unter Extremdosen Bildung von Magentumoren (bisher nicht bei anderen Spezies beobachtet)

Konservative Ulkustherapie

- ambulante Behandlung bei unkomplizierten peptischen Geschwüren

- Regelung von Lebensführung und Eßgewohnheiten
  - regelmäßiges Leben
  - regelmäßige Mahlzeiten (3/d), Vermeidung scharfer Gewürze
  - keine eigentliche „Ulkusdiät" nötig
  - Vermeidung von Streß, Nikotin, Alkohol

- Vermeidung ulzerogener Medikamente, wenn möglich (nichtsteroidale Antiphlogistika, Azetylsalizylsäure, Kortikosteroide, Zytostatika)

- medikamentöse Behandlung
  - tagsüber
    Sucralfat oder Antazida 1–2 h postprandial
  - zur Nacht
    H_2-Blocker (z. B. 40 mg Famotidin) oder
    Anticholinergicum (z. B. 50 mg Pirenzepin)
  - Dauer: ca. 4–6 Wochen, anschließend für ca. 2 Wochen halbe Dosis
  - Therapiekontrolle ambulant nach 2 Wochen: Schmerzverlauf?
  - nach ca. 6 Wochen endoskopische Kontrolle

- **„therapierefraktäres" peptisches Geschwür**
  - wenn nach spätestens 6–8wöchiger Therapie keine Heilungstendenz, histologische Kontrolle: Malignität?
  - wenn keine Malignität, Omeprazol 40–80 mg/d für zunächst 2–3 Wochen, dann endoskopische Kontrolle
  - wenn nach weiteren 2 Wochen keine Besserungstendenz: chirurgische Intervention (s. u.)

- **intensivierte Ulkustherapie bei schwerwiegenden Grundleiden**
  - H_2-Blocker (z. B. 80–160 mg/d Famotidin) oder Omeprazol (z. B. 40–80 mg/d) über den Perfusor

- **Zollinger-Ellison Syndrom**
  - Omeprazol-Dauertherapie (40–120 mg/d) zur Therapie und Prophylaxe von Ulzera
- **bei Nachweis von Helicobacter pyleri**
  - Eradikation mit Zweifach- (4 × 500 mg Amoxycillin + 2 × 40 mg Omeprazol) oder Dreifachtherapie (4 × 500 mg Amoxycillin, 4 × 500 mg Metronidazol, 4 × tgl. ein Wismutpräparat) über zwei Wochen
  - Kontrolle nach 8 Wochen, bei mißlungener Eradikation erneuter Versuch

Chirurgische Ulkustherapie

- **Indikationen zur Operation**
  - Ulkusrezidive trotz konsequenter medikamentöser Therapie
  - ungenügende Compliance oder Unverträglichkeit einer medikamentösen Therapie
  - therapiertes, nicht heilendes Magenulkus (3 Monate, s. o.)
  - Ulkuskomplikationen
- **zusätzliche Faktoren zur Operationsentscheidung**
  - Allgemeinzustand des Patienten
  - Anzahl und Schwere von Begleiterkrankungen
  - vorausgegangene Ulkuskomplikationen
  - rezidivierende Ulzera als Folge einer erforderlichen, ulzerogenen Dauertherapie (z. B. Organtransplantation)
- beachte: hinter jedem Ulcus ventriculi kann sich ein Malignom verbergen
- **zu unterscheiden sind resezierende und nicht resezierende Operationsmethoden**
  - resezierende Verfahren **(distale** Magenresektion): Resektion des Ulkus (Lokalisation bestimmt Ausmaß der Resektion mit); Reduktion der Gastrinproduktion durch komplette Entfer-

nung des Antrums; Reduktion der Säure und Pepsinproduktion durch Entfernung des distalen Corpus
- nicht resezierende Verfahren (Vagotomie): Reduktion der Säuresekretion; Erhaltung des Organs

- **elektive Operation des Magenulkus**
  - proximale Ulkuslokalisation (Johnson – Typ I, hypoazid): Magenresektion mit Rekonstuktion nach Billroth I oder II
  - distale Ulkuslokalisation (Johnson Typ II/III, meist hyperacid): selektiv-proximale Vagotomie oder Antrektomie mit selektiv-gastrischer Vagotomie

- **elektive Operation des Duodenalulkus**
  - selektiv-proximale Vagotomie (kann ggf. laparoskopisch durchgeführt werden)
  - bei zusätzlich bestehender Magenausgangsstenose: Pyloroplastik

Therapie von Komplikationen

- **Ulkusblutung:**
  - Häufigkeit: ca. 10% der Ulkuspatienten
  - s. Kap. Obere gastrointestinale Blutung

- **Ulkusperforation**
  - Häufigkeit: ca. 5% der Ulkuspatienten
  - anamnestisch plötzliche, scharf einsetzende Abdominalschmerzen
  - klinisch Zeichen der beginnenden oder bereits ausgeprägten Peritonitis
  - radiologisch/sonographisch Nachweis von freier Luft im Abdomen (Röntgen Abdomen/Thorax im Stehen bzw. in Linksseitenlage)
  - in ca. 20% radiologisch kein Nachweis freier Luft (gedeckte Perforation); dann Röntgen-Kontrastdarstellung mit **wasserlöslichem** Kontrastmittel, Gastroskopie oder probatorische Luftapplikation via Magensonde und erneute Röntgen-Leeraufnahme.

- Differentialdiagnose: andere Organperforation (z. B. Sigmadivertikulitis) oder andere Peritonitisursache
- Indikation zur Sofort-Operation:
Ulkus-Erstmanifestation oder Risikopatient oder Anamnese > 6 h: Ulkusexzision (bei Magenulkus zur Histologie), Übernähung, Spülung und Drainage des Abdomens, bekannte Ulkuskrankheit und kein Risikopatient und Anamnese ≤ 6 h: ⅔ Magenresektion unter Einbeziehung des Ulkus, Rekonstruktion nach *Billroth* I oder II

- **Magenausgangsstenose**
(nicht gemeint ist die akut-entzündliche reversible Stenose bei floridem Ulkus im Bereich des Pylorus)
  - narbige Stenose als Abheilungsfolge rezidivierender Ulzera: irreversibel
  - Häufigkeit: ca. 3% der Ulkuspatienten
  - anamnestisch bekannte Ulkuskrankheit; postprandiales Erbrechen; Gewichtsverlust
  - Röntgenkontrastdarstellung (Magen-Darm-Passage): „Gießkannenphänomen" oder kompletter Kontrastmittelstop
  - Differentialdiagnose: Magenkarzinom
  - Therapie: ⅔ Magenresektion, Rekonstruktion nach *Billroth* I oder II

Streßulkusprophylaxe bei chirurgischen Patienten

- allgemeines Vorgehen
  - Differenzierung nach Risiko
  - möglichst enterale Nahrungsapplikation

- hohes Risiko für Streßulkus, daher Prophylaxe wichtig in folgenden Situationen
  - Polytrauma
  - Schädelhirntrauma
  - Verbrennung
  - Sepsis

- Ulkusanamnese
- postoperative Antikoagulation zu erwarten (z. B. Herz-Gefäß-Eingriff)
- postoperative ulzerogene Medikation zu erwarten (z. B. Transplantation)

- Medikation zur Prophylaxe
  - enteral (falls möglich): Sucralfat
  - parenteral: H_2-Blocker (Säurebildung herabgesetzt), Pirenzepin (Mikrozirkulationsverbesserung)

- Prophylaxe vor Elektiveingriffen
  - bei Ulkusanamnese oder Ulkusbeschwerden präoperative Gastroskopie
  - möglichst Aufschieben der Operation bis aktuelles Ulkus behandelt

- bei schwerkranken, multimorbiden Patienten oder Tumorpatienten unter Chemotherapie
  - H_2-Blocker oral, z. B. 2×40 mg/d Famotidin oder über Perfusor, z. B. 80–160 mg/d Famotidin

- bei Therapie mit nichtsteroidalen Antiphlogistica
  - Misoprostol, 2×200 µg (als Dauertherapie)

- bei multiplen Ulkusrezidiven (> 3/Jahr) und zur Verhinderung chronischer Folgezustände (z. B. drohende Magenausgangsstenose)
  - Langzeit-Behandlung mit H_2-Blockern (z. B. 20 (–40) mg Famotidin abends)

Magenkarzinom

R. Kirchner, J. Rasenack

Klassifikation

- verbindlich ist die **WHO-Klassifikation** (1977). Danach werden folgende Tumor-Typen unterschieden
  - Adenokarzinom:
    papilläres Adenokarzinom
    tubuläres Adenokarzinom (am häufigsten)
    muzinöses Adenokarzinom
    Siegelringzellkarzinom (häufig)
  - Adeno-squamöses Karzinom (selten)
  - Plattenepithelkarzinom (selten)
  - undifferenziertes Karzinom (häufig)

- **Magenfrühkarzinom**
  - echtes invasives Karzinom auf Mukosa oder Submukosa beschränkt
  - kann Lymphknotenmetastasen haben
  - günstige Prognose nach frühzeitiger, kurativer Operation (5 Jahres-Überleben 90%)

- **Laurén-Klassifikation:** Differenzierung zwischen intestinalen und diffusen Karzinomen
  - intestinaler Typ: breitet sich nur wenige Millimeter über die makroskopisch sichtbaren Tumorränder aus, entspricht histologisch meist einem höher differenzierten Adenokarzinom
  - diffuser Typ: breitet sich mehrere Zentimeter über die makroskopisch sichtbare Tumorzone in der Magenwand aus, charakteristisch für das Siegelringzellkarzinom
  - daraus ergibt sich die Notwendigkeit größerer Sicherheitsabstände bei der Resektion diffuser Karzinome

- **Tumorstadieneinteilung** (UICC 1987)

Stadium			
Stadium O	Tis	NO	MO
Stadium IA	T1	NO	MO
IB	T1	N1	MO
	T2	NO	MO
Stadium II	T1	N2	MO
	T2	N1	MO
	T3	NO	MO
Stadium IIIA	T2	N2	MO
	T3	N1	MO
	T4	NO	MO
Stadium IIIB	T3	N2	MO
	T4	N1	MO
Stadium IV	T4	N2	MO
	T_x	N_x	M1

Symptome

- Gewichtverlust
- Abgeschlagenheit
- Appetitlosigkeit
- Abneigung gegen bestimmte Nahrungsmittel (z. B. Fleisch)
- Erbrechen
- Druck- und Völlegefühl
- Bauchschmerz
- Schluckbeschwerden
- Blutung

Diagnostik

- **Anamnese**
  - Ulcus ventriculi

- Ulcus duodeni
- Gastritis
- Magenpolypen
- vorausgegangene Magenoperationen (Resektionen, Vagotomien, Gastroenteroanastomosen)
- **klinische Untersuchung**
  - palpable Tumoren im Oberbauch
  - vergrößerte Lymphknoten insbesondere supraklavikulär
- **Gastroskopie** mit mehrfachen Biopsien
- **Röntgenkontrastmittel-Untersuchung** Kombination von Prallfüllung, Relief-Darstellung und Doppel-Kontrast-Verfahren (insbesondere beim szirrhösen Karzinom)
- **Thoramat-Aufnahme:** große Übersichtsaufnahme mit Kontrastmittel-Darstellung von Ösophagus und Magen in zwei Ebenen (zur Operationsplanung beim Kardia-Karzinom)
- **Endosonographie:** zur Differenzierung zwischen Frühkarzinom und fortgeschrittenem Karzinom
- **Sonographie:** Nachweis von Leber- und Lymphknotenmetastasen
- **Computertomographie:** extraluminale Tumorausdehnung, Lymphknotenvergrößerung
- **Thorax-Übersichtsaufnahmen:** Nachweis von Lungenmetastasen
- **Skelett-Szintigraphie:** bei Verdacht auf Knochenmetastasen
- **serologische Tumormarker:** CEA, CA19-9 (zur Verlaufskontrolle)

Therapie

Kurative Operation

- wesentliche Faktoren der Verfahrenswahl
  - Laurén-Klassifikation

- Tumorlokalisation
- intraoperative Schnellschnittuntersuchung
- Tumorstadium

- Regeloperation ist die Gastrektomie und systematische Lymphadenektomie

- bei kleinen Tumoren im distalen Magendrittel vom intestinalen Typ: subtotale distale Resektion und systematische Lymphadenektomie

- bei Risikopatienten mit einem polypösen Frühkarzinom vom intestinalen Typ, das auf die Mukosa beschränkt ist, kann die endoskopische Entfernung ausreichen

- intraoperative Strahlentherapie des Lymphknotencompartement II nach kurativer Resektion, bisher nur im Rahmen von Studien

Palliative Operation

- Bewertungskriterien:
  - Lebensqualität
  - mediane Überlebenszeit

- distale Resektion, wenn möglich

- Gastrektomie, wenn notwendig

- nicht resezierende Verfahren (Gastroenterostomie, Fisteln, Pertubation) als ultima ratio

Nachsorge

- Ziele
  - Früherkennung von Rezidiven und Metastasen
  - Diagnostik und Therapie funktioneller und metabolischer Folgezustände
  - psycho-soziale Rehabilitation
  - Betreuung inkurabler Patienten

- Intervalle
  - Rezidive und Metastasen treten überwiegend innerhalb der ersten zwei Jahre nach der Operation auf. In diesem Zeitraum erfolgt die Nachsorge vierteljährlich. Danach sind halbjährliche bzw. jährliche Untersuchungen angemessen. Diese Empfehlungen müssen entsprechend dem individuellen Wiedererkrankungsrisiko modifiziert werden.
- diagnostische Maßnahmen
  - Zwischenanamnese
  - klinische Untersuchung
  - Laboruntersuchungen: BSG, Blutbild, LDH, SGOT, SGPT, alkalische Phosphatase, Gamma-GT, Serum-Eisen, Eiweißelektrophorese, CEA und CA 19-9
  - Thoraxübersicht in zwei Ebenen
  - Oberbauchsonographie
- bei entsprechendem klinischen Verdacht spezielle Untersuchungen
  - Endoskopie
  - Kontrastmitteldarstellung
  - Computertomographie
  - Knochenszintigraphie

Verätzungen des oberen Gastrointestinaltraktes

M. Rössle, J. Sontheimer

Definition

- Läsionen der Mukosa oder tieferer Wandschichten durch oral aufgenommene Laugen oder Säuren
- zu 80% Kinder. Bei Erwachsenen meist Folge einer Suizidhandlung
- **Laugen**
  - Reinigungsmittel (Natriumhydrogenoxid, Kaliumhydrogenoxid)
  - Waschpulver
  - Natriumcarbonat
  - Bleichmittel (Hypochloridverbindungen, Wasserstoffperoxid)
  - Ammoniumhydroxid (meist geringere Verätzungen)
  - Phosphatdetergentien sind **nicht** ätzend
- **Säuren**
  - Reinigungsmittel (schweflige Säure, Salzsäure, Phosphorsäure)
  - Schwefelsäure (Batterien)

Pathogenese und Pathologie

- **Laugen**
  - oft geruchs- und geschmacksneutral, weshalb reflektorisches Erbrechen beim Schlucken oft ausbleibt
  - Auflösung von Lipoprotein-Membranen, rasche Penetration und u. U. Perforation (Kolliquationsnekrose)
  - Thrombosierung umgebender Gefäße, bakterielle Besiedlung der nekrotischen Gewebsanteile

Verätzungen des oberen Gastrointestinaltraktes

- flüssige Laugen verursachen ausgedehntere Nekrosen als Laugen in fester, granulierter Form, welche oft nur lokal begrenzte Ulzera hervorrufen
- vorhandene Magensäure ist zur Neutralisation der Lauge nicht ausreichend

- **Säuren**
  - weniger gefährlich als Laugen, da sie zu einer oberflächlichen Verschorfung der Schleimhaut führen (Koagulationsnekrose); Penetration in tiefere Schichten erfolgt deshalb nur selten, konzentrierte Schwefelsäure führt meist zu einer transmuralen Nekrose

- **Laugen und Säuren**
  - Auslösung eines Pylorospasmus und einer heftiger Peristaltik
  - dadurch Regurgitation des Ätzmittels und fortgesetzte Exposition des Ösophagus

Klassifikation

- nach der Eindringtiefe
  - Stadium 1: oberflächlich
  - Stadium 2: tief, membranöses Exsudat, Blasenbildung
  - Stadium 3: Ulkus durch alle Wandschichten, Perforationsgefahr

Symptome

- **Oropharynx:** Ödem, Ulzerationen und weiße Membranen
- **Larynx und Epiglottis:** Heiserkeit, Stridor
- **Ösophagus:** Dysphagie, Odynophagie
- **Magen:** epigastrische Schmerzen, Übelkeit, Erbrechen von hämatinisiertem Mageninhalt
- **Mediastinitis** und **Peritonitis** sind Zeichen einer Perforation von Ösophagus, Magen oder Duodenum
- **Spätsyndrom:** Dysphagie als Folge einer Obstruktion durch Stenose oder Striktur

- Mortalität 1–3%. Der Tod ist meist Folge einer Mediastinitis oder Peritonitis

Diagnostik

- **Endoskopie**
  - möglichst früh vorzunehmen; stabiler Zustand von Kreislauf und Atmung ist Voraussetzung
  - Abschätzung des Ausmaßes der Verätzung
  - beurteilt werden die Ausdehnung (Ösophagus, Magen, zirkuläre Schädigung?) und die Tiefe

- **radiologische Diagnostik**
  - Übersichtsaufnahmen zur Diagnostik einer Perforation
  - freie Luft im Abdomen?
  - Mediastinalemphysem?

Therapie

- **Stadium 1:** Säureblockade, sonst keine Therapie notwendig
- **Stadium 2 und 3:**

- **allgemeine Maßnahmen**
  - falls erforderlich Schockbehandlung und Beatmung
  - totale parenterale Ernährung
  - prophylaktische Antibiotikagabe (Cephalosporin plus Aminoglycosid)
  - Säurehemmung (H2-Blocker oder Omeprazol)
  - Methylprednisolon 50 mg/d i. v. (Strikturprophylaxe)

- **nicht indiziert**
  - Neutralisation (eher schädlich durch Hitzeentwicklung)
  - Verdünnung (wenig Nutzen, da Verätzung augenblicklich eintritt)
  - Erbrechen induzieren
  - jedwede orale Zufuhr

- **spezifische Maßnahmen**
  - Notfalloperation bei Perforation (Gastrektomie, Ösophagektomie)
  - endoskopische Dilatation von Strikturen (Auftreten während des 1. Jahres)
- 1000–3000fach erhöhte Inzidenz eines Ösophaguskarzinoms nach Ösophagusverätzung. **Langzeitkontrollen!**

Akute Pankreatitis

V. Groß, U. Schöffel, J. Schölmerich

Definition und Symptome

- typischer Spontanschmerz im Oberbauch
- Erhöhung von Amylase und/oder Lipase auf mehr als das 3fache des Normalwertes und/oder typischer Befund in Sonographie und/oder CT
- **Formen**
  - interstitiell ödematöse Pankreatitis (ca. 80%)
  - nekrotisierende Pankreatitis (ca. 20%)
- **Ursachen**
  - Gallensteine oder Alkohol in ca. 80%
  - seltene Ursachen: Idiopathisch, Hyperlipidämie, Hyperparathyreoidismus, postoperativ, Trauma, Infektionen, Medikamente

Komplikationen

- lokale Komplikationen
  - Aszites
  - retroperitoneale Nekrosestraßen
  - Pleuraerguß, Atelektasen
  - paralytischer Ileus
  - Cholestase, Cholangitis
  - obere gastrointestinale Blutung
  - Pseudozyste
  - Pankreasabszeß
- systemische Komplikationen
  - Schock
  - Sepsis

Akute Pankreatitis

- pulmonales Versagen
- renales Versagen
- Gerinnungsstörungen (Verbrauchskoagulopathie)
- Hyperglykämie
- Hypokalzämie
- metabolische Azidose

Diagnostik

- Anamnese (insbesondere Alkohol, Gallensteine, Medikamente)
- klinische Untersuchung
- biochemische Parameter: Blutbild, Gerinnungsstatus, Elektrolyte (Kalzium!), Blutzucker, Kreatinin, Harnstoff, Lipase, Amylase, Transaminasen, Bilirubin, Gesamteiweiß, Albumin, CRP, aterielle Blutgase
- EKG
- abdominelle Sonographie (Gallensteine?)
- Röntgen-Thorax, Abdomenübersicht
- abdominelles CT mit Kontrastmittel (Nekrosen?)
- ERC (biliäre Pankreatitis?)
- chirurgisches Konsil

Überwachung und Verlaufskontrolle

- Blutdruck, Puls, Urinausscheidung — zunächst stündlich
- klinische Untersuchung — 2mal täglich
- Flüssigkeitsbilanz (bei fraglicher Ausscheidung Blasenkatheter!) — 2mal täglich
- ZVD — 2mal täglich
- biochemische Parameter — mindestens 1mal täglich
- abdominelle Sonographie — zunächst täglich
- EKG, Röntgen-Thorax, Abdomenübersicht, CT-Abdomen bei klinischer Verschlechterung

- CT-gesteuerte Nekrosepunktion bei Nachweis von Nekrosen im CT und Fieber > 38,5 °C zur bakteriologischen Untersuchung
- interdisziplinäres Konsil bei klinischer Verschlechterung

Konservative Therapie
- **orale Nahrungskarenz**
- **Magensonde** bei schwerem Verlauf
- **parenterale Ernährung** über zentral venösen Zugang
  - in der Regel mind. 3 l täglich entsprechend Bilanz und ZVD
  - 20–40% Glukoselösung, Aminosäuren (1,5–2,5 g/kg/Tag), Elektrolyte, Fettemulsionen (nicht vor dem 3. Tag und nicht bei Sepsis), Albumin und/oder kolloidale Volumenersatzlösungen entsprechend ZVD (Ziel: ≥ 3 cm H_2O)
- **Streßulkusprophylaxe**
- **Schmerzmittel nach Bedarf**
  - Tramal®, Temgesic®, Dolantin® (sollen den Sphincter Oddi nicht kontrahieren)
  - Procainhydrochlorid (2 g/24 h im Perfusor)
  - in schweren Fällen Periduralkatheter
- **Insulin** nach Bedarf
- **Antibiotika** (z. B. Binotal®, Baypen®, u. a.) bei Keimnachweis im Blut oder anderen Quellen (Aszites, Pleuraerguß, Galle, Urin, Bronchiallavage) oder Temperatur rektal > 38,5 °C über mind. 12 h
- **Bluttransfusion** bei Hb < 9 g/dl
- **O_2-Gabe** über Nasensonde bei pO_2 < 70 mm Hg
- **PEEP-Beatmung** bei pO_2 < 60 mm Hg, falls Patient > 60 Jahre, bei pO_2 < 50 mm Hg, falls jüngerer Patient
- **Hämodialyse** bei akutem Nierenversagen

Endoskopische Therapie
- endoskopische Papillotomie und Steinextraktion bei biliärer Pankreatitis mit Choledocholithiasis

Akute Pankreatitis

Chirurgische Therapie

- im Zentrum der operativen Therapie steht die Behandlung der infektiösen Komplikationen, durch die ca. 80% der Todesfälle bei der akuten Pankratitis bedingt sind
  - infizierte Nekrosen
  - Pankreasabszeß

Infizierte Nekrosen

- Entstehung durch sekundäre Infektion einer primär sterilen Nekrose
- Diagnose durch CT-gesteuerte Punktion eines Nekroseareals
- Zeitpunkt der Infektion abhängig vom Ausmaß der Nekrose
- ca. 25% infizierte Nekrosen innerhalb der ersten Woche
- 30%–60% aller pankreatischen oder peripankreatischen Nekrosen scheinen ohne sekundäre Infektion zu verlaufen
- die Spontanprognose der infizierten Nekrose ist als sehr schlecht anzusehen
- bei adäquater, operativer Nekrosektomie und Drainage ist die Prognose abhängig vom Ausmaß der Nekrose, vom Zeitpunkt der Kontamination und vom Ausmaß der systemischen Komplikationen („Sepsissyndrom")
- **Operationsindikationen**
  - infizierte pankreatische und/oder peripankreatische Nekrosen
  - Nekrosen mit extraluminaren Gaseinschlüssen im CT
  - Nekrosen bei klinischer Verschlechterung (Sepsis)
- **Operationsverfahren**
  - Entscheidung über die einzelnen Verfahren je nach intraoperativem Befund
  - Nekrosektomie (Débridement, Resektion und Drainage)
  - Nekrosektomie und postoperative, „geschlossene" Bursalavage

- Nekrosektomie und Laparostoma, „open packing" mit regelmäßiger Revision und „offener" Lavage
- Nekrosektomie, „open packing" und dorsale Drainage
- Eingriffe an den Gallenwegen (bei biliärer Pankreatitis)

Pankreasabzeß

- von fibrinösem oder fibrösem Wall umgebene Eiteransammlung
- Nachweis meist in der 2. bis 5. Woche nach Erkrankungsbeginn
- Ursache: sekundär infizierte Nekrose oder sekundär infizierte Pseudozyste
- inkonsistente Verbindung zum Pankreasgang
- **Indikation zur Intervention**
  - Nachweis der bakteriellen Kontamination
  - Befundzunahme und klinische Verschlechterung ohne Bakteriennachweis
- **Verfahren**
  - perkutane Drainage (Therapieversuch bei infizierter Pseudozyste)
  - operative Ausräumung und Drainage (bei Vorliegen von Sequester)

Chronische Pankreatitis

D. Häussinger, M. Lausen

Definition

- Pankreaserkrankung, die durch rekurrente oder dauernde abdominelle Schmerzen und/oder progredienten Verlust der exokrinen und endokrinen Pankreasfunktion charakterisiert ist

Symptome

- Oberbauchschmerzen
- Gewichtsverlust
- Malabsorption
  - erst nach Verlust von 90% des funktionellen Gewebes
  - zuerst Fett-, später dann Eiweißmalabsorption bzw. -digestion
  - Kohlenhydratmalabsorption extrem selten
  - praktisch keine klinisch apparente Malabsorption für Vitamin B_{12}, Eisen, Kalzium und fettlösliche Vitamine!
- Diabetes mellitus
- Episoden akuter Pankreatitis

Klassifikation

- kalzifizierende Pankreatitis
- fibrosierende Pankreatitis

Komplikationen

- Gallengangskompression
- Duodenalkompression
- Pseudozysten

- Zysteninfektion
- Zystenruptur und -blutung
- pankreatogener Aszites
- Pfortaderthrombose
- Milzvenenthrombose
- Hyperoxalurie (als Folge der Steatorrhoe)

Diagnostik

- **bildgebende Verfahren**
  - Abdomenübersioht (Nachweis von Verkalkungen sichert die Diagnose)
  - ERCP (Gangveränderungen!), CT
  - Sonographie
  - Angiographie
- alle bildgebenden Verfahren erlauben keine sichere Abgrenzung gegenüber dem Pankreaskarzinom
- bei Tumorverdacht **Feinnadelbiopsie** indiziert, deren Sensitivität jedoch höchstens 80% beträgt; sichere Differenzierung zwischen chronischer Pankreatitis/Karzinom bisweilen nur im Rahmen einer Probelaparatomie möglich

- **Pankreasfunktionsprüfungen**
  - Chymotrypsinbestimmung im Stuhl (3 verschiedene Stuhlproben) als Screeningtest
  - in der Aussagekraft etwa gleichwertig mit PABA-Test oder Pankreolauryltest
  - Sekretin-Ceruletidtest (empfindlichste, aber auch aufwendigste Untersuchung): indiziert bei pathologischer oder grenzwertiger Chymotrypsinausscheidung im Stuhl und bei klinischem Verdacht auf exokrine Pankreasinsuffizienz zur Begründung einer dauerhaften Substitutionstherapie

- **laborchemische Untersuchungen** (Lipase, Amylase im Serum, Blutzucker, Pankreasisoamylase, Elastase) sind wenig aussagekräftig

Chronische Pankreatitis

- **Tumormarker** wie CA 19-9 oder CEA bei Tumorverdacht (können aber auch bei chronischer Pankreatitis erhöht sein)

Therapie

- akute Exazerbation einer chronischen Pankreatitis: Behandlung wie akute Pankreatitis
- unkomplizierte chronische Pankreatitis: Alkoholkarenz, symptomatisch

Konservative Maßnahmen zur Schmerzbekämpfung

- Alkoholkarenz (verbessert Schmerzsymptomatik bei nur 75%; bei manchen Patienten führt Alkohol sogar wegen des narkotischen Effekts zur Besserung!)
- Analgetika: Acetylsalicylsäure, Paracetamol, Temgesic®, Codein)
- Ausschaltung des Plexus coeliacus: verbessert Schmerzsymptomatik bei 30–50% der Patienten, Wirkungsdauer aber nur 6 Monate
- Enzymsubstitution (Feedback-Hemmung der Cholezystokininstimulation der Pankreassekretion?)
  - Wirkung umstritten, dennoch versuchsweise $3 \times 3 - 4 \times 3$ Kreon für 4 Wochen
- im experimentellen Stadium: Cholezystokininrezeptorantagonisten
- therapeutisches Prozedere bei Schmerzen
  - Alkoholkarenz plus hochdosiert Enzympräparate plus H$_2$Blocker
  - wenn kein Erfolg nach 4 Wochen, Enzyme und H$_2$Blocker absetzen (falls keine gleichzeitige Steatorrhoe vorliegt)
  - dann Analgetika, beginnen mit Paracetamol, Aspirin
  - wenn nicht ausreichend, Temgesic®, Codein

Chirurgische Maßnahmen zur Schmerzbekämpfung

- indiziert, wenn konservative Maßnahmen unzureichend sind
- Vorgehen abhängig von anatomischen Gegebenheiten (Gangweite etc.)
- longitudinale Pankreatikojejunostomie (Ductus pancreaticus über 8 mm)
  - Mortalität 4%, Erfolgsquote 80% für 6 Monate um 50% über 5 Jahre
- kaudale Pankreatikojejunostomie
- Sphincteroplastik bei isolierter Obstruktion des Sphincter Oddi
- Resektionsverfahren (subtotal, total) bei engem Pankreasgang
  - Erfolgsraten ähnlich oder geringfügig schlechter als bei Anastomosenoperationen
- Splanchnikektomie
  - chirurgische Durchtrennung afferenter Fasern zum Ganglion coeliacum
  - weitgehend verlassen, da nur kurzfristige Erfolge
- **Merke:** bei 85% der Patienten kommt es zur signifikanten Spontanbesserung innerhalb 4–5 Jahren, die meist mit Zunahme der exokrinen Insuffizienz vergesellschaftet ist. Dies muß bei der Erfolgsbeurteilung therapeutischer Regimes und der Indikationsstellung zu operativen Verfahren berücksichtigt werden, ebenso wie die insgesamt mäßigen Erfolgsraten chirurgischer Maßnahmen auf längere Sicht

Therapie von Komplikationen

- **Malassimilation**
  - Therapie indiziert bei Steatorrhoe oder Gewichtsverlust
  - Erfolgskriterium ist die Abnahme der Fettstühle und Zunahme des Gewichts

Chronische Pankreatitis

- Diät: Fettarme, ballastarme Kost (Restriktion der Fette auf 60–80 g/Tag), mittelkettige Fettsäuren (MCT: nicht mehr als 40 g/Tag, da sonst Diarrhoe bei vielen Patienten), kleine, verteilte Mahlzeiten, Alkoholkarenz, Substitution fettlöslicher Vitamine selten nötig
- Enzymsubstitution: Präparate nach Lipasegehalt beurteilen, hochgradige Lipaseinaktivierung bei pH 4–5!, daher gleichzeitige Säuresekretionshemmung mit H_2Blockern nötig oder Enzyme in dünndarmlöslichen Präparaten geben (Preis). Einnahme zum Essen, Granulate besser wirksam, keine Präparate mit Gallensäuren (cave: hoher Puringehalt der Enzympräparate (ca. 500 mg/Tag)
- Magensäuresekretionshemmung: H_2-Blocker, ggf. Omeprazol Ziel: Vermeidung der Inaktivierung endogen sezernierter Pankreasenzyme durch sauren Magensaft. Hilfreich bereits bei Pankreaspartialinsuffizienz, d. h. gestörter pankreatischer Bikarbonatsekretion bei erhaltener Enzymsekretion.
- Vorschlag für therapeutisches Procedere bei Malassimilation: zunächst fettarme Kost plus Enzymsubstitution (Dosis probatorisch festlegen), dann plus H_2Blocker, wenn nicht ausreichend MCT (Ceres-Margarine), Alkoholkarenz obligat

- **Diabetes melitus**
  - wenn Insulinbehandlung erforderlich, sehr vorsichtiges Vorgehen (wegen besonderer Hypoglykämiegefahr infolge gleichzeitig gestörter Glukagonsekretion bei chronischer Pankreatitis)
  - Orientierung nicht am Blutzucker, sondern an der Glukoseausscheidung im Urin

- **Hyperoxalurie** als Folge der Steatorrhoe
  - oxalatreiche Nahrung wie z. B. Rhabarber meiden
  - MCT-Fette, aluminiumhaltige Antazida

- akut auftretende unkomplizierte **Zyste** (kleiner als 5 cm) im Rahmen eines akuten Schubes
  - keine Therapie, jedoch sonographische Größenkontrollen erforderlich

- Spontanheilung häufig (40%–90% der Zysten verschwinden spontan innerhalb von 6 Wochen)
- besteht die **akute Zyste** länger als 12 Wochen, ist mit Spontanheilung nicht zu rechnen
- Komplikationsrate steigt nach ca. 7 Wochen, dann chirurgische Therapie (interne Drainage, selten Resektion) oder Versuch der perkutanen Drainage
- Verdacht auf **Zysteninfektion**
- sofortige antibiotische Behandlung (z. B. Ampicillin plus Metronidazol oder Ampiccillin plus Aminoglykosid)
- baldmöglichst chirurgische Sanierung anstreben (Drainage)
- in zweiter Linie sonographisch gesteuerte Punktion und Drainage

- **Zystenperforation in Bauchhöhle:** Notfalloperation

- **Zystenblutung:** Operation

- **chronische Zyste**
  - Komplikationsgefahr erheblich geringer als bei akuter Zyste
  - bei Beschwerden perkutane Punktion, bei Rezidiv (häufig) operative Zystendrainage

- **pankreatogener Aszites**
  - schmerzloser, oft massiver Aszites (amylasereich: > 1000 U/l, Amylasegehalt des Aszites deutlich höher als der des Serums)
  - total parenterale Ernährung
  - wenn nach 2–3 Wochen keine Besserung, chirurgische Therapie

- **Gallengangsobstruktion**
  - operative Revision (z. B. Choledochojejunostomie)
  - bei Inoperabilität Endoprothese

- **tumoröse Kopfpankreatitis** mit Gallengangs- und Magenausgangsstenose:
  Pankreaskopfresektion (n. Whipple oder duodenumerhaltend)

Pankreaskarzinom

G. Ruf, H.-G. Leser

Definition

- duktales Adenokarzinom des exokrinen Pankreas (> 90%)
- Inselzellkarzinom (~ 5%)
- periampulläres Karzinom des Pankreas:
  Zusammenfassung der im Bereich des duodenalen C vom distalen Gallengang, der Papille, der angrenzenden Duodenalschleimhaut und ganz selten von den Brunnerschen Drüsen ausgehenden Karzinome (Differenzierung des Ursprungsortes häufig schwierig)
- Azinuszellkarzinome, Zystadenokarzinome: selten!
- Lympho-, Fibrosarkome, Angiomysarkome: selten!
- nach Lokalisation zu unterscheiden: Pankreaskopfkarzinom (72%), Pankreaskorpus, -schwanzkarzinom (18%)
- Epidemiologie: Inzidenz 10/100 000, $\delta : \female = 2 : 1$

Symptome

- Schmerzen abhängig von der Tumorlokalisation; Oberbauch-, Rückenschmerz durch Sekretstauung im Pankreasgang oder durch Infiltration des Plexus solaris verursacht
  - epigastrische Schmerzen, in den Rücken ausstrahlend bei Pankreaskopfkarzinomen, unabhängig von der Nahrungsaufnahme
  - Schmerzen im linken Hypochondrium bei Schwanzkarzinomen
  - lumbale Rückenschmerzen bei Korpus-Schwanzkarzinomen
- Ikterus bei Pankreaskopf- bzw. periampullärem Karzinom

- Gallenblasenhydrops (Courvoisier-Zeichen)
- Appetitlosigkeit
- Gewichtsverlust
- Steatorrhoe
- unspezifische Magen-, Darmerscheinungen
- Auftreten eines Diabetes mellitus (selten)
- gestörte Glukosetoleranz (selten)
- Symptome der akuten Pankreatitis (s. Kap. Akute Pankreatitis) < 5%
- Thrombophlebitis migrans < 5%
- Pruritus < 5%
- obere bzw. untere gastrointestinale Blutung durch Tumorarrosion in das Duodenum bzw. Ausbildung einer segmentalen portalen Hypertension durch Tumorkompression bzw. Infiltration der V. lienalis oder der V. portae mit Ösophagusvarizen.

Komplikationen

- Verschlußikterus
  - durch Tumorkompression des D. choledochus
  - durch Papillenkarzinom
- Pankreatitis
- Kompression des Duodenums bzw. Magenausgangs
- Blutung
  - Tumorarrosion
  - Tumoreinbruch in das Duodenum
- Schmerzsyndrom durch retroperitoneale Tumorinfiltration

Diagnostik

- **Palpation:** tastbarer abdominaler Tumor (ca. ¼ der Fälle bei Erstdiagnose)
- Laborbefunde unspezifisch

Pankreaskarzinom

- **Sonographie**
  - Nachweis von Raumforderungen im Pankreas
  - Erweiterung von Gallenblase und Gallenwegen
  - Erweiterung des Pankreasganges
  - Nachweis von Lymphomen im Lig. hepatoduodenale
  - eingeschränkte Beurteilbarkeit bei Luftüberlagerung
  - Darstellung von Lebermetastasen

- **Gastroduodenoskopie**
  - Verlagerung bzw. Impression des Magens oder Duodenums
  - Beurteilung der Papille, ggf. Biopsie

- **endoskopisch-retrograde Cholangiopankreatikographie (ERCP)**
  - Differenzierung Gallengangs- bzw. Pankreaskarzinom
  - Lokalisation des Tumors im Pankreas
  - Aspiration von Pankreassekret zur Zytologie und CA 19-9-Untersuchung
  - Beurteilung der Abflußverhältnisse der Gallenwege

- **transhepatische Cholangiographie (PTC)**
  - wie oben, falls ERCP nicht möglich, z.B. nach früherer Billroth-II-Magenresektion

- **Computertomographie mit i.v. Kontrastmittelgabe**
  - Lokalisation des Tumors, DD entzündliche Raumforderung, Zyste (Nachweisgrenze 1–2 cm Durchmesser)
  - Beziehung zu den Gefäßstrukturen
  - Nachweis von Lymphomen
  - Nachweis von Lebermetastasen (Angio-CT)

- **Magen-Darm-Passage mit hypotoner Duodenographie**
  - Verlagerung oder Invasion des Magens bzw. Duodenums
  - Beurteilung des Magenausgangs (Stenose?)
  - Wandveränderungen des Duodenums bzw. der Papille

- **Kernspintomographie**
  - Beurteilung der Tumorausdehnung

- Beziehung des Tumors zu den Gefäßen
- Nachweis von Lymphknotenmetastasen

- **transduodenale Endosonographie**
  - Beurteilung von V. portae bzw. V. mesenterica sup. bezüglich Tumoreinbruch
  - Beziehung des Tumors zu den Gefäßen
  - Lymphknotenvergrößerungen

- **Angiographie mit indirekter Portographie**
  - Beziehung des Tumors zu den Gefäßen
  - Tumorausdehnung unter Berücksichtigung des Gefäßverlaufs
  - Verschluß der V. portae bzw. V. mesenterica sup. bzw. V. lienalis
  - Nachweis von Gefäßanomalien

- **computertomographisch gesteuerte Feinnadelbiopsie**
  - Klärung der Dignität des Pankreastumors

- **serologische Tumormarker**
  - nur geeignet als Verlaufsparameter bei bekanntem Karzinom

Therapie

- **kurative Therapie** (nur in ~ 10% möglich)
  - partielle oder totale Duodenopankreatektomie bzw. Pankreaslinksresektion in Abhängigkeit von der Tumorlokalisation bei fehlendem Lymphknotenbefall (Schnellschnittuntersuchung)

- **palliative Therapie**
  - Resektion im Einzelfall
  - biliodigestive Anastomose bei Verschlußikterus (Hepatikojejunostomie), im Einzelfall auch perkutane transhepatische Drainage bzw. radiologisch-endoskopische Einlage einer Endoprothese
  - Gastroenterostomie bei Magenausgangsstenose bzw. Passagestörung im Duodenum

- Strahlentherapie in Form der perkutanen bzw. intraoperativen Radiatio (IORT) bei Schmerzen
- Duodenopankreatektomie bei Blutung nach Tumoreinbruch in das Duodenum
- endoskopische Anlage von Gallenwegs- bzw. Pankreasgangstents
- wirksame Chemotherapie derzeit nicht verfügbar

Gastrointestinale hormonaktive Tumoren (Apudome)

A. Holstege, G. Kirste

Definition

- Tumoren oder in seltenen Fällen auch Hyperplasien von APUD-Zellen (APUD = Amine Precursor Uptake and Decarboxylation), die durch drei gemeinsame Eigenschaften charakterisiert sind:
  1. Aufnahme von aminogruppentragenden Verbindungen
  2. Synthese von Aminen aus diesen Verbindungen durch Decarboxylierung
  3. Bildung von Polypeptiden (zumeist Hormonen) und Abspeicherung in Granula
- je nach freigesetztem Hormon werden unterschiedliche Syndrome abgegrenzt

Insulinome

Definition

- insulinproduzierende Tumoren der Beta-Zellen
- 90% solitär
- 10% multipel
- 10% maligne
- 99% pankreatisch

Symptome

- Hypoglykämie (Leitsymptom) mit Schweißausbruch, Kopfschmerzen, Blässe, Herzklopfen, Heißhunger

Gastrointestinale hormonaktive Tumoren (Apudome)

- Schluck-, Kau- und Sprachstörungen
- Krampfanfälle
- Koma
- psychische Veränderungen

Diagnostik

- Funktionsdiagnostik
  - Hungerversuch: normaler oder erhöhter Insulinspiegel bei einem Blutzuckerwert von ≤ 40 mg% (sichert bei 90% der Patienten die Diagnose)
  - gleichzeitige Messung des C-Peptids hilft beim Ausschluß einer Hypoglykämia factitia
  - auf Stimulationsteste sollte verzichtet werden
  - Suche nach weiteren vermehrt sezernierten Hormonen (z. B. Gastrin, pankreatisches Polypeptid, etc.)
  - Freisetzung geringer Mengen an HCG und eines erhöhten Proinsulinanteils (über 40%) können auf ein malignes Insulinom hinweisen

- **Lokalisationsdiagnostik** (präoperativ nach sicherem Ausschluß anderer Ursachen der Hypoglykämie)
  - bildgebende Verfahren wie Sonographie und Computertomographie (wenig sensitiv)
  - Endosonographie
  - Angiographie (60–90% erfolgreich)
  - perkutane transhepatische Pfortaderkatheterisierung mit Bestimmung des Insulingehaltes (25–100% erfolgreich, nicht routinemäßig einsetzen)
  - bei konservativ nicht möglicher Lokalisation: Probelaparotomie mit intraoperativer Palpation und Sonographie

Therapie

- **operativ**
  - Therapie der Wahl ist die operative Resektion

– bei Nachweis von Metastasen und Versagen der symptomatischen Therapie: chirurgische Tumorreduktion

- **symptomatisch**
  – indiziert bei nicht lokalisierbarem malignen und bei symptomatischem benignen Insulinom
  – Diazoxid (200 bis 600 mg/Tag) kombiniert mit einem Diuretikum (Benzothiadiazin) zur Verhinderung der Diazoxid-induzierten Salzretention

- **Chemotherapie**
  – Ziel: Besserung der Symptomatik bei metastasierenden Insulinomen, insgesamt wenig erfolgreich
  – Streptozotocin (500 mg/m^2 an 5 aufeinanderfolgenden Tagen) kombiniert mit 5-Fluorouracil (400 mg/m^2 ebenfalls über 5 Tage); Wiederholung alle 6 Wochen bei Therapieerfolg
  – bei Therapieversagern zusätzlich Adriamycin; ggf. Versuch mit Octreotide

Gastrinome

Definition

- gastrinsezernierendes Apudom, das zum Zollinger-Ellison Syndrom führt
- 65 bis 80% pankreatisch
- 50% multipel
- bis zu 60% maligne
- 10–25% mit MEN-I (multiple endokrine Neoplasie) vergesellschaftet

Symptome

- rezidivierende Ulzera
- Diarrhöen
- Gewichtsverlust

Gastrointestinale hormonaktive Tumoren (Apudome) 151

Diagnostik

- **Funktionsdiagnostik**
  - deutlich erhöhte Nüchternspiegel von Gastrin (über 1000 pg/ml diagnostisch)
  - erhöhte Basalsäuresekretion des Magens (über 15 mval/Stunde)
  - Sekretinstimulationstest (2 U/kg); Bestimmung von Gastrin im Serum beginnend 2 Minuten nach i. v. Bolusinjektion von Sekretin (beweisend ist ein Anstieg des Gastrins um 200 pg/ml)
- **Lokalisationsdiagnostik:** s. Abschnitt Insulinome

Therapie

- **symptomatisch**
  - Säuresekretionshemmung am besten mit Omeprazol (mittlere Dosis 80 mg/Tag) unter engmaschiger Kontrolle der Magensäuresekretion (sollte unter 10 mVal/Stunde liegen)
  - Gastrektomie nur bei Patienten, bei denen dieses Vorgehen nicht möglich ist

- **operativ**
  - beste Behandlung mit kurativem Erfolg, jedoch nur bei 20% der Patienten möglich
  - nicht indiziert bei in die Leber metastasierten Tumoren und solchen mit MEN-I

- **Chemotherapie**
  - indiziert bei malignen, operativ nicht angehbaren Tumoren
  - Streptozotocin (3 g/m^2 Tag 1 + 8), 5-Fluorouracil 1,2 g/m^2 Tag 1 + 8), Adriamycin (40 mg/m^2 Tag 1); alle 28 Tage (bis 25% Größenabnahme des Tumors bei 40% der so behandelten Patienten); Therapieversager können mit Dacarbazin behandelt werden (250 mg/m^2 Tag 1 bis 5)
  - erfolgversprechend, aber bisher noch nicht genügend belegt ist der Einsatz von Interferon oder Octreotide

- die Chemotherapie ersetzt die symptomatische Behandlung nicht
- weitere Behandlungsmöglichkeiten stellen Metastasenchirurgie und Arterienembolisation dar

Vipome

Definition

- Apudom, das über eine gesteigerte Produktion von vasoaktivem intestinalen Peptid (VIP) zum WDHA-Syndrom führt (wäßrige Durchfälle, Hypokaliämie, Achlorhydrie)
- 90% pankreatisch lokalisiert
- 10% Grenzstrang
- in 40–90% der Fälle maligne
- multiple Tumoren sind extrem selten

Symptome

- wäßrige Durchfälle (sekretorische Diarrhoe)
- Hypokaliämie
- metabolische Azidose
- Hypo-, Achlorhydrie
- Flush
- Exsikkose
- tetanische Anfälle
- psychische Störungen

Diagnostik

- **Funktionsdiagnostik:** Bestimmung von VIP im nüchtern gewonnenen Blutplasma (pathologisch: über 60 pmol/l)

Gastrointestinale hormonaktive Tumoren (Apudome)

- **Lokalisationsdiagnostik:** da die Tumoren zumeist bei ihrer Entdeckung relativ groß sind, ist ihre Lokalisation mit Hilfe von Computertomographie, Sonographie, Kernspintomographie und Angiographie im Allgemeinen nicht schwierig

Therapie

- **symptomatisch**
  - Volumen- und Elektrolytausgleich
  - Octreotide bessert die Symptomatik deutlich (Beginn mit 3 × 50 µg/Tag alle 8 Stunden, Steigerung der Dosis nach Bedarf)
  - hochdosierte Steroide (bis 80 mg/Tag) bringen nur eine vorübergehende Besserung

- **operativ**
  - Resektion des Tumors ist die Therapie der Wahl
  - ggf. auch nur Reduktion der Tumormasse, falls Resektion nicht möglich

- **Chemotherapie**
  - indiziert bei operativ nicht oder nicht vollständig entfernbaren Tumoren
  - Chemotherapie mit Streptozotocin und Fluorouracil (Dosierung s. Insulinom)
  - noch nicht ausreichend belegt, aber in ersten Mitteilungen vielversprechend: humanes Leukozyteninterferon (3–6 × 10^6 IU) oder auch Octreotide zur Tumorverkleinerung

Glukagonome

Definition

- sehr seltenes Apudom, das mit einer stark erhöhten Freisetzung von Glukagon und charakteristischen Hautveränderungen einhergeht

- 70% der Tumoren sind maligne
- 95% pankreatisch
- 5% extrapankreatisch
- fast immer solitär

Symptome

- nekrolytisch-migratorisches Erythem
- bullöses Exanthem
- Diabetes mellitus
- Gewichtsabnahme
- Glossitis
- Anämie
- Thromboseneigung
- Diarrhö
- neuropsychiatrische Veränderungen

Diagnostik

- **Funktionsdiagnostik:** Bestimmung des Glukagonspiegels im Serum (nüchtern) (pathologisch: über 500 pg/ml)
- **Lokalisationsdiagnostik:** Computertomographie (Angio-CT) (Tumoren zumeist über 3 cm im Durchmesser) und andere bildgebende Verfahren

Therapie

- **symptomatisch**
  - Octreotide als Medikament der Wahl
- **operativ**
  - ausgedehnte Tumorresektion als kausale Therapie und zur Tumorreduktion

- **Chemotherapie**
  - indiziert bei nicht vollständig entfernbaren malignen Glukagonomen
  - Dacarbazin (DTIC) scheint Vorteile gegenüber Streptozotocin und Fluorouracil zu haben
  - Octreotide scheint bisher keinen sicheren Einfluß auf das Tumorwachstum zu haben

Somatostatinom

Definition

- sehr seltenes, Somatostatin produzierendes Apudom
- in 50% der Fälle maligne
- 50 bis 60% im Pankreas lokalisiert

Symptome

- diabetische Stoffwechsellage
- Cholecystolithiasis
- Diarrhö
- Steatorrhö
- Hypochlorhydrie
- Gewichtsverlust

Diagnostik

- erhöhter Somatostatinspiegel im Blutplasma
- Lokalisation mit bildgebenden Verfahren und ERCP

Therapie

- operative Resektion, so ausgedehnt wie möglich
- Chemotherapie (s.: malignes Insulinom)

Karzinoide

Definition

- gastrointestinale Apudome mit erhöhter Freisetzung von Serotonin und Histamin (und anderen Peptidhormonen), die vor allem bei Metastasierung in die Leber zum Karzinoidsyndrom führen
- 85% gastrointestinal (am häufigsten in der Appendix)
- 10% Lunge und Bronchien
- 5% Thymus, Larynx, Haut, Nieren, Prostata, Ovarien, Pankreas
- bis 75% primär maligne
- 35% multipel

Symptome

- Flush
- Diarrhö
- Ödeme
- Asthma
- Tachykardie
- präsynkopale Symptomatik
- Endokardfibrose (Hedinger-Syndrom)
- pellagraähnliche Hautveränderungen

Diagnostik

- Bestimmung von Serotonin im Serum
- Ausscheidung von 5-Hydroxyindolessigsäure im Urin (pathologisch: über 10 mg/24 Std.)
- Lokalisation und Ausdehnungsdiagnostik der gastrointestinalen Tumoren durch röntgenologische Verfahren (Angio-CT, Dünndarmdarstellung, Kolonkontrasteinlauf, Angiographie), Sonographie und Endoskopie

Gastrointestinale hormonaktive Tumoren (Apudome)

- nicht selten Diagnose erst intraoperativ bei Operation wegen „Appendizitis" oder Ileus

Therapie
- zurückhaltender Einsatz von symptomatischer Therapie oder Chemotherapie

- **symptomatisch**
  - Versuch mit Loperamid, Tinctura opii oder Parachlorphenylalanin
  - Octreotide führt zu einer deutlichen Verbesserung der Lebensqualität von symptomatischen Patienten mit metastasierten (inoperablen) Karzinoiden (2–3 × 50–150 µg alle 12 bzw. 8 Stunden); bessert Flush und z. T. auch die Durchfälle

- **operativ**
  - resezierbare Tumoren sollten stets mit dem beteiligten intestinalen Darmsegment einschließlich der drainierenden Lymphknoten entfernt werden
  - rechtsseitige Hemikolektomie mit Ileostransversostomie für weiter distal im Ileum gelegene Tumoren
  - bei Appendixbefall reicht eine Appendektomie aus, wenn nicht die Serosa befallen ist oder die Tumorgröße 2 cm übersteigt
  - bei gastroduodenalen Tumoren unter 1 cm kann eine lokale Exzision erfolgen
  - Metastasen insbesondere in der Leber sollten nach Möglichkeit entfernt werden; alternativ kann eine Embolisation der A. hepatica durchgeführt werden

- **Chemotherapie**
  - alpha-Interferon scheint einen günstigen Einfluß auf Remissionsdauer und Remissionsraten zu haben; es wird derzeit jedoch nur zur Behandlung innerhalb entsprechender Studien empfohlen
  - die Beeinflussung des Tumorwachstums durch Octreotide ist ebenfalls noch Gegenstand laufender klinischer Studien

- Adriamycin, Cisplatin, Dacarbazin, 5-Fluorouracil, Streptozotocin als Einzelsubstanzen führten maximal bei 25% der Patienten zu einem Ansprechen des Tumors; Streptozotocin in Kombination mit Fluorouracil oder Adriamycin führt bei bis zu 40% zu einer Remission
- gelingt es mit einer symptomatischen Therapie, die Lebensqualität der Patienten zu verbessern, so sollte die Indikation zu einer aggressiven Chemotherapie zurückhaltend gestellt werden

Multiple endokrine Neoplasie (MEN)

- **MEN-I:** genetisch veranlagtes gleichzeitiges Vorkommen eines Hypophysentumors, eines neuroendokrinen Pankreastumors und einer Hyperplasie bzw. eines Adenoms der Nebenschilddrüsen
- **MEN-II:** angeborenes Syndrom mit einem Phäochromocytom, einem medullären Schilddrüsenkarzinom und gelegentlich einem Hyperparathyreoidismus; autosomal dominant vererbt: Typ II a; sporadisch: Typ II b
- die Diagnostik und Therapie der gastropankreatischen Apudome im Rahmen der MEN-I erfolgt wie oben für die einzelnen Tumoren angegeben

Akute Appendizitis

K. D. Rückauer, F. Eble

Definition

- akute Entzündung der Appendix vermiformis

Klassifikation

- katarrhalisch
- phlegmonös
- ulzerierend
- abszedierend
- gangränös

Symptome

- **Schmerzen**
  - ziehend, krampfartig
  - punctum maximum im rechten Unterbauch, häufig zunächst diffus oder im Epigastrium beginnend
  - Zunahme bei Erschütterung
  - variabel wegen unterschiedlicher Lage der Appendix, Art der Entzündung, Komplikationen, Alter des Patienten

- **vegetative Beschwerden**
  - Inappetenz
  - Übelkeit, Erbrechen
  - Diarrhö, Obstipation
  - Fieber
  - allgemeines Krankheitsgefühl

- **Fieber**
  - meist über 38,5 °C

- gelegentlich rektal-axilläre Temperaturdifferenz > 0,8 °C (unsicher)

Diagnose

- **sehr oft schwierig**

- **klinische Untersuchung**
  - Druckschmerz rechter Unterbauch (s. u.)
  - Klopfschmerz der Bauchdecke
  - Abwehrspannung
  - rektal-digitale Untersuchung
    (Schmerzen, ggf. Vorwölbung bei Douglasempyem)
  - Psoasschmerz bei retrocoecaler Lage

- **spezielle Schmerzzeichen**
  - McBurney-Zeichen: Druckschmerz in der Mitte zwischen Nabel und Spina iliaca anterior superior
  - Lanz-Zeichen: Druckschmerz an der rechten Drittelgrenze der Linie zwischen beiden Spinae iliacae anteriores superiores
  - Blumberg-Zeichen: Loslaßschmerz bei kontralateraler Prüfung
  - Rovsing-Zeichen: Dehnungsschmerz des Zoekums bei retrogradem Ausstreichen des Kolons
  - rektaler Druckschmerz

- **Labor**
  - Leukozytose (nicht höher als bei anderen akuten Abdominalerkrankungen; kann fehlen!)
  - Urinbefund (manchmal Leukozytose und/oder Mikrohämaturie)

- **Sonographie**
  - fingerförmige Struktur
  - Kokarde
  - echoarme Flüssigkeit
  - kann Appendizitis nie ausschließen

Akute Appendizitis

- **entscheidend ist das klinische Bild!**
- **Komplikationen**
- Perforation
- lokale/diffuse Peritonitis
- perityphlitischer Abszeß
- Douglasempyem
- Pylephlebitis, Leberabszeß

Differentialdiagnose
- vielfältige Differentialdiagnosen
- **Erkrankungen im rechten Unterbauch**
  - Gastroenteritis (z. B. Yersiniose)
  - M. Crohn
  - Divertikulitis
  - Meckel-Divertikel
  - Invagination
  - Volvulus
- **Erkrankungen im Oberbauch**
  - Cholezystitis
  - Ulkuspenetration
  - Ulkusperforation
  - Pankreatitis
- **retroperitoneale Ursachen**
  - Urolithiasis
  - Pyelitis
  - Zystitis
  - Psoasabszeß
- **gynäkologische Ursachen**
  - Adnexitis
  - Extrauteringravidität
  - Follikelpersistenz

- stielgedrehte Ovarialzyste
- rupturiertes Corpus luteum

- **metabolische Ursachen**
  - Diabetes mellitus
  - akute intermittierende Porphyrie

Besondere Verlaufsformen

- in der Regel innerhalb 24–48 Stunden erkennbare Entwicklung
  - Zunahme der Schmerzen und des Krankheitsgefühls bis zur Operationsbedürftigkeit
  - oder Stagnation bzw. unvollständige Rückbildung der Symptome bei Entstehung eines perityphlitischen Infiltrats oder Douglasempyems
  - oder Rückgang der Beschwerden bei Vorliegen einer (Gastro)Enteritis

- **Kinder**
  - schneller, ggf. fulminanter Verlauf
  - < 4 Jahren 60% perforiert

- **alte Patienten**
  - larvierte Symptomatik

- **schwangere Patientinnen**
  - atypische Lage
  - per se angespannte Bauchdecke
  - Häufigkeit wie bei Nichtgraviden

Therapie

- **die Diagnose ist gleichbedeutend mit Operationsindikation!**
- Laparotomie immer bei begründetem Verdacht auf akute Appendizitis
- geringeres Risiko durch „unnötige" als durch verspätete Operation

- Appendektomie auch bei intraoperativ innozenter Appendix
- bei Peritonitis Notfallindikation
- **laparoskopische Appendektomie** im Prinzip auch bei komplizierten Fällen möglich
  - Perforation ist keine Kontraindikation
  - Gewinn hinsichtlich Schmerzreduktion und schnellerer Erholung im Vergleich mit konventionellem Eingriff kaum bedeutsam

Mesenteriale Ischämie

J. Waninger, K. Haag

Definition

- plötzlicher embolischer oder thrombotischer Verschluß der Mesenterialgefäße, der zur Darminfarzierung führt, oder anderweitig bedingte Reduktion des mesenterialen Blutflusses mit konsekutiver Ischämie
- **Klassifizierung**
  - arterieller Verschluß
  - Mesenterialvenenthrombose
  - Non-okklusive Darmischämie

Arterieller Verschluß

Symptome

- plötzlich auftretende, vernichtende Bauchschmerzen, nach freiem Intervall von wenigen Stunden in einen dumpfen Bauchschmerz übergehend mit Verschlechterung des Allgemeinzustandes
- Fieber
- Erbrechen
- Abgang von blutigen Stühlen

Diagnostik

- Übersichtsaufnahme des Abdomen im Stehen
- Sonographie
- Angiographie der Mesenterialgefäße

Differentialdiagnose

- Perforation eines Hohlorgans
- Strangulationsileus
- akute Pankreatitis

Therapie

- Laparatomie
- Versuch der Embolektomie, wenn Aussicht auf Erhalt des Dünndarmes besteht (Symptomatik meist kürzer als 6 Stunden)
- meist erfolgt die Laparatomie in einem fortgeschrittenen Stadium der Erkrankung, in dem der Darm bereits in Gangrän übergegangen ist; die Entfernung des gangränösen Darmes ist dann unumgänglich
- Letalität bei 60–80%

Mesenterialvenenthrombose

Definition

- venöse Thrombose der Mesenterialvenen oder der Pfortader mit hämorrhagischem Darminfarkt
- Auftreten nach entzündlichen Darmerkrankungen, Hyperkoagulopathie oder langdauernder Einnahme von Antikonzeptiva

Symptome

- schleichende diffuse Bauchschmerzen
- Übelkeit
- Erbrechen
- Fieber

Diagnostik

- wie arterieller Verschluß

Differentialdiagnose

- Dünndarmileus
- akute Pankreatitis
- Perforation eines Hohlorganes

Therapie

- Laparatomie mit Resektion des nekrotischen Darmanteiles
- selten Versuch einer Fibrinolyse

Nicht okklusive Darmischämie

Definition

- Mikrozirkulationsstörung der Darmwand bei offenen Mesenterialgefäßen mit der Folge der Darmgangrän
- Ursache können Digitalisüberdosierung, Einnahme von Ergotaminpräparaten, Exsikkose und reduziertes Herzminutenvolumen bei bestehender Arteriosklerose sein

Symptome

- Diskontinuierliche Bauchschmerzen
- Übelkeit
- Erbrechen
- Fieber
- Linksherzinsuffizienz

Diagnostik

- Mesenterikographie: Gefäßengstellung mit perlschnurartigen Veränderungen

Differentialdiagnose

- akute Pankreatitis
- Mesenterialinfarkt
- Mesenterialvenenthrombose
- Dünndarmileus

Therapie

- konservative Therapie in frühem Stadium möglich (Levadosin- oder Papaverin-Infusion in die A. mesenterica superior)
- operativ: Laparotomie mit Resektion des gangränösen Darmes
- Prognose schlecht, da die Erkrankung meist im fortgeschrittenen Stadium bei schweren Begleiterkrankungen zur Behandlung kommt

Chronisch entzündliche Darmerkrankungen

J. Schölmerich, M. Lausen

Definition

- **Colitis ulcerosa (CU)**
  - von anal nach proximal kontinuierlich fortschreitend
  - auf den Dickdarm beschränkt, daher durch Kolektomie heilbar
  - mukosale Veränderungen
  - erhöhtes Karzinomrisiko bei längerer Laufzeit und ausgedehntem Befall

- **M. Crohn (MC)**
  - kann den ganzen Intestinaltrakt vom Mund bis zum Anus betreffen
  - diskontinuierlich, multiple Lokalisation häufig
  - terminales Ileum in 80% mitbeteiligt
  - selten reiner Kolonbefall oder Befall des oberen Gastrointestinaltraktes
  - transmurale Entzündung
  - gering erhöhtes Karzinomrisiko

Symptome bei Colitis ulcerosa

- blutige Diarrhoe
- Schmerzen, vorwiegend im linken unteren Abdomen
- Gewichtsverlust (seltener)
- extraintestinale Symptome
  - Augen (Iridozyklitis, Uveitis)
  - Haut (Erythema nodosum, Pyoderma gangraenosum)

- Gelenke (Monarthritis, Oligoarthritis, Sakroileitis, Spondylitis enteropathica)
- Leber (primär sklerosierende Cholangitis und andere Leberveränderungen)

Symptome bei M. Crohn

- Gewichtsverlust
- Schmerzen, meist im rechten Unterbauch
- unklare Entzündungszeichen
- Anämien
- bei Kindern Gedeihstörungen
- Durchfall seltener, meist ohne Blutbeimengungen
- häufig perianale Läsionen (Fisteln, Fissuren, Abszesse)
- extraintestinale Manifestationen (s. CU)

Komplikationen

- CU: – ausgeprägte anale Blutung
  - fulminante Kolitis (Tachykardie, Fieber)
  - toxisches Megakolon (Erweiterung des Kolons > 6 cm, verdickte Darmwand, Darmwandimpressionen)
- MC: – Abszeß
  - (Sub)ileus
  - Perforation
  - toxisches Megakolon (selten)

Diagnostik

- bei Verdacht auf chronisch-entzündliche Darmerkrankungen grundsätzlich **Koloileoskopie**; makroskopischer Befund und Klinik sind diagnoseweisend

- **Differentialdiagnose von CU und MC**
  - in 10% nicht möglich

- entscheidend sind Befallstyp und histologische Besonderheiten
- Besonderheiten bei CU: mukosale Entzündung, Kryptenabszesse
- Besonderheiten bei MC: Granulome, fissurale Ulzera, granulozytäre Infiltration
- die CU ist praktisch immer in Rektumbiopsien zu erfassen, zur Bestimmung der Ausdehnung ist eine Koloskopie aber initial immer erforderlich

- **weitere initiale Untersuchungen**
  - Dünndarmdarstellung nach Sellink (nicht Magen-Darm-Passage) zur Diagnose des Dünndarmbefalls bei MC
  - Gastroduodenoskopie zur Abklärung des oberen Gastrointestinaltrakts bei MC
  - Sonographie zum Ausschluß von Gallen- und Nierensteinen (gehäuftes Auftreten bei Morbus Crohn mit Ileumbefall oder -resektion)

- **Erfassung des Ausmaßes der Entzündung**
  - BSG
  - Thrombozytenzahl
  - Elektrophorese (α_1- und α_2-Globulin-Erhöhung)
  - C-reaktives Protein

- **Erfassung des Schweregrades**
  - CU:

	mäßig	mittel	schwer
Stuhlfrequenz	< 5	5–8	> 8
Blutbeimengung	(+)	+	++

  - MC: Aktivitätsindices
    Stuhlfrequenz
    Schmerzgrad
    Gewicht (relativ zu Standardgewicht)
    Entzündungsparameter im Labor (s. o.)

- **Erfassung von Komplikationen**
  - toxisches Megakolon, (Sub)ileus: Abdomenübersicht, Sonographie

- Perforation: Abdomenübersicht (Linksseitenlage), Sonographie
- Abszeß: Sonographie, Computertomographie, Kernspintomographie, Leukozytenszintigraphie

- **Erfassung von Mangelsymptomen infolge der gestörten Dünndarmfunktion**
  - Blutbild
  - Schilling-Test
  - Serum-Konzentrationen von Vitamin B12, Folsäure, Kalzium, Magnesium, Eisen, Ferritin, Zink, Vitamin A und Vitamin D

- **Erfassung versteckter extraintestinaler Manifestationen**
  - alkalische Phosphatase
  - Eiweiß im Urin

- **Ausschluß anderer Ursachen**
  - Tine-Test
  - Gruber-Widal-Agglutination auf Salmonellen und Yersinien
  - Stuhluntersuchung auf pathogene Keime

- **Verlaufskontrolle**
  - klinische Angaben der Patienten
  - Tastuntersuchung des Abdomens
  - Sonographie zur Darstellung von Darmwandverdickungen, Abszessen, Stenosen oder Gallen- und Nierensteinen
  - Laboruntersuchungen wie oben angegeben
  - bei CU ist immer das Rektosigmoid befallen, damit genügt die Rektoskopie zur histologischen Kontrolle des Aktivitätsgrades
  - bei erhöhtem Karzinomrisiko: (ausgedehnte CU, Laufzeit > 10 Jahre) jährliche Koloskopie

- **Schema zur Verlaufskontrolle**
  - bei CU halbjährlich zur Früherkennung von Rezidiven
  - bei MC viertel- bis halbjährlich zur Früherkennung von Rezidiven

- **Vorgehen in akuter Notsituation**
  - Abdomenübersicht, bei Verdacht auf toxisches Megakolon im Liegen

- Sonographie
- Leukozytenszintigraphie zur Differenzierung entzündlicher und narbiger Stenosen (bei [Sub]ileus)

Differentialdiagnose

- Divertikulose und Divertikulitis
- Malabsorption anderer Ursache
- seltene Darmerkrankungen (Kollagen-Kolitis, ischämische Kolitis, Vaskulitiden, Laktoseintoleranz, chologene Diarrhö, Darmtuberkulose)

Therapie der Colitis ulcerosa

- **medikamentöse Therapie** abhängig vom Schweregrad und der Ausdehnung der Erkrankung (s. Tab. 1)
  - 5-Aminosalicylsäure (5-ASA) (Salofalk®, Claversal®)
  - Salazosulfapyridin (SASP) (Azulfidine®, Colo-Pleon®)
  - Prednisolon (Decortin H®)

Tabelle 1 Medikamentöse Therapie bei Colitis ulcerosa

	linksseitige Colitis	totale Colitis
mäßige Aktivität:	5-ASA rektal (4 g/die)	5-ASA (4 g/die) SASP (3 g/die) oral
mittlere Aktivität:	5-ASA und/oder Steroide (Schäume!) rektal	5-ASA oder SASP und/ oder Prednisolon oral (60 mg/die)
hohe Aktivität:	5-ASA und Steroide rektal sowie Steroide systemisch (60–100 mg/die)	Prednisolon oral, evtl. intravenös (60–100 mg/die)
Remission:	5-ASA Suppositorien (oder Einläufe) (1 g/die)	5-ASA (1 g/die) oder SASP (2 g/die) oral

Chronisch entzündliche Darmerkrankungen 173

- zur rektalen Therapie werden Suppositorien und Schäume besser vertragen als Einläufe
- parenterale oder enterale künstliche Ernährung und besondere Diätformen nicht wirksam, gelegentlich aber zur Verbesserung der Ernährungslage sinnvoll
- **medikamentöse Rezidivprophylaxe:** Langzeittherapie (s. Tab. 1)
  - Minimaldosen: 2 g/die SASP oder 1 g/die ASA
- bei häufigen Rezidiven und therapierefraktären Verläufen **Kolektomie,** nach Möglichkeit kontinenzerhaltend durch restaurative Proktokolektomie mit Ileumpouch oder Ileorektostomie
- **Behandlung extraintestinaler Manifestationen**
  - ausschließlich Steroidtherapie
  - bei primär sklerosierender Cholangitis keine gesicherte Behandlung bekannt. In Einzelfällen operative Eingriffe möglich: Hepatikojejunostomie, radiologisch endoskopische Stents, Lebertransplantation
- **Therapie bei fulminanter Kolitis und toxischem Megakolon**
  - maximale konservative Therapie (Nahrungskarenz, parenterale Ernährung, 100 mg Prednisolon/die) bei fulminanter Kolitis für 5, bei toxischem Megakolon für 2–3 Tage
  - täglich internistisch-chirurgisches Konsil
  - bei Befundzunahme oder fehlender Rückbildung nach 5 bzw. 3 Tagen (s. o.) Operation (subtotale Kolektomie, endständige Ileostomie, Blindverschluß des Rektumstumpfes bzw. Schleimfistel; sekundär Pouch oder Ileorektostomie)
- **Therapie bei exzessiver Blutung**
  - subtotale Kolektomie, s. o.

Therapie des M. Crohn

- einzige gesichert wirksame Therapie des aktiven M. Crohn ist die Gabe von **Steroiden**

- 6-Methylprednisolon (Urbason®) beginnend mit 48 mg/die absteigend über 6 Wochen auf 8 mg/die
- alternativ Prednisolon (Decortin H®) beginnend mit 60 mg/die absteigend über 6 Wochen auf 10 mg/die
- weder Salazosulfapyridin noch 5-Aminosalicylsäure sind sicher wirksam, letztere möglicherweise in hohen Dosen (≥ 4 g/die)

- **parenterale oder enterale Ernährungstherapie** ist der Steroidtherapie unterlegen, aber bei einer Mehrzahl der Patienten zur Remissionseinleitung ebenfalls wirksam
  - ausreichende Kalorienzufuhr
  - Substitution von Spurenelementen und Vitaminen

- **Rezidivprophylaxe** nach Abklingen des akuten Schubes zur Vermeidung von Frührezidiven
  - 10 mg/die Prednisolon über 3 Monate
  - anschließend 10 mg Prednisolon jeden 2. Tag über weitere 3 Monate
  - alternativ evtl. Ausschlußdiät oder 5-Aminosalicylsäure (1,5–3 g/die)

- bei schweren und therapierefraktären Verläufen Operation, wenn möglich, oder
  - Azathioprin (Imurek®) 2×50 mg
  Antikonzeption beachten!

- **operative Behandlung**
  - dringlich bei Ileus, Perforation, intraabdominellem Abszeß, toxischem Megakolon
  - elektiv bei symptomatischen Stenosen und Therapieresistenz
  - operative Strategie: darmschonende Resektion, Strikturenplastik (minimale Chirurgie)

- **Therapie enterokutaner Fisteln**
  - Metronidazol (Clont®, Flagyl®) 3×400 mg oral, Ansprechrate nach 8–10 Wochen 60%
  - alternativ Azathioprin (Imurek®) 2×50 mg oral, Ansprechrate nach 3–4 Monaten 60%

- initiale chirurgische Therapie bei Vorliegen von fixierten Stenosen und bei „high output"-Fisteln (> 500 ml Sekret/die)
- bei Versagen der konservativen Therapie über 3–6 Monate chirurgisches Vorgehen

- **Therapie enterovesikaler Fisteln**
  - initiale chirurgische Therapie bei rezidivierenden Harnwegsinfekten, Pneumaturie, Fäkalurie
  - andernfalls Versuch mit Metronidazol

- **Therapie perianaler Fisteln**
  - ohne Rektumbefall durch MC: konventionelle Fistelspaltung
  - mit Rektumbefall: symptomatisch (Drainage septischer Komplikationen, Abszesse, Retentionen durch Fäden, Katheter o. ä.)

- **Substitution bei Befall des terminalen Ileums oder nach Ileumresektion**
  - fettlösliche Vitamine (1 Amp. ADEK Falk® alle 4 Wochen)
  - Spurenelemente (Zn, Fe, Mg, Ca) je nach Laboranalysen
  - Vitamin B12 (nach Schillingtest, in der Regel dann dauerhaft): 1 Amp. Aquocytobion® alle 2–3 Monate, Spiegelkontrolle

Besondere Probleme bei der Therapie chronisch-entzündlicher Darmerkrankungen

- bei Rezidiven (seltene) bakterielle Superinfektion ausschließen (Stuhl- und Serologieuntersuchung)!
- Therapie in der Schwangerschaft nicht ändern (Ausnahme: Azathioprin, Metronidazol), Überwachung intensivieren (alle 4 Wochen)
- Nebenwirkungen von Salazosulfapyridin und 5-Aminosalicylsäure (Diarrhoe!, Blutbild, Nierenfunktion), Metronidazol (Parästhesien) und Azathioprin (Pankreas, Blutbild) beachten
- bei „Therapieversagen" Superinfektion, chologene Diarrhoe und erworbene Laktoseintoleranz beachten
- bei Verdacht auf Abszeß Steroide nur unter engmaschiger Überwachung (stationär)!

Divertikelkrankheit des Kolons

G. Ruf, W. Kreisel

Definition

- **Divertikel**
  - angeboren (echte Divertikel): Ausstülpungen der gesamten Darmwand
  - erworben (falsche Divertikel): Ausstülpungen der Darmschleimhaut durch Lücken in der Muskelschicht
  - inkomplette Divertikel: röhrenförmig oder T-förmig in der Muskulatur eingelagert (= intramurale Divertikel)
  - komplette Divertikel: Schleimhautprolaps, dessen enger, von Ringmuskulatur umgebener Hals sich in einen von Serosa überzogenen, extramural gelegenen Kopf ausweitet
  - Lokalisation: meist im Kolon, selten Duodenum (2/3 peripapillär, 1/3 pars inferior), noch seltener im Dünndarm (Mesenterialansatz)

- **Divertikulose**
  - Vorhandensein von Kolondivertikeln ohne klinische Symptome
  - meistens zufällige Diagnose bei einer Röntgenuntersuchung des Kolons aus anderer Indikation

- **Divertikulitis**
  - entzündliche Veränderungen der Divertikel mit Übergreifen der Entzündung
  - lokal als Peridivertikulitis, fortschreitend auf angrenzende Strukturen als Perikolitis mit konsekutiven Komplikationen (s. u.)

Symptome

- **Divertikulose**
  - in der Regel asymptomatisch

Divertikelkrankheit des Kolons

- kolikartige Schmerzen ohne Entzündungszeichen („painful diverticular disease") selten
- **Divertikulitis**
  - Schmerzen im linken Unterbauch, gelegentlich kolikartig
  - Völlegefühl, Meteorismus
  - Stuhlunregelmäßigkeiten: Wechsel von hartem und schleimigem Stuhl
  - walzenförmige, druckschmerzhafte Resistenz im linken Unterbauch palpabel, Abwehrspannung („Bild der Linksappendizitis")
  - Entzündungszeichen: Leukozytose mit Linksverschiebung, BSG-Beschleunigung, CRP-Ausstieg, Temperaturerhöhung
  - bei Divertikulitis des Colon ascendens Bild der akuten Appendizitis

Komplikationen

- gedeckte oder freie Divertikelperforation: häufigste Komplikation bei leerer oder kurzer Anamnese
- Sigmastenose mit Dickdarmileus: häufigste Komplikation bei langer Anamnese mit mehreren entzündlichen Schüben
- peranale Blutung
- Fistelbildung zur Blase bzw. zum Dünndarm
- Abszeßbildung nach gedeckter Perforation: intraabdominell, retroperitoneal

Diagnostik

- **radiologisch**
  - Abdomenleeraufnahme im Stehen: Nachweis von freier Luft bzw. Ileus
  - Doppelkontrasteinlauf: Nachweis der Divertikel bzw. entzündlicher Wandveränderungen
  - Deformierung des Divertikelkopfes und Stenosierung des Halses, spikulaähnliche Ausstülpungen der Darmschleimhaut im

Sinne inkompletter Divertikel, Verbreiterung der Schleimhautfalten, anhaltende Muskelkontraktionen gelten radiologisch als Frühbefunde der Divertikulitis
- bei akuter Divertikulitis Kontrasteinlauf mit wasserlöslichem Kontrastmittel (Gastrografin); Bariumapplikation ist kontraindiziert!
  bei fehlender freier Luft: Nachweis von Stenose bzw. gedeckter Perforation, Fistelbildung
  Differentialdiagnose zu Malignomen

- **CT**
  - Nachweis extraluminaler Entzündung
  - auch primär mit Gastrographinfüllung bei v.a. Divertikulitis

- **Sonographie**
  - umschriebene Wandverdickung mit Stenose des Sigma
  - dialatiertes Kolon prästenotisch

- **Endoskopie**
  - Differentialdiagnose zu Malignomen
  - Nachweis der Divertikel bzw. der Divertikulitis nur eingeschränkt möglich, da die Perikolitis vom Darmlumen aus nicht beurteilbar ist.

- **Zystoskopie**
  - Nachweis einer kolovesikalen Fistel

Therapie der Divertikulose

- **konservativ**
  - schlackenreiche Kost: Weizenkleie, Vollkornbrot, Obst, Gemüse
  - evtl. pharmazeutische Quellmittel

- **operativ**
  - bei Zufallsbefund und leerer Anamnese: keine operative Therapie

Divertikelkrankheit des Kolons

Therapie der Divertikulitis

- **konservativ**
  - Antibiotika, parenterale Ernährung, milde abführende Maßnahmen

- **operativ**
  - bei fehlendem konservativen Therapieerfolg, rezidivierenden entzündlichen Schüben, entzündlicher Kolonstenose: Resektion des divertikeltragenden Kolonsegments

- **Therapie von Komplikationen**
  - freie Perforation und Peritonitis: Resektion des betroffenen Segments; im rechten Kolon mit Ileocöcalresektion und Ileoaszendostomie; im linken Kolon Resektion des Sigma bzw. Deszendens, Blindverschluß des Rektums und endständiger Anus praeter (Operation nach Hartmann); sekundär Wiederherstellung der Passage über eine End-zu-End-Anastomose zwischen Rektum und Deszendens bzw. Kolon transversum
  - Fistelbildung: Resektion des fisteltragenden Kolonsegments mit Fistelverschluß
  - Abszeßbildung: Drainage des Abszesses und sekundäre Resektion
  - peranale Blutung: meist spontanes Sistieren der Blutung, evtl. endoskopische Blutstillung, Bluttransfusionen
  - bei nicht beherrschbarer Blutung: Resektion und primäre Anastomose

Kolorektale Tumoren

H. Keller, W. Kreisel

Definition

- Polypen (gutartig, neoplastisch) und bösartige kolorektale Tumoren (Kolonkarzinom, Rektumkarzinom, Analkarzinom)

Gutartige Polypen und Adenome (= neoplastische Polypen)

- vorwiegend polypöse Veränderungen, die von der Schleimhaut ausgehen (= epitheliale Tumoren); selten mesenchymale Tumoren: Myome, Lipome oder Neurinome

Tabelle 1 Klassifikation der Polypen nach WHO

Polypenart	solitär	multipel
1 neoplastische Polypen	tubulär	familiäre Adenomatosis coli
= Adenome	villös tubulo-villös	Turcot-Syndrom Gardner-Syndrom
2 hamartomatöse Polypen	juvenile Polypen	juvenile Polyposis Peutz-Jeghers-Syndrom (Cronkhite-Canada-Syndrom)
3 „unklassifizierbare" Polypen	hyperplastische Polypen	hyperplastische Polyposis
4 entzündliche Polypen	z. B. bei Colitis ulcerosa (Pseudopolypen)	

Kolorektale Tumoren 181

- **neoplastische Polypen (Adenome)**
  - 95 % aller gutartigen epithelialen Tumoren
  - morphologische Klassifikation der Adenome: tubulär, villös, tubulo-villös
  - Epithel des Adenoms unterscheidet sich vom Epithel der normalen Darmschleimhaut = **Atypien** (neuerdings **Dysplasie**)

- **histologische Klassifikation der Adenome**
  - Grad 1 = Adenom mit leichten Zellatypien (Dysplasie)
  - Grad 2 = Adenom mit mäßigen Zellatypien (Dysplasie)
  - Grad 3 = Adenom mit schweren Zellatypien (Dysplasie)

- **nichtepitheliale (= mesenchymale) Tumoren**
  - meist Zufallsbefund bei Laparotomie oder Obduktion
  - Lipome: v. a. im Zökum und rechten Hemikolon, selten im Rektum
  - Lymphome: v. a. im distalen Rektum
  - Leiomyome: v. a. im Rektum, in ca. 30 % maligne Entartung, hohe Rezidivquote
  - Hämangiome: Gefahr von massiven Blutungen; Lokalisation im blutungsfreien Intervall schwierig, da Schleimhaut und Serosa nicht verändert sind
  - Neurofibrome: solitär oder multipel bei M. Recklinghausen; Ausgang vom Auerbachschen Plexus; häufig Blutungen durch Neigung zu Ulzerationen; in ca. 10–15 % maligne Entartung

Bösartige kolorektale Tumoren

- **Epidemiologie des Kolonkarzinoms**
  - zweithäufigstes Karzinom bei Männern und Frauen der westlichen Welt
  - jährliche Inzidenzrate 15–30/100 000 Einwohner
  - Männer und Frauen etwa gleich häufig betroffen
  - Altersgipfel zwischen 50. und 60. Lebensjahr
  - Häufigkeit synchroner kolorektaler Zweitkarzinome 4–8 %

- **Risikogruppen für Kolonkarzinom**
  - hereditäre Disposition (familiäre Polyposis, Gardner-Syndrom, „Cancer-family-Syndrom")
  - tubuläre und villöse Adenome
  - Colitis ulcerosa, ca. 7faches Karzinomrisiko gegenüber Normalbevölkerung (abhängig von Laufzeit und Ausdehnung der Erkrankung)
  - Z. n. Ureterosigmoideostomie (Latenzzeit durchschnittlich 25 Jahre)

- **makroskopische Wachstumstypen des Kolonkarzinoms**
  - polypös (blumenkohlartig)
  - schüsselförmig ulzerierend
  - ringförmig stenosierend
  - diffus infiltrierend

- **histologische Beurteilung des Kolonkarzinoms**
  - 95% Adenokarzinome, Rest: schleimbildende Adeno-Ca (Gallert-Ca), Siegelringzell-Ca
  - 4 verschiedene Differenzierungsgrade (grading): gut differenziert, mäßig differenziert, schlecht differenziert, entdifferenziert

- **Stadieneinteilung des Kolonkarzinoms**
  - Klassifikation nach Dukes (s. Tab. 2)
  - TNM-Klassifikation der UICC (s. Tab. 3)

Tabelle 2 Klassifikation des Kolonkarzinoms nach Dukes

Dukes A:	Tumor auf Darmwand beschränkt, d. h. Befall von Mukosa und Submukosa; kein Lymphknotenbefall
Dukes B:	Tumor hat Darmwand durchbrochen, d. h. Vordringen in die Muscularis propria; kein Lymphknotenbefall
Dukes C1:	regionale (perikolische/perirektale) Lymphknoten befallen
Dukes C2:	periphere (paraaortale) Lymphknoten befallen
Dukes D:	mit Fernmetastasen

Tabelle 3 TNM-Klassifikation der UICC: Kolonkarzinom

T-Primärtumor

TX	Primärtumor kann nicht beurteilt werden
T0	kein Anhalt für Primärtumor
Tis	Carcinoma in situ
T1	Tumor infiltriert Submukosa
T2	Tumor infiltriert Muscularis propria
T3	Tumor infiltriert durch die Muscularis propria in die Subserosa
T4	Tumor perforiert das viszerale Peritoneum oder infiltriert direkt in andere Organe oder Strukturen

N-regionäre Lymphknoten

NX	regionäre Lymphknoten können nicht beurteilt werden
N1	1–3 perikolische bzw. perirektale Lymphknoten befallen
N2	4 oder mehr perikolische bzw. perirektale Lymphknoten befallen
N3	Lymphknotenbefall entlang eines benannten Gefäßstamms

M-Fernmetastasen

MX	Vorliegen von Fernmetastasen kann nicht beurteilt werden
M0	keine Fernmetastasen
M1	Fernmetastasen

Präfix „p", z. B. pT1 pN2 pMX, bedeutet postoperative Beurteilung nach dem histologischen Resultat

- **Rektumkarzinom**
  - Häufigkeitsgipfel zwischen 6. und 7. Lebensjahrzehnt
  - Männer häufiger befallen als Frauen
  - Einteilung nach Dukes- oder TNM-Klassifikation

- **Analkarzinom**
  - relativ selten, ca. 1–3 % aller kolorektalen Karzinome
  - histologisch in über 90 % Plattenepithelkarzinom
  - meist spät diagnostiziert
  - Differentialdiagnose: chronisches Analekzem, M. Bowen, M. Paget
  - lymphogene Metastasierung in inguinale Lymphknoten

Symptome

- **Polypen und Adenome**
  - oft klinisch stumm
  - selten Obstruktion, Blutung

- **Kolonkarzinom**
  - allgemeine Symptome abhängig von der Lokalisation des Tumors
  - Änderung der Stuhlgewohnheiten (Wechsel von Obstipation und Durchfall)
  - Melaena
  - Anämie (v. a. Karzinome im rechten Kolon)
  - Schmerzen

- **lokale Komplikationen bei fortgeschrittenen Karzinomen**
  - Ileus
  - Perforation

- **Rektumkarzinom**
  - Änderung der Stuhlgewohnheit
  - Abgang von Blut oder blutigem Schleim
  - Tenesmen
  - Stenosebeschwerden: „Bleistiftstühle"
  - Unwillkürlicher Stuhl- und Windabgang („falscher Freund")

- **Analkarzinom**
  - Blutung, Schmerzen, Pruritus, Fremdkörpergefühl, Kontinenzstörung

Diagnostik

- **Polypen und Adenome**
  - Ziel = histologische Klassifizierung mit Beurteilung der Dignität
  - Anamnese: peranale Blutung und Sekretabgang
  - Familienanamnese bei familiärer Adenomatose
  - rektale Untersuchung
  - Röntgenkontrasteinlauf: mit Doppelkontrastmethode Nachweis polypoider Veränderungen von 2–3 mm Durchmesser

- Koloskopie bzw. Rektoskopie mit gleichzeitiger Polypektomie (Diathermiezange und -schlinge); Grenze: Polypen über 3 cm Durchmesser
- selektive Angiographie. v. a. Nachweis von Hämangiomen im Stadium der massiven Blutung

- **Kolonkarzinom**
  - Anamnese
  - klinische Untersuchung
  - Haemoccult®-Test
  - Bestimmung des karzinoembryonalen Antigens (CEA) im Serum (bei ca. 65 % der kolorektalen Karzinome erhöht)
  - Koloskopie mit Biopsie: **Methode der Wahl**
  - Röntgen-Kontrasteinlauf: v. a. zum Ausschluß eines Zweitkarzinoms, wenn Tumorstenose mit Koloskop nicht passierbar
  - Sonographie: Lebermetastasen?

- **Rektumkarzinom**
  - rektale Untersuchung mit Beurteilung der Tumorbeweglichkeit (clinical staging)
  - Prokto-/Rektoskopie mit Biopsien
  - endoluminale Sonographie
  - Computertomographie

- **Analkarzinom**
  - klinische Untersuchung
  - Proktoskopie mit Probeexzision
  - evtl. Computertomographie

Therapie der Polypen und Adenome

- **endoskopische Therapie**
  - indiziert bei allen Dickdarmpolypen bis ca. 3 cm Durchmesser
  - vorher gründliche Darmreinigung mit Abführmittel und Reinigungseinlauf
  - vor Polypektomie Kontrolle von Quick-Wert und Thrombozyten, Bereitstellung von 2 Erythrozytenkonzentraten

- Komplikationen: Blutung, Perforation, Gasexplosion
- endoskopische Polypektomie ist therapeutisch, wenn das Adenom in toto abgetragen wurde
- bei invasivem Wachstum, d. h. Überschreiten der Muscularis mucosae, nur dann therapeutisch, wenn folgende 3 Kriterien erfüllt sind:
  1. Abtragung im Gesunden
  2. Malignitätsgrad I (hochdifferenziertes Adeno-Ca) oder Malignitätsgrad II (mäßig differenziertes Adeno-Ca)
  3. kein Tumoreinbruch in Lymphgefäße
- wenn eines dieser Kriterien nicht erfüllt wird, ist chirurgische Nachresektion erforderlich

- **Zugangswege zur operativen Therapie**
  - transanaler Zugang bis ca. 10 cm ab ano
  - posterior-transsphinkterer Zugang
  - transabdominaler Zugang

- **Operationen über den transabdominalen Zugang**
  - Kolotomie und Polypektomie
  - Segmentresektion bei großen breitbasigen Polypen sowie bei V. a. maligne Entartung
  - Proktokolektomie bei familiärer Adenomatosis mit kontinenzerhaltender ileoanaler Pouch-Bildung

- **Nachsorge** Kontrollkoloskopie in regelmäßigen Zeitabständen mit Inspektion des gesamten Kolons

Therapie des Kolonkarzinoms

- Therapie der Wahl ist die **Operation** mit Resektion des tumortragenden Darmabschnitts nach den Prinzipien der Karzinomchirurgie
  - en-bloc-Resektion des Primärtumors unter Mitnahme der regionären Lymphknoten und der infiltrierten Nachbarorgane
  - Vermeidung einer perioperativen lokalen und systemischen Tumorzellverschleppung

- radikuläre Unterbindung des Gefäßstiels
- Standardisierung der Resektionsgrenzen, abhängig von arterieller Versorgung und Lymphabflußgebiet
- Sicherheitsabstand vom Tumor mindestens 5 cm

- **typische Resektionen**
  - Hemikolektomie rechts: Tumor des Zökums und des Colon ascendens
  - Transversumresektion: Tumor des Colon transversum
  - Hemikolektomie links: Tumor der linken Kolonflexur und des Colon descendens
  - Sigmaresektion: Tumor im proximalen und mittleren Drittel des Sigma
  - evtl. Erweiterung der Resektionsgrenzen, abhängig von Lokalisation des Tumors und Lymphknotenbefall

- Indikation zur **subtotalen Kolektomie**
  - Tumor an der Grenze zweier Lymphabflußgebiete
  - synchrone Karzinome außerhalb der Standardresektion
  - Sekundärprävention (high risk) bei synchronen Adenomen, Adenomatosis coli, Colitis ulcerosa
- bei singulären Lebermetastasen ggf. Metastasenresektion

- **Strahlentherapie**
  - präoperativ und/oder postoperativ
  - intraoperativ
  - u. U. günstiger Einfluß auf lokale Rezidivbildung
  - zur Schmerztherapie
  - palliativ bei inoperablen Tumoren
  - endgültige Beurteilung über effektivste Anwendung z. Zt. noch nicht möglich

- **Chemotherapie**
  - kolorektale Karzinome nur wenig sensibel
  - eindeutiger Nachweis einer Verbesserung der Überlebensrate fehlt noch

- Kombination von 5-Fluorouracil mit Levamisol beim Tumorstadium Dukes B
- evtl. palliativ bei inoperablen Tumoren

Therapie des Rektumkarzinoms

- **chirurgische Therapie** abhängig von Lokalisation und Tumorstadium

- Standardoperationen
  - **anteriore Rektumresektion:**
    Tumor im oberen und mittleren Rektumdrittel, kontinenzerhaltend
  - **abdomino-perineale Rektumexstirpation:**
    Tumor im distalen Rektumdrittel mit endständigem Anus praeter
  - **lokale Exzision:**
    Tumor im mittleren und distalen Rektumdrittel, transanal oder transsphinkter über Rectotomia posterior (nach *Mason* oder *Kraske*)

- Indikation zur **lokalen Tumorexzision**
  - Tumor nicht größer als 3 cm
  - Tumor frei beweglich
  - gut differenziert (low risk)
  - Höhe bis 8–10 cm ab ano

- **Palliativmaßnahmen** bei inoperablem Rektumkarzinom
  - doppelläufiger Anus praeter sigmoideus oder transversalis
  - Tumorverkleinerung durch Laser- oder Kryotherapie

- **Strahlentherapie, Chemotherapie:** wie bei Kolonkarzinom

Therapie des Analkarzinoms

- kombinierte Radio-Chemotherapie
- lokale Exzision: v. a. zur Beurteilung des Tumorbettes nach erfolgter Radiotherapie
- selten abdominoperineale Rektumexstirpation

Intestinale Infektionen

W. Kreisel, C. Spamer, D. Häussinger

Symptome und Diagnostik

Tabelle 1 Klinische Leitsymptome häufiger infektiöser Enteritiden

Erreger	Fieber	Erbrechen	Stuhl wäßrig	Stuhl blutig	Besonderheiten
Salmonellen	+	+	+		
Campyl. jejuni	+		+	++	Arthritis
Yersinien	+		+		Arthritis/Appendizitis
Shigellen		+	+	++	
E. coli			+		
C. difficile			++	++	
Viren		++	++		
Amöben			+	+	Leberabszeß
V. cholerae			++		

- spezielle Symptomatik und diagnostisches Vorgehen s. bei den einzelnen Erregern

Therapie

- **allgemeine symptomatische Maßnahmen bei infektiöser Diarrhoe**
  - Aktivkohle, Tanninpräparate, Quellmittel, Pektin
  - Motilitätshemmung (Loperamid)
  - Flüssigkeits- und Elektrolytersatz
    z. B. orale Rehydratationslösungen (Tab. 2) oder parenteraler Ersatz
  - Laktulose

Tabelle 2 Zusammensetzung einer oralen Rehydratationslösung

orale Rehydratationslösung (WHO Formel B)

	g/l Wasser	
NaCl	3,5	½ Teelöffel
KCl	1,5	¼ Teelöffel
NaHCO$_3$	2,5	¼ Teelöffel
Glucose	20,0	2 Eßlöffel
	mmol/l	
Na	90	
K	20	
Cl	80	
Biocarbonat	30	
Glucose	111	
– Osmolarität		331 mOsm/l

- **antibiotische Therapie**
  z. B. Ampicillin, Trimethoprim/Sulfamethoxazol, Erythromycin, Tetracycline, Metronidazol, Cephalosporine, Gyrasehemmer

- **spezielle Therapie s. bei den einzelnen Erregern**

Bakterielle intestinale Infektionen

Salmonellosen

- etwa 120 Salmonellen-Typen sind für den Menschen pathogen
- Formen der Infektion
  - systemische Allgemeininfektion
  - akute Gastroenteritis
  - Dauerausscheider
  - Lokalinfektion

Typhus abdominalis

- **Erreger:** Salmonella typhi

- **Übertragung:** Schmierinfektion, Stuhl, kontaminierte Nahrungsmittel, Wasser

- **Inkubationszeit:** 10–12 Tage

- **Klinik**
  - in der 1. Woche unspezifische Symptome wie grippaler Infekt
  - ab Ende der 1. Woche Fieber bis 40°C für 1–2 Wochen, relative Bradykardie, Somnolenz, Hepato-Splenomegalie, Roseolen Ende der 2. Woche
  - verminderte Stuhlkonsistenz nur in etwa ⅓ der Fälle
  - Entfieberung in der 4. Woche

- **Komplikationen**
  - Darmblutung
  - Darmperforation
  - Pneumonie
  - Osteomyelitis
  - Myokarditis
  - Meningitis
  - Cholezystitis
  - Cholangitis

- **Diagnose**
  - Blutkulturen (1.–2. Krankheitswoche)
  - Stuhlkulturen (ab 2. Woche)
  - Urinkulturen
  - Serologie: Gruber-Widal-Reaktion positiv ab Beginn der 2. Woche

- **Therapie**
  - Antibiotika: Ciprofloxacin bis zum 10. Tag nach Entfieberung
  - bei Resistenz: Chloramphenicol, anfangs 2 g/Tag, ab 3. Tag 3–4 g/Tag (**cave:** Herxheimer-Reaktion), kumulative Dosis nicht über 25 g
  - Bilanzierung des Flüssigkeits- und Elektrolythaushalts

- **Prophylaxe:** aktive Immunisierung (Typhoral L)
- **Meldepflicht!**

Paratyphus

- **Erreger:** Salmonella paratyphi A, B, C
- **Übertragung:** Schmierinfektion
- **Verlauf:** typhöse Verlaufsform (ähnlich wie Typhus) oder gastroenteritische Verlaufsform
- **Diagnose**
  - Blut-, Stuhl-, Urinkulturen
  - Gruber-Widal-Reaktion
- **Komplikationen:** septische Absiedlungen bei Bakteriämie wie bei Typhus abdominalis
- **Therapie**
  - Bilanzierung des Flüssigkeits- und Elektrolythaushalts
  - Antibiotika (s. o.) bei typhösem Verlauf
- **Prophylaxe**
  - aktive Immunisierung
- **Meldepflicht!**

Akute Salmonellen-Gastroenteritis

- **Erreger:** S. typhimurium, S. enteritidis, u. a. m.
- **Übertragung:** kontaminierte Nahrungsmittel (z. B. Milch, Eier, aus Eiern hergestellte nicht erhitzte Produkte, Speiseeis)
- **Inkubationszeit:** wenige Stunden bis 2 Tage
- **Klinik:** Übelkeit, Erbrechen, Durchfall, manchmal Fieber
- **Komplikationen:** Störungen des Elektrolyt- und Wasserhaushaltes, Dehydratation
- **Diagnostik:** Keimnachweis aus Stuhl oder Lebensmittelresten

- **Therapie**
  - Flüssigkeits- und Elektrolytsubstitution, in leichten Fällen oral, in schweren Fällen parenteral
  - Laktulose (3×2 EL/Tag)
  - nur in schweren Verläufen, bei abwehrgeschwächten oder Risikopatienten Antibiotika: z. B. Cotrimoxazol 2×2 Tbl./Tag, Amoxycillin (3×750 mg/Tag), Ciprofloxacin 2×500 mg/Tag
- **Prophylaxe:** Lebensmittel- und Küchenhygiene
- **Meldepflicht!**

Asymptomatische Salmonellenausscheider

- 3% der Patienten mit Infektion durch S. typhi. Herd der Infektion ist die Gallenblase
- auch nach Infektion durch S. parathyphi und anderen Salmonellen möglich
- **Therapie**
  - Amoxycillin 2×3 g/Tag für 2 Monate, Cotrimoxazol 2×2 Tbl./Tag für 3 Monate, Ciprofloxacin 2×500 mg/Tag für 3 Wochen
  - bei Dauerausscheidern von S. typhi oder paratyphi eventuell Cholezystektomie
- **Meldepflicht!**

Lokalinfektionen durch Salmonellen

- **Erreger:** alle Salmonellen
- **Klinik**
  - bei Säuglingen und abwehrgeschwächten Patienten Keimabsiedlung in allen Organen möglich
  - z. B. Cholezystitis, Appendizitis, Peritonitis, Salpingitis, Abszesse in Lunge, Hirn, Knochen, intraabdominell, Harnwegsinfekt, Endokarditis

- **Therapie:** Antibiotika (s. o.); gegebenenfalls chirurgische Sanierung

Shigellose (Bakterienruhr)

- **Erreger:** Shigella dysenteriae, S. flexneri, S. boydii, S. sonnei
- **Pathogenese:** Bildung des Shiga-Toxins
- **Übertragung:** Schmierinfektion, Stuhl, verunreinigte Nahrungsmittel
- **Inkubationszeit:** 1–7 Tage
- **Klinik**
  - leichte Verlaufsformen bis schwere Colitis
  - Diarrhoe z. T. mit Blut und Eiter, Tenesmen
- **Komplikationen**
  - Darmperforation
  - Peritonitis
  - Abszedierung
  - Arthritis, Konjunktivitis, Urethritis (Reiter-Syndrom, vor allem bei S. flexneri)
- **Diagnose**
  - Stuhl-Kultur
  - Abstrich aus Rektum
  - Serologie
- **Therapie**
  - Bilanzierung des Flüssigkeits- und Elektrolythaushalts
  - Antibiotika: Ampicillin, Trimethoprim/Sulfamethoxazol, Dosierung wie oben
    Tetracycline $3-4 \times 250-500$ mg/Tag, Gyrasehemmer
- **Prophylaxe:** aktive Immunisierung möglich

Cholera

- **Erreger:** Vibrio cholerae (Typen Inaba, Ogawa, El Tor)

- **Pathogenese**
  - Enterotoxin, das die Adenylatzyklase der Schleimhaut stimuliert
  - Hypersekretion von Flüssigkeiten und Elektrolyten
- **Übertragung:** verunreinigtes Wasser oder Lebensmittel
- **Inkubationszeit:** wenige Stunden bis 3 Tage
- **Klinik**
  - wäßriger Durchfall, gelegentlich Erbrechen, selten Fieber
  - massiver Flüssigkeits- und Elektrolytverlust
- **Komplikationen:** Exsikkose, Schock, Nierenversagen
- **Therapie**
  - Flüssigkeits- und Elektrolytersatz, in leichten Fällen oral (z. B. orale Elektrolytersatzlösung gemäß WHO), in schwereren Fällen intravenös
  - antibiotische Therapie: Tetracycline 4×250 mg/Tag über mindestens 5 Tage, möglichst per os
- **Prophylaxe**
  - Isolierung und Sanierung der Keimträger
  - Immunisierung möglich, relativer Schutz für 6 Monate
- **Meldepflicht:** bei Verdachts-, Erkrankungs- und Todesfall!

Vibrio-parahaemolyticus-Enteritis

- **Erreger:** V. parahaemolyticus, häufiger Keim einer Gastroenteritis
- **Klinik:** abrupter Beginn der Symptome mit Bauchschmerzen, wäßrig-blutigem Durchfall, gelegentlich Fieber und Brechreiz
- **Diagnose:** Keimnachweis
- **Therapie:** symptomatisch, eventuell Tetracycline (s. o.)

Campylobacter-Enteritis

- **Erreger:** C. jejuni, weniger häufig C. fetus, C. coli
- **Pathogenese:** Enterotoxin, ähnlich wie V. cholera

- **Übertragung:** Schmutz- und Schmierinfektion, kontaminierte Lebensmittel (rohe Milch, unzureichend gekochtes Fleisch)
- **Inkubationszeit:** 1–7 Tage
- **Klinik:** heftige Diarrhoe, oft mit Blut und Schleim, krampfartige Bauchschmerzen, Fieber
- **Komplikationen**
  - Bakteriämie
  - Sepsis
  - Abszesse
  - Pneumonie
  - Meningitis
  - Endokarditis
  - Erythema nodosum
  - Arthritis (auch nach Monaten!)
- **Diagnostik**
  - Erregernachweis im Stuhl, eventuell im Blut
  - Serologie
- **Therapie**
  - symptomatische Therapie
  - Antibiotika: Erythromycin 4×250 mg/Tag für eine Woche, Ciprofloxacin 2×500 mg/Tag für 1 Woche, Tetracycline 4×250 mg/Tag für 1 Woche

Yersiniose

- **Erreger:** Yersinia enterocolitica (in Europa besonders Serovar 0:3 und 0:8 humanpathogen), seltener Y. pseudotuberculosis
- **Übertragung:** fäkal-oral, kontaminierte Nahrungsmittel
- **Inkubationszeit:** 3–10 Tage
- **Klinik**
  - Fieber, kolikartige Bauchschmerzen, Diarrhoe mit Blutbeimengungen, gelegentlich Erbrechen
  - Dauer 2–3 Wochen, meist selbstlimitiert

- Schwellung und Ulzerationen der Schleimhaut von Kolon und terminalem Ileum
- evtl. Pseudoappendizitis (häufig bei Y. pseudotuberculosis)

- **Komplikationen**
  - Abszesse in Leber, Milz, Lunge
  - postinfektiös: M. Reiter, Erythema nodosum, Mono- oder Polyarthritis (auch nach Monaten)

- **Diagnostik**
  - Erregerisolierung aus Stuhl oder Blut
  - Antikörpernachweis ab 3.–7. Krankheitstag

- **Therapie**
  - symptomatisch
  - bei schweren oder septischen Verläufen Tetracycline (4×250 mg/Tag) oder Cotrimoxazol (2×2 Tbl./Tag). Auch Aminoglycoside oder Cephalosporine

E. coli – Enteritis

- **Erreger**
  - EPEC: enteropathogene E. coli
  - ETEC: Enterotoxin-bildende E. coli
  - EIEC: enteroinvasive E. coli
  - EHEC: enterohämorrhagische E. coli

- **Übertragung:** verunreinigte Nahrungsmittel oder Trinkwasser

- **Inkubationszeit:** 1–3 Tage

- **Klinik**
  - meist wäßrige Durchfälle, bei EIEC oder EHEC auch blutig
  - Flüssigkeits- und Elektrolytverlust
  - Erbrechen
  - Exsikkose

- **Diagnostik:** Keimisolierung aus dem Stuhl

- **Therapie**
  - Flüssigkeits- und Elektrolytsubstitution
  - Antibiotika bei schweren Verläufen, Anzeichen einer systemi-

schen Infektion oder abwehrgeschwächten Personen: Cotrimoxazol, Amoxycillin, Aminoglycoside, Cephalosporine
- **Meldepflicht:** bei gehäuftem Auftreten in Säuglingsheimen und Kinderkliniken!
- EHEC=**VTEC** (verotoxinbildende E. coli) ist für einen großen Prozentsatz der Fälle des hämolytisch-urämischen Syndroms und der thrombotisch-thrombozytopenischen Purpura verantwortlich

Staphylokokkenenteritis

- **Pathogenese:** Toxin bestimmter Stämme von Staphylococcus aureus
- **Übertragung:** hitzestabil, daher Übertragung auch durch gekochte Speisen möglich
- **Inkubationszeit:** 1–6 Stunden
- **Klinik**
  - heftige Durchfälle mit Elimination des Toxins und raschem Abklingen der Beschwerden
  - selten: Durchfälle mit schweren Allgemeinerscheinungen, septischer Schock
- **Diagnostik**
  - Nachweis von Staphylococcus aureus im Stuhl
  - Abstrich und Kultur des verdächtigen Nahrungsmittels
- **Therapie**
  - Flüssigkeits- und Elektrolytsubstitution, evtl. Laktulose
  - Staphylokokkenwirksame Antibiotika (Erythromycin 1–2 g/Tag, Dicloxacillin oder Flucloxacillin 2–4 g/Tag) meist nicht erforderlich

Clostridium-perfringens-Enteritis

- **Erreger:** C. perfringens Typ A
  - ubiquitärer anaerober Sporenbildner
  - erst ab Ingestion von über 10^8 Keimen manifeste Erkrankung

- **Übertragung:** kontaminierte, ungenügend gekochte oder konservierte Lebensmittel
- **Inkubationszeit:** 5–12 Stunden, nur selten länger
- **Klinik**
  - krampfartige Bauchschmerzen, wäßrige Diarrhoe, Brechreiz
  - Fieber oder Erbrechen selten
- **Diagnostik**
  - C. perfringens oft auf Lebensmitteln oder im Stuhl von gesunden Personen vorkommend, quantitative Stuhlkultur
  - über 10^5 Sporen/g Stuhl oder Nachweis des Enterotoxins im Stuhl sind beweisend
- **Therapie**
  - im allgemeinen nur symptomatisch
  - eventuell Ampicillin, Tetracycline

Pseudomembranöse Kolitis ("Antibiotika-assoziierte Kolitis")

- **Erreger**
  - Clostridium difficile mit den Toxinen A und B
  - bei etwa 3% der gesunden Bevölkerung nachweisbar
  - Überwuchern bei Behandlung mit Antibiotika, bei allen Antibiotika möglich
- **Klinik**
  - Durchfall, wäßrig, oft blutig
  - Abgang von "Pseudomembranen"
  - gelegentlich Fieber und Leukozytose
- **Diagnostik**
  - endoskopischer Aspekt einer pseudomembranösen Kolitis
  - Nachweis des Erregers im Stuhl oder einer Biopsieprobe
  - Nachweis der Toxine im Stuhl
- **Therapie**
  - Absetzen des auslösenden Antibiotikums

- Gabe von Vancomycin oral, 7–10 Tage 4 × täglich je 125 mg oder Metronidazol, 7–10 Tage 3 × täglich 500 mg oral, auch Teicoplanin
- bei etwa 25 % der Fälle nach Absetzen der antibiotischen Therapie Rezidiv, dann erneute Therapie wie oben

Botulismus

- **Erreger**
  - Clostridium botulinum
  - ubiquitärer anaerober Sporenbildner, hitzeresistente Sporen
  - Produktion der hitzelabilen Neurotoxine abhängig von Infektion mit Bakteriophagen
  - 8 Toxine, die Typen A, B, E und F als Auslöser der Erkrankung
- **Übertragung**
  - nicht vorschriftsmäßig konservierte oder geräucherte Fleisch-, Fisch- oder Wurstwaren oder Konserven
  - 10minütiges Kochen oder 30minütiges Erhitzen auf 80°C zerstört die Neurotoxine
  - Sporen überstehen mehrstündiges Kochen
- **Inkubationszeit:** wenige Stunden bis zu maximal 8 Tagen
- **Klinik**
  - **gastrointestinale Symptome** nur bei etwa ⅓ der Patienten, im allgemeinen auch nur mild: Übelkeit, Erbrechen, Bauchschmerzen, Diarrhoe
  - **neurologische Symptome:** Ptose, Diplopie, Akkomodationsstörungen, Heiserkeit, Schluckstörungen, verminderte Tränensekretion, Obstipation, Harnverhalt, absteigende Schwäche oder Lähmungen, meist bilateral, Lähmung der Atemmuskulatur
- **Diagnostik**
  - oft bereits klinische Diagnose
  - Nachweis von C. botulinum oder des Toxins in verdächtigen Lebensmitteln, Erbrochenem, Magensaft, Stuhl, Blut
  - Toxinnachweis durch Tierversuch

Intestinale Infektionen

- **Differentialdiagnose**
  - Vergiftungen durch Pilze, Atropin, Methanol
  - Polyneuritis
  - Basilaristhrombose
  - Myasthenia gravis
- **Therapie**
  - Gabe von Botulismus-Antitoxin (in Deutschland polyvalentes Antitoxin gegen die Toxine A, B und E) initial 500 ml iv., je nach klinischer Symptomatik alle 4–6 Stunden weitere 250 ml
  - Magenspülung, Einläufe, symptomatische Therapie je nach Klinik
  - bei Ateminsuffizienz Beatmung
- **Meldepflicht!**

Tuberkulose

- **Erreger:** Mycobacterium tuberculosis, früher auch M. bovis.
- **Vorkommen**
  - in Mitteleuropa selten, aber wieder zunehmende Tendenz
  - abwehrgeschwächte Patienten, z. B. bei Chemotherapie, Immunsuppression, AIDS u.a.m.
- **Übertragung**
  Befall des Gastrointestinaltraktes
  - durch infizierte Nahrungsmittel, am ehesten Milch
  - durch Verschlucken von infiziertem Sputum bei Tuberkulose des Respirationstraktes
  - durch hämatogene Ausbreitung
  - über infizierte Galle
  - per-continuitatem von Nachbarorganen
- **Klinik**
  - in allen Abschnitten des Gastrointestinaltraktes Befall durch Tuberkelbakterien möglich, am häufigsten im Ileozökalbereich (85–90%)

- ulzerative Form
- hypertrophische Form (besonders im Ileozökalbereich und Kolon)
- Symptomatik oft unspezifisch: abdominelle Schmerzen, Gewichtsabnahme, Fieber, Übelkeit, Erbrechen, Nachtschweiß, Malassimilation, gelegentlich Durchfälle oder Obstipation

- **Diagnostik**
  - Endoskopie (Ulzera, polypoide Gebilde, eventuell sogar tumorartig), Histologie der befallenen Schleimhaut (keineswegs immer typisch), Nachweis säurefester Stäbchen
  - kultureller Nachweis aus Biopsiematerial oder aus Stuhlprobe
  - neu: direkter Nachweis von Mykobakterien – DNA durch die Polymerase-Ketten-Reaktion
  - Radiologie: Ulzera, polypoide Gebilde, narbige Stenosen, Subileus, Ileus

- **Differentialdiagnose:** M. Crohn, Yersiniose

- **Therapie**
  - Tuberkulostatika
  - eventuell Resektion des befallenen Darmabschnitts

- **Meldepflicht!**

Infektion mit atypischen Mykobakterien

- **Erreger:** meist Mycobacterium avium intracellulare
- **Klinik**
  - sehr selten bei immungesunden Menschen
  - bei bis zu 50% der AIDS-Kranken autoptisch nachweisbar
  - Befall des Respirationstraktes, des GIT, häufig auch disseminiert
  - bei Befall des GIT Durchfälle, Bauchschmerzen, Gewichtsabnahme

- **Diagnostik**
  - kultureller Nachweis in Blut, Stuhl, Dünndarmbiopsie
  - histologischer Nachweis in Dünndarmbiopsie

- **Therapie**
  - sehr schwer therapeutisch beeinflußbar, da kaum Ansprechen auf Tuberkulostatika

Helicobacter pylori

- auslösendes Agens der Typ B Gastritis
- Ulcus duodeni assoziiert mit H. pylori im Magenantrum
- Zusammenhang zwischen H. pylori und Ulcus ventriculi
- Non-Ulcer-Dyspepsie eventuell mit H. pylori verknüpft
- H. pylori als Risikofaktor für das niedrig maligne Magenlymphom und das Magenkarzinom
- Näheres s. S. 111 und 114

Virale intestinale Infektionen

Infektion mit Rotaviren

- **Erreger:** Doppelsträngige RNA, Durchmesser 70–75 nm. Mehrere Serotypen
- **Übertragung:** fäkal-oral
- **Inkubationszeit:** 1–3 Tage
- **Klinik**
  - Rotaviren verursachen etwa 50 % der Diarrhoen bei Kindern, Dauer 5–7 Tage, Fieber, Erbrechen, Durchfall
  - bei Erwachsenen Symptome selten und mild
  - Häufigkeitsgipfel in den kalten Jahreszeiten
- **Diagnostik**
  - immunologischer Virusnachweis im Stuhl
  - Elektronenmikroskopie
  - Nachweis der Virus-RNA
- **Therapie:** symptomatisch, orale Elektrolytersatzlösungen

- **Immunität**
  - spezifische IgM, IgG und IgA im Serum und Dünndarmsekret
  - Rolle der zellulären Immunität beim Menschen noch unklar
- **Impfung:** mehrere Lebendvakzinen entwickelt, teilweise effektiv

Infektion mit enterischen Adenoviren

- **Erreger**
  - 70–80 nm. Doppelsträngige DNA
  - 2 Serotypen verursachen eine Gastroenteritis
- **Inkubationszeit:** 8–10 Tage
- **Klinik**
  - 10% der pädiatrischen Gastroenteritiden, Dauer 5–12 Tage
  - keine jahreszeitliche Häufung
  - wäßrige Diarrhoe, Erbrechen
- **Immunität:** nicht gesichert
- **Diagnostik:** Nachweis der spezifischen Serotypen 40 und 41 im Stuhl
- **Therapie:** symptomatisch

Infektionen mit Parvovirus-ähnlichen Viren

- epidemisches Auftreten
- Viren meist benannt nach Ort des Erstnachweises bei einer größeren Epidemie (z. B. Norwalk, Ohio, Hawaii, Snow Mountain, Colorado, Montgomery Country, Maryland, Taunton, Otofuke, Sapporo)

Norwalk-Virus-Infektion

- **Erreger**
  - 27–32 nm. Einzelsträngige RNA
  - Viruszüchtung bisher nicht möglich

- **Übertragung**
  - fäkal-oral
  - möglicherweise auch Tröpfcheninfektion über die Luftwege
- **Inkubationszeit:** 12–48 Stunden
- **Klinik**
  - Norwalk-Virus oder serologisch verwandte Viren sind für etwa 40 % der Gastroenteritiden, die in größeren Gemeinschaften auftreten verantwortlich
  - betroffen ältere Kinder und Erwachsene, selten jüngere Kinder
- **Immunität:** nicht eindeutig belegt
- **Diagnose**
  - Virusnachweis im Stuhl
  - Nachweis von Antikörpern im Serum
- **Therapie:** symptomatisch
- **Infektionen mit Norwalk-ähnlichen Viren**
  - 27–35 nm. Vermutlich einzelsträngige RNA
  - immunologische Ähnlichkeit mit Norwalk-Virus
  - Häufigkeit regional sehr unterschiedlich
  - Verlauf wie bei Norwalk-Virus

Calicivirus-Infektion

- **Erreger:** 27–38 nm. Vermutlich einzelsträngige RNA
- **Inkubationszeit:** 1–3 Tage
- **Klinik**
  - häufig bei Säuglingen und jüngeren Kindern
  - Verlauf wie bei Rotavirus
- **Immunität:** nicht bekannt
- **Diagnostik:** elektronenmikroskopisch, immunologisch
- **Therapie:** symptomatisch

Astrovirus-Infektion

- **Erreger:** 27–32 nm. Einzelsträngige RNA
- **Inkubationszeit:** 1–3 Tage
- **Klinik**
  - etwa 4% der kindlichen Gastroenteritiden
  - Verlauf etwas milder als Rota-Virus-Gastroenteritis
- **Diagnostik:** bisher nur elektronenmikroskopisch möglich
- **Therapie:** symptomatisch

Gastrointestinale Zytomegalievirus-Infektion

- **Erreger:** DNS-Virus aus der Gruppe der Herpes-Viren
- **Klinik**
  - CMV-Befall des Intestinums bei normalem Immunsystem sehr selten
  - im Rahmen einer Virusreaktivierung bei abwehrgeschwächten Patienten (primäre oder sekundäre Immundefekte, HIV-Infektion, Immunsuppression, Transplantation, antineoplastische Chemotherapie, konsumierende Erkrankungen) Generalisation oder Organmanifestationen
  - von symptomlosem Befall der Schleimhaut bis schwerer CMV-Kolitis (klinisch und endoskopisch einer Colitis ulcerosa sehr ähnlich) alle Übergänge möglich
  - bei AIDS-Patienten Ulzera des Ösophagus durch CMV möglich
- **Diagnostik**
  - Nachweis einer Generalisation des CMV-Infektes
  - Serologie (CMV immediate early antigen, I E Ag)
  - Virusausscheidung im Urin
  - CMV-Nachweis im Biopsiematerial (Eulenaugenzellen, Hybridisierung, Polymerasekettenreaktion)
- **Therapie:** falls erforderlich, Gancyclovir oder Foscarnet

HIV 1- und HIV 2-Infektion

- im Rahmen einer HIV-Infektion können auch Enterozyten infiziert sein, bei der Primärinfektion in noch nicht geklärter Häufigkeit, bei späten Stadien fast regelhaft
- Symptome uncharakteristisch bis zu profusen Durchfällen: „AIDS-assoziierte Enteropathie" in Abwesenheit von pathogenen Keimen

Mykosen des Intestinums

- **oberflächliche Mykosen**
  Mykosen von Haut und Hautanhangsgebilden oder von Schleimhäuten
- **„tiefliegende Mykosen"**
  Mykosen, die nicht auf Haut oder Schleimhäute beschränkt bleiben
- **prädisponierende Faktoren für Mykosen**
  – hämatologische Erkrankungen, maligne Tumoren
  – angeborene oder erworbene Immundefekte (z. B. AIDS)
  – Behandlung mit:
    Kortikosteroiden,
    Immunsuppressiva,
    Zytostatika,
    Antibiotika
  – Intensivtherapie
  – große chirurgische Eingriffe
  – Verbrennungen
  – Diabetes mellitus
  – Leberversagen

Candidose

- **Erreger:** C. albicans, parapsilosis, krusei, Torulopsis glabrata
- **Klinik**
  – Mund-Soor

- Soor-Ösophagitis
- Candida des GIT
- Befall von Leber oder sonstigen Organen
- Peritonitis
- Dissemination, Sepsis

- **Therapie bei Soorbefall von Mund- oder Rachenraum und bei Soorösophagitis**
  - Nystatin-Suspension (z. B. Moronal®-Suspension) mehrmals täglich gut im Mund verteilen, dann Lösung schlucken (insgesamt 1 Fläschchen zu 24 ml pro Tag)
  - oder Amphotericin B-Lösung (z. B. Ampho-Moronal®-Lösung, Dosierung wie Moronal®-Lösung)
  - oder Miconazol (z. B. Daktar®-Mundgel)

- **Therapie bei Candida-Befall tieferer Abschnitte des Intestinums**
  - Nystatin-Tbl., Ampho-Moronal-Tbl., Daktar-Tbl.
  - Ketoconazol-Tbl. (Nizoral $1-2 \times 200$ mg/Tag), Fluconazol-Tbl. (Diflucan-Tbl., 50–100 mg/Tag), Itraconazol

- **Therapie bei Organbefall**
  - auch bei schleimhautüberschreitendem intestinalem Befall
  - Amphotericin B iv. (0,5–1,0 mg/kg KG) als Monotherapie
  - oder Amphotericin B iv. (0,3–0,6 mg/kg KG) in Kombination mit 5-Fluorocytosin iv. (150 mg/kg KG verteilt auf 4 Dosen)
  - oder Fluconazol iv. oder oral (Diflucan 100–400 mg)
  - oder Itraconazol (Sempera®)

Aspergillose

- **Erreger:** Aspergillus niger, terreus, flavus
- **Klinik**
  - Schleimhautbefall in allen Abschnitten des GIT möglich, allerdings dann meist schwere Störung der Immunfunktion
  - Befall aller Schichten der Darmwand möglich bei invasiver Aspergillose

- **Therapie**
  - bei Schleimhautbefall eventuell Amphotericin B-Lösung
  - bei schleimhautübergreifendem Befall und erfolgloser Amphotericin B-Lokal-Therapie eines Schleimhautbefalls, Behandlung als Systemmykose mit Amphotericin B i.v. + 5-Fluorcytosin. Neuerdings auch Itraconazol

Kryptokokkose

- **Erreger:** Cryptococcus neoformans
- **Klinik:** Befall von Haut, inneren Organen, nur sehr selten intestinaler Befall
- **Therapie:** wie Systemmykose mit Amphotericin B + 5-Fluorcytosin, auch Fluconazol oder Itraconazol

Mukormykose

- **Erreger:** Zygomyceten
- **Klinik:** Befall von Haut, Nasenschleimhaut, Intestinum, inneren Organen
- **Therapie:** Amphotericin B i.v.

Parasitosen des Intestinums

Lambliasis

- **Erreger**
  - Giardia lamblia = Lamblia intestinalis, ein ubiquitärer Flagellat
  - Vegetative Form durch Geißeln beweglich
  - 4-kernige Dauerformen (Zysten)
- **Übertragung:** Schmutz- und Schmierinfektion
- **Inkubationszeit:** 6–15 Tage

- **Klinik**
  - Befall des oberen Dünndarms und der Gallenwege
  - distal des Jejunum Zysten, die mit dem Stuhl ausgeschieden werden
  - Beschwerden abhängig von Keimzahl; deshalb oft asymptomatischer Verlauf
  - **akutes Stadium:** Übelkeit, Brechreiz, Blähungen, wäßriger Durchfall, Oberbauchschmerzen, saures Aufstoßen
  - **subakutes oder chronisches Stadium:** wie oben, Gewichtsverlust, diffuse krampfartige Bauchschmerzen, Anorexie, Meteorismus, Malabsorptionssyndrom
- **Diagnostik**
  - Nachweis der beweglichen vegetativen Formen im Nativpräparat von Stuhl (frisch!), Duodenalsaft, Galle, Duodenalbiopsie
  - mäßiggradige Zottenverkürzung häufig
  - Zystennachweis im Stuhl
- **Therapie**
  - Nitroimidazolderivate: Metronidazol (z. B. Clont®) 3 × 500 mg/Tag für 1 Woche, Ornidazol (Tiberal®) 2 × 1 Tbl./Tag für 5–10 Tage. Tinidazol (z. B. Simplotan®) 2 Tbl. (= 2 g) als Einzeldosis

Balantidienruhr

- **Erreger**
  - Balantidium coli, ein Ziliat
  - Vorkommen bei Primaten, Ratten, Meerschweinchen, Schweinen
- **Übertragung**
  - am häufigsten durch zystenhaltigen Schweinekot
  - auch von Mensch zu Mensch möglich
- **Inkubationszeit**
  - nicht exakt bestimmbar
  - Balantidium coli oft als harmloser Kommensale im Kolon
- **Klinik**
  - schleimig-blutige Durchfälle, krampfartige Bauchschmerzen

Intestinale Infektionen 211

- **Komplikationen**
  - Darmperforationen mit Peritonitis
  - ganz selten extraintestinaler Befall
  - chronische Form der Balantidienruhr ist möglich
- **Diagnostik:** Nachweis von Trophozoiten (bei akuter Enteritis) oder von Zysten (eher im symptomarmen oder symptomlosen Stadium)
- **Therapie:** Tetracycline in Kombination mit Metronidazol

Infektion mit Blastocystis hominis

- **Erreger**
  - Blastocystis hominis, Protozoon noch unklarer taxonomischer Einordnung
  - Vorkommen in subtropischen Regionen
  - häufiger Begleiterreger bei anderen gastrointestinalen Infektionen
- **Übertragung:** fäkal-oral
- **Klinik**
  - nur bei hoher Keimzahl manifeste Symptome: Diarrhoe, Fieber, Erbrechen
  - Dauer 3–10 Tage
- **Diagnostik:** Erregernachweis im Stuhl
- **Therapie:** Metronidazol (s. o.)

Amöbiasis

- **Erreger**
  - Entamoeba histolytica: obligat pathogen
  - Entamoeba coli: fakultativ pathogen, meist harmloser Kommensale
  - Trophozoit: vegetative, mobile, vermehrungsfähige Form, 10–60 µm Größe: Auslöser der Amöbenruhr („Magnaform")

- kleinere apathogene vegetative Darmlumenformen („Minutaform") evtl. primär apathogene Amöben
- Zysten: seßhafte Form und Übertragungsform, rund oder länglich, erscheint im Stuhl. Reife Zyste vierkernig. Sehr widerstandsfähig gegenüber Desinfektionsmittel und Magensäure
- **Übertragung:** durch verunreinigtes Trinkwasser oder Lebensmittel
- **Inkubationszeit:** sehr variabel, im Schnitt 7 Tage
- **Klinik**
  - Invasion der Schleimhaut des Zökums, dann des gesamten Kolons, Ulzera, Invasion in venöse Gefäße
  - entweder symptomloser Kommensalismus oder intestinale Symptome, von sehr blandem bis zu fulminantem Verlauf, abhängig von Virulenz des Stammes
- **Komplikationen**
  - Perforation
  - Blutung
  - Stenose durch Granulom (Amöbom)
  - Leberabszeß
  - Beteiligung anderer Organe
- **Diagnostik**
  - Nachweis der Amöben im Stuhl, Gewebe, Abszeßpunktat
  - Endoskopie: Amöbenkolitis, ausgestanzte Ulzera, insbesondere in Rektum und Sigma
  - Amöbome am häufigsten im Zökum
  - Serologie: Antikörper gegen Amöben bei etwa 85 % der Patienten mit symptomatischer intestinaler Infektion und bei fast 100 % der Patienten mit extraintestinaler Amöbiasis nachweisbar
  - Ultraschall oder CT bei Leberabszeß
- **Therapie der Amöbenruhr**
  - 4×500 mg Metronidazol/Tag für 7–10 Tage oder Ornidazol (Tiberal®) $2 \times 0,5-1$ g/Tag für 10 Tage

- gleichzeitig oder im Anschluß daran Paromomycin 25–30 mg/kg KG, verteilt auf 3 Dosen, für 5–10 Tage
- Metronidazol evtl. kombiniert mit Emetin 1 × 1,5 mg/kg KG sc. oder im. oder Dehydroemetin 1–1,5 mg/kg KG im. für 10 Tage. (**Cave:** kardiale Nebenwirkungen von Emetin und Dehydroemetin!)
- möglich sind auch: Tetracyclin 4 × 250 mg/Tag für 14 Tage oder Erythromycin 4 × 500 mg/Tag für 5–7 Tage

- **Therapie der asymptomatischen Darmlumeninfektion**
  - Metronidazol 4 × 500 mg/Tag für 7–10 Tage, Diloxanid Furoat 3 × 500 mg/Tag für 10 Tage, Paromomycin 25–30 mg/kg KG/Tag verteilt auf 3 Dosen für 5–10 Tage
  - möglich auch: Tetracycline oder Erythromycin

- **Therapie bei extraintestinalem Gewebebefall** (z. B. Leberabszeß):
  Metronidazol, Tinidazol, Emetin, Dehydroemetin (s. o.)

Kryptosporidiose

- **Erreger:** Cryptosporidium parvum
- **Übertragung**
  - Infektionsquelle meist Tiere, auch Übertragung von infizierten Personen
  - Infektion durch direkten Kontakt oder über kontaminiertes Trinkwasser
- **Inkubationszeit:** nicht bekannt
- **Klinik**
  - **immunkompetente Personen:** selbstlimitierte Gastroenteritis
  - **immuninkompetente Personen:** schweres Krankheitsbild mit profusen wäßrigen Durchfällen, besonders ausgeprägt bei AIDS (verursacht 10–50% der Diarrhoen bei AIDS-Patienten). Fieber, Erbrechen. Extraintestinaler Befall möglich

- **Diagnose**
  - histologischer Nachweis der Erreger in den Enterozyten des Dünndarms

- Nachweis von Oozysten im Stuhl, evtl. auch in Galle oder anderen Sekreten
- **Therapie**
  - symptomatisch
  - keine gesicherte medikamentöse Therapie bekannt
  - versucht werden können Diloxamid-Furoat, Furazolidon, Chinin, Clindamycin, Spiramycin

Mikrosporidiose

- **Erreger:** Enterocytozoon bieneusi
- **Übertragung:** durch Sporen verseuchtes Fleisch
- **Klinik**
  - ähnlich wie Kryptosporidien
  - klinisch manifeste Infektion fast ausschließlich bei Immundefizienz
- **Diagnose:** licht- oder elektronenmikroskopischer Nachweis der Organismen in den Zotten von Duodenum oder Jejunum
- **Therapie:** keine spezifische Therapie bekannt

Isospora belli-Infektion

- **Erreger:** Isospora belli
- **Übertragung**
  - vermutlich von Mensch zu Mensch ohne Zwischenwirt
  - Ingestion von Oozysten oder Sporozoiten
- **Inkubationszeit:** etwa 1 Woche
- **Klinik:** ähnlich wie bei Kryptosporidien
- **Therapie:** mit Trimethoprim/Sulfamethoxazol möglich

Spulwurm (Ascaris lumbricoides)

- **Größe:** bis zu 20 cm

Intestinale Infektionen

- **Übertragung**
  - oral, Salate, Jauchedüngung
  - Aufnahme von Eiern mit infektiöser Larve
- **Klinik**
  - weltweit verbreitet
  - Wanderung der Larven über Leber und Lunge zum Dünndarm
  - bei geringem Befall oft symptomlos
  - Oberbauchbeschwerden, Pneumonie, flüchtiges „eosinophiles Infiltrat", Hämoptysen, Urticaria, Pankreatitis, Cholangitis, mechanischer Ileus
- **Nachweis:** Eier, Würmer im Stuhl
- **Therapie**
  - Mebendazol (Vermox®) 2 × 100 mg/Tag für 3 Tage
  - Pyrantelpamoat (Combantrin®) 10 mg/kg KG als einmalige Einnahme
  - Thiabendazol (Minzolum®, Thiabendazol®, Omnizol®) 50 mg/kg KG/Tag für 2 Tage

Peitschenwurm (Trichuris trichiura)

- **Größe:** 4 cm
- **Übertragung:** oral
- **Klinik**
  - Dickdarmparasit, weltweit verbreitet
  - meist asymptomatisch, sonst evtl. abdominelle Beschwerden, Anämie
- **Nachweis:** Eier im Stuhl
- **Therapie:** wie Spulwurm

Madenwurm, Oxyure (Enterobius vermicularis)

- **Größe:** 1 cm
- **Übertragung:** oral, Schmierinfektion
- **Klinik**

- Dickdarmparasit, vor allem im Cökum, weltweit verbreitet
- perianaler Juckreiz, vor allem nachts
- uncharakteristische abdominelle Beschwerden

- **Nachweis**
  - Eier im Perianalabstrich (Zellophankleberstreifen)
  - Wurmnachweis im Stuhl
- **Therapie:** Pyrviniumembonat 5–10 mg/kg KG (max. 250 mg) als einmalige Einnahme

Hakenwurm (Ancylostoma duodenale, Necator americanus)

- **Größe:** 1 cm
- **Übertragung:** perkutan durch feuchte Böden, Wanderung der Larven durch den Körper
- **Vorkommen:** in den Tropen, gelegentlich auch in Bergwerken
- **Klinik**
  - Dünndarmparasit
  - Diarrhoe, Gewichtsabnahme, Husten, Dermatitis, Hämatemesis, Anämie
- **Nachweis:** Larven und Eier im Stuhl
- **Therapie**
  - Pyrantelembonat 11 mg/kg KG (max. 1 g) als einmalige Einnahme
  - Bephenium (Alcopar®) 5 g/Tag für 1 Tag bei Ancylostoma duodenale, für 3 Tage bei Necator americanus

Zwergfadenwurm (Strongyloides stercoralis)

- **Größe:** 2 mm
- **Übertragung:** perkutan durch im Boden lebende Larven, wie bei Hakenwurm
- **Klinik:** Dermatitis, Oberbauchschmerzen, Diarrhoe, Urticaria, Eosinophilie
- **Nachweis:** Larve im frischen Stuhl und Duodenalsaft

- **Therapie:** Thiabendazol 25 mg/kg KG 2×/Tag für 2 Tage, Pyrviniumembonat 5 mg/kg KG/Tag (max. 250 mg) für 5–7 Tage

Zwergbandwurm (Hymenolepsis nana)

- **Größe:** 3 cm
- **Übertragung:** oral durch Finne in der Nahrung
- **Vorkommen:** Tropen, gelegentlich auch in Bergwerken
- **Klinik:** uncharakteristische abdominelle Beschwerden, Diarrhoe, Gewichtsabnahme, Eosinophilie
- **Nachweis:** Eier im Stuhl
- **Therapie**
  - Niclosamid (Yomesan®) 1. Tag 2 g, 2.–7. Tag je 1 g
  - Praziquantel (Biltricide®, Cesol®), 25 mg/kg KG als einmalige Gabe, danach Paromomycin (Humatin®) 2 × 1 g im Abstand von 1 Woche
  - nach dieser Therapie Abführmittel
  - evtl. mehrmalige Wiederholung dieses Therapieschemas

Fischbandwurm (Diphyllobothrium latum)

- **Größe:** bis 10 m
- **Übertragung:** oral, roher Fisch
- **Vorkommen:** weltweit verbreitet
- **Klinik:** wie Zwergbandwurm
- **Besonderheit:** megaloblastäre Anämie
- **Nachweis:** Eier im Stuhl
- **Therapie:** Niclosamid (Yomesan®) 2 g als einmalige Gabe

Rinderbandwurm (Taenia saginata)

- **Größe:** bis 10 m
- **Übertragung:** oral, rohes Rindfleisch
- **Vorkommen:** weltweit verbreitet

- **Klinik:** wie bei Zwergbandwurm
- **Nachweis:** Proglottiden im Stuhl, Eier im Stuhl
- **Therapie:** wie Fischbandwurm

Schweinebandwurm (Taenia solium)

- **Größe:** bis 10 m
- **Übertragung:** oral, rohes oder halbrohes Schweinefleisch
- **Vorkommen:** weltweit verbreitet
- **Klinik:** wie bei Zwergbandwurm
  - **cave:** Proglottiden! Durch orale Aufnahme der Eier kann beim Menschen die medikamentös nicht beeinflußbare Zystizerkose im Gehirn entstehen!
- **Nachweis:** wie bei Rinderbandwurm
- **Therapie:** wie bei Fischbandwurm

Pärchenegel (Bilharzia, Schistosoma mansoni)

- s. ausführlich auch im Kap. Infektionen der Leber, S. 352
- **Größe:** 1,5 cm
- **Übertragung:** perkutan durch Eindringen der Larven in die Haut beim Baden in verseuchten Gewässern
- **Vorkommen:** Tropen, Subtropen
- **Klinik**
  - blutige Durchfälle
  - Schleimhautveränderungen im Darm, später Polypen
  - Dermatitis
  - eosinophile Hepato-Splenomegalie
  - Spätfolge: Leberzirrhose
- **Nachweis**
  - Eier im Stuhl und in der Rektumbiopsie
  - Serologie

- **Therapie**
  - Praziquantel (Biltricide®, Cesol®) 3 × 20 mg/kg KG für 1 Tag bei allen 3 Arten von Schistosomiasis
  - Niridazol (Ambilhar®) f. Sch. mansoni: 25 mg/kg KG (max. 1,5 g/Tag) auf 2–3 Einzeldosen verteilt für 5–7 Tage
  - Oxamniquin (Vansil®) f. Sch. japonicum: 15 mg/kg KG als einmalige Dosis

Chinesischer Leberegel (Clonorchis sinensis)

- **Größe:** 1,5 cm
- **Übertragung:** oral, roher Fisch
- **Vorkommen:** China, Japan, Südostasien
- **Klinik**
  - Cholangitis
  - Spätfolgen Leberzirrhose, Gallengangs-Ca
- **Nachweis:** Eier im Stuhl
- **Therapie:** Praziquantel wie bei Schistosomiasis

Zwergdarmegel (Hetrophyes)

- **Größe:** 1,5 cm
- **Übertragung:** oral
- **Vorkommen:** Ost- und Südostasien
- **Klinik:** wie chinesischer Leberegel
- **Nachweis:** Eier im Stuhl
- **Therapie:** Praziquantel wie bei Schistosomiasis

Großer Darmegel (Fasciolopsis buski)

- **Größe:** 6 cm
- **Übertragung**
  - oral durch mit Zerkarien befallene Wasserpflanzen
- **Vorkommen:** ausschließlich in Ostasien

- **Klinik**
  - Diarrhoen
  - Ulzerationen der Darmschleimhaut
  - Darmobstruktion
  - Ikterus
  - Aszites
- **Nachweis:** Eier im Stuhl
- **Therapie**
  - Praziquantel wie bei Schistosomiasis
  - Niclosamid 2 g als einmalige Dosis
  - alternativ wie Hakenwurm

Hämorrhoidaler Symptomenkomplex

K. D. Rückauer, J. Rasenack

Zum hämorrhoidalen Symptomenkomplex gehören:
- Hämorrhoiden
- perianale Thrombose
- Marisken
- Analfissur

Hämorrhoiden

Definitionen

- **innere Hämorrhoiden:** Hypertrophie des Corpus cavernosum recti unterschiedlicher Ausprägung mit oder ohne Läsionen der bedeckenden Schleimhaut, ggf. mit Unterminierung des Anoderms und Fibrosierung
- **„äußere Hämorrhoiden":** Überfüllung der Venenäste des Plexus venosus subcutaneus um den äußeren Analrand nach dem Pressen (keine Hämorrhoiden!)

Vorkommen

- zunehmende Häufigkeit vom 20. bis 60. Lebensjahr
- 70% der über 30jährigen (meist nur morphologischer Nachweis, aber keine subjektiven Beschwerden)

Ursachen

- nicht völlig geklärt
- gehäuft bei Adipositas, Obstipation, bewegungsarmer oder sitzender Lebensweise, Gravidität

- venöse Abflußbehinderung
- begünstigt durch erhöhten Tonus des Sphinkter ani internus sowie durch Pressen bei der Defäkation
- hereditäre Disposition; Konstitution
- keine ursächliche Beziehung zu Leberzirrhose, portaler Hypertension oder abdominalen Tumoren

Stadieneinteilung

- **1. Stadium**
  - einfache Vergrößerung des hämorrhoidalen Plexus mit kissenartiger Vorwölbung der distalen Rektummukosa oral der linea dentata
  - kein pathologischer Palpationsbefund
  - proktoskopisch unscharf gegenüber der umgebenden Rektummukosa begrenzter hellroter Knoten
  - ggf. kleine Schleimhautläsionen als Blutungsquelle

- **2. Stadium**
  - weitergehende Hypertrophie mit Prolaps der knotigen Hämorrhoiden durch den Analkanal nach distal bei der Defäkation oder beim Pressen
  - spontane Retraktion
  - stauungsbedingte Sekretion
  - perianales Ekzem
  - später Teilthrombosierung und tastbare Induration
  - dunkelrote bis livide knotige Schleimhautvorwölbungen im Proktoskop mit Hypervaskularisation

- **3. Stadium**
  - fortgeschrittene Vergrößerung der Hämorrhoidalknoten bis zum äußeren Analrand
  - weitere Fibrosierung
  - ständiger Prolaps oder regelmäßiges Hervortreten bei Defäkation bzw. abdominaler Druckerhöhung
  - manuelle Reposition erforderlich

- pathologische Mobilität des Anoderm, Tiefertreten der Linea dentata bei Retraktion des Proktoskops
- hell- oder dunkelrote von außen erkennbare Knoten, bei akuter Einklemmung livide

- **4. Stadium**
  - partieller oder totaler Prolaps der Hämorrhoidalknoten
  - fixiert, auch digital nicht reponierbar
  - starke livide Verfärbung und Kongestion der prolabierten Anteile

Symptome

- keine Korrelation zwischen Größe der Hämorrhoidalknoten und Stärke der Symptome
- Beschwerden können phasenweise auftreten (z. B. in der Schwangerschaft) und sonst jahrelang fehlen
- 1. Stadium
  - meist symptomlos
  - schmerzlose hellrote Blutung peranal im zeitlichen Zusammenhang mit der Defäkation; Blut dem Stuhl aufgelagert, nicht mit ihm vermischt
- 2. Stadium
  - Blutung wie im Stadium 1 möglich
  - stechende, evtl. brennende Schmerzen
  - Juckreiz, insbesondere nachts
  - Nässen
  - perianales Ekzem
  - Gefühl der unvollständigen Stuhlentleerung
- 3. Stadium
  - Blutungen unregelmäßig, auch unabhängig von der Defäkation
  - Prolaps der Knoten permanent oder nach jedem Pressen
  - chronisches perianales Ekzem

- Druck-/Fremdkörpergefühl im Analbereich
  - starke Schmerzen bei Einklemmung der Hämorrhoiden
- 4. Stadium
  - persistierender Prolaps der Hämorrhoidalknoten nach außen
  - keine manuelle Reponierbarkeit
  - starke Schmerzen
  - ausgeprägtes entzündliches Ödem
  - häufig reflektorischer Spasmus der Sphinktermuskulatur

Diagnostik

- **Inspektion**
  - in Ruhe: Form des Analtrichters, Entzündungszeichen, äußerlich erkennbare Hämorrhoiden, weitere Veränderungen wie Marisken, Fisteln, perianale Thrombosen, Tumoren?
  - beim Kneifen: konzentrische Raffung des Anus mit leichter Abhebung nach proximal?
  - beim Pressen: geringes Tiefertreten und angedeutete Abflachung des Anus; Inkontinenzzeichen, Prolaps und ggf. spontane Reposition von Hämorrhoiden?

- **Palpation**
  - indurierte Areale des Analrandes oder -kanals?
  - tastbare Hämorrhoidalknoten?
  - Sphinktertonus in Ruhe und bei Willkürinnervation?
  - umschriebene Druckschmerzhaftigkeit?

- **Proktoskopie**
  - Stadium der Hämorrhoiden?
  - distale Rektummukosa unauffällig?
  - Veränderungen am Anoderm (Fistel, Fissur, Kryptitis, Papillitis)?

- **Rektoskopie**
  - Ausschluß eines Rektumkarzinoms bzw. einer chronisch-entzündlichen Darmerkrankung in diesem Bereich

Hämorrhoidaler Symptomenkomplex

Differentialdiagnose
- Rektumkarzinom
- villöses Rektumadenom
- perianale Thrombose
- Colitis ulcerosa / M. Crohn
- Analkarzinom
- infektiöse Erkrankungen des Analkanals

Konservative Therapieverfahren

- **Indikation:** Stadium I und II
- **Ziele der Injektionstherapie**
  - Drosselung der arteriellen Zufuhr durch Induktion einer fibrosierenden Entzündung in der Submukosa
  - das Gefäßkissen des Corpus cavernosum soll nicht verödet werden! Der häufig gebrauchte Begriff „Sklerosierung" ist deshalb unzutreffend
- **Methode nach Bensaude**
  - **supranodale** Injektion von 0,5 – 2 ml 5 %igem Phenolmandelöl (ggf. jod- oder chininhaltige Lösung in niedriger Konzentration) in die Submukosa, blaßrote Anhebung der Schleimhaut
  - Wiederholung 2 – 4mal im Abstand von etwa 2 Wochen
- **Methode nach Blond**
  - **intranodale** Injektion von 0,2 – 1,5 ml einer hochprozentigen (z. B. 20 %) Chininlösung durch das Fenster eines Proktoskops mit Seitöffnung in die Submukosa des darin vorgewölbten Knotens
  - Rändel-Tropf-Spritze nach Roschke zur exakten Dosierung erforderlich
  - Wiederholung bis zu 10mal
  - nicht zu empfehlen
- **Risiken der Injektionstherapie**
  - bei zu oberflächlicher Injektion Schleimhautnekrosen evtl. mit Blutung, bei zu tiefer (in die Muscularis propria) Schmerzen

- selten Nachblutungen
- Chinin hat ein hohes Allergisierungspotential!
- Polidocanol kann lokal Ulzerationen und allgemeine Unverträglichkeitsreaktionen hervorrufen

- **Rezidivrate der Injektionstherapie**
  - um 10 %
  - Kontrolluntersuchung nach 6 bis 12 Monaten empfehlenswert

- **Kontraindikationen zur Injektionstherapie**
  - Schwangerschaft
  - M. Crohn / Colitis ulcerosa
  - HIV-Infektion
  - hämorrhagische Diathese

- **symptomatische Therapie**
  - Sitzbäder
  - regelmäßige, aber keine übertriebene Analhygiene post defaecationem (keine, zumindest keine parfümierten Seifen)
  - Stuhlregulierung
  - Vermeiden des Pressens beim Stuhlgang
  - körperliche Bewegung
  - ballaststoffreiche Kost
  - Applikation von Externa oder Suppositorien nur Begleitmaßnahme! Ziel ist die Behandlung der begleitenden Entzündung bzw. des perianalen Ekzems durch antiphlogistische, ggf. Lokalanaesthetika-haltige Salben, Suppositorien oder Analtampons
  - kortikoidhaltige Präparate nur in Ausnahmefällen und immer kurzfristig (Haut-/Schleimhautschäden!)

Semioperative Therapieverfahren

- keine Narkose erforderlich, ambulant durchführbar. Bewertung z. T. sehr kontrovers
- **Indikation:** Stadium II
- **Gummibandligatur (Blaisdell/Barron)**

- durch das Proktoskop wird ein konischer Applikator eingeführt, mit dem der Hämorrhoidalknoten angesaugt und an seiner Basis mit einem Gummiband stranguliert wird. Der nekrotisch gewordene Bereich geht nach Tagen peranal ab, es verbleibt zunächst ein entsprechender ulzeröser Schleimhautdefekt
  - Gefahren: Versehentliches Mitfassen von Anoderm (schwerste Schmerzen), stärkere Blutung sowie Infektion mit pelviner Sepsis (Todesfälle!)

- **Infrarotkoagulation (Nath/Neiger)**
  - Drosselung der Blutzufuhr durch Erzeugen einer punktuellen Koagulationsnekrose über einen starren Lichtleiter, der durch das Proktoskop eingeführt wird
  - 3–4 Sitzungen im Abstand von ca. 4 Wochen
  - vorteilhaft v.a. bei Sickerblutungen

- **Kryotherapie**
  - induzieren einer thermischen Nekrose der Hämorrhoidalknoten durch flüssigen Stickstoff oder Lachgas
  - relativ schmerzarm
  - wäßrige oder eitrige Sekretion peranal für 4 bis 6 Wochen
  - hohe Rezidivrate. Insgesamt nicht zu empfehlen

Operative Therapieverfahren

- **Indikation**
  - Stadium III und IV
  - resezierende Maßnahmen im Stadium III; bei geringerer Ausprägung nur ausnahmsweise, z. B. bei gleichzeitigem Vorliegen anderer anorektaler Erkrankungen wie Fissuren, Sphinkterhypertonus o. ä.
  - im Stadium IV **nur** Sphinkterdehnung, Reposition des Analprolaps und antiphlogistische Maßnahmen; keine Resektion zu diesem Zeitpunkt wegen der i.d.R. ausgeprägten entzündlichen Gewebeveränderungen

- **Analdilatation (Lord)**
  - bei erhöhtem Sphinktertonus vorsichtige schrittweise Dehnung des Anus durch die peranale Einführung von bis zu 8 Fingern
  - Vollnarkose oder Leitungsanästhesie erforderlich

- **subkutane laterale Sphinkteromyotomie**
  - Indikation und Zielsetzung wie bei der Analdehnung, Effekt vergleichbar
  - von einem kleinen Hautschnitt bei 3 Uhr in Steinschnittlage wird der distale Rand des Sphincter ani internus dargestellt, im intersphinkteren Spalt und vom Anoderm mobilisiert und bis in Höhe der Linea dentata längs inzidiert
  - Kontrolle durch den in den Analkanal eingelegten Finger. Es verbleibt das proximale Drittel bis die Hälfte der Sphincterinternus-Manschette. Das Anoderm muß unversehrt bleiben

- **Dreizipfelmethode nach Milligan-Morgan**
  - Intubationsnarkose, Steinschnittlagerung
  - einstellen mit einem Retraktor nach digitaler Sphinkterdehnung
  - setzen von Kocherklemmen in die Rektumschleimhaut am Sphinkteroberrand zum Fassen des Astes der hier in das Corpus cavernosum recti mündenden A. rectalis superior (meist gut tastbar) und in Höhe der Linea anocutanea am entsprechenden Punkt der Zirkumferenz
  - radiäre ovale Umschneidung des zwischen den Klemmen liegenden Hämorrhoidalknotens von distal der oberen bis distal der unteren
  - Durchstechungsligatur des zuführenden Arterienastes unter der proximalen Klemme
  - abpräparieren des umschnittenen Areals unter Zug an der distalen Klemme von subkutanem Fettgewebe bzw. Sphinktermuskulatur; Blutstillung durch exakte Elektrokoagulation
  - die offengebliebenen äußeren Wundflächen geben nach Entfernen des Retraktors das Bild eines Kleeblatts

- **submuköse Hämorrhoidektomie nach Parks**
  - analoges Vorgehen mit dem Ziel der Resektion des Hämorrhoidalknotens und Durchstechung seiner zuführenden Arterie
  - darüberhinaus jedoch Adaptation der Schnittränder der Schleimhaut im proximalen Abschnitt, Belassen eines offenen Areals im distalen Wundwinkel als Drainagedreieck

Perianale Thrombose

Definition

- akute Thrombose in einer der Venen des Plexus venosus subcutaneus mit oder ohne begleitendes Hämatom
- Synonyma: perianales Hämatom, Analrandthrombose; fälschlich auch äußere Hämorrhoidalthrombose oder äußere Hämorrhoiden

Ursachen

- letztlich nicht geklärt
- meist ohne erkennbare Ursache
- häufig nach Pressen bzw. hartem Stuhlgang
- Kälteeinwirkung
- Sphinkterspasmus?
- Konstitution?
- hormonelle Einflüsse (Menstruation, Schwangerschaft?)

Symptome

- akuter perianaler Schmerz; zunächst stechend, später dumpf
- Spannungsgefühl
- pralle kugelige Vorwölbung am Analrand

Diagnostik

- inspektorisch dunkelroter bis livider Knoten am Analrand
- schmerzhaft, nicht verschieblich
- evtl. umgebendes subkutanes Hämatom
- in fortgeschrittenem Stadium zentrale Nekrose der bedeckenden Haut sowie Ödem
- Ausdehnung bis unter das distale Anoderm, das sonst unverändert ist

Differentialdiagnose

- Hämorrhoidenknoten Stadium II oder III

Therapie

- **operativ**
  - Lokalanästhesie
  - radiäre Inzision über der Kuppe des Knotens
  - entfernen des Thrombus
  - Lokalbehandlung durch Sitzbäder
- **konservativ**
  - nur bei Anamnese über 4–6 Tagen in Betracht zu ziehen, sonst immer operatives Vorgehen
  - Sitzbäder
  - ggf. Antiphlogistika lokal/systemisch

Marisken

Definition

- Hautgeschwülste am Anus (lat. Marisca = Feigenart)

Ursachen

- perianale Thrombosen

- Fissuren
- andere entzündliche Vorgänge

Symptome

- läppchenartige oder runde Hautfalten am Analrand
- weich, beweglich, gefaltet
- induriert erst bei oder nach chronischen Entzündungs- bzw. Reparationsvorgängen
- fast immer ohne subjektive Beschwerden; große Marisken können aber die Hygiene beeinträchtigen und Ekzeme unterhalten

Diagnostik

- Inspektion und (vorsichtige) Palpation; Befund s. o.

Differentialdiagnose

- Analkarzinom, Basaliom
- „äußere Hämorrhoiden"

Therapie

- normalerweise überflüssig wegen Beschwerdefreiheit
- bei großen Marisken und/oder gestörter Hygiene: elektrische Abtragung in Lokalanästhesie, anschließend Sitzbäder post defaecationem

Analfissur

Definition

- sehr schmerzhaftes Ulkus in der Analöffnung

Ätiologie

- unklar; wahrscheinlich
  - erhöhter Sphinktertonus
  - Anitis, Kryptitis, infizierte subkutane Thrombosen
  - mechanische Verletzungen (Skybala)

Symptome

- heftige, u. U. schwerste Schmerzen im Moment der Defäkation (brennend, stechend, krampfartig, manchmal ausstrahlend)
- manchmal kurzfristiges Nachlassen, später oder auch ohne Unterbrechung anhaltender Schmerz für Stunden (Tenesmen)
- chronische Fissur: geringe Symptomatik bei der Defäkation, aber stundenlange dumpfe Schmerzen danach
- evtl. dem Stuhl aufgelagerte Blutspuren
- Angst vor der Defäkation, ggf. Laxantienabusus

Diagnostik

- fast pathognomonische Beschwerdeschilderung durch den Patienten
- **Proktoskopie:** längsovaler Defekt des Anoderm; 0,5–2 cm lang, 0,3–1 cm breit
  - zu 90 % in der hinteren Kommissur im distalen Analkanal
  - im akuten Stadium frische Wunde, entzündliche Veränderungen, Kontaktblutung, starker Schmerz
  - im chronischen Stadium blander Defekt, narbiger evtl. unterminierter Randwall, querverlaufende Sphinkterfasern im Ulkusgrund, hypertrophierte Analpapille, Vorpostenfalte, kaum Schmerzen
- evtl. toxisches Kontaktekzem perianal infolge des Nässens

Differentialdiagnose

- Analkarzinom

- Kryptitis, Papillitis
- Analrhagaden
- M. Crohn
- M. Behçet
- Lues I, Ulcus molle, HIV-Infektion
- Proctalgia fugax

Therapie

- **akute Fissur**
  - Unterspritzung mit 1%igem Lokalanästhetikum ohne Adrenalinzusatz
  - Sitzbäder 3mal/Tag z. B. mit Kaliumpermanganat
  - kortikoidfreie Salbe
  - Stuhlregulierung, evtl. mildes Abführmittel (nur bis zur Abheilung)
  - bei ausgeprägter Sphinkterhypertonie digitale Sphinkterdehnung (Lord)
- **chronische Fissur**
  - Exzision des narbigen Randwalls der Fissur
  - subkutane laterale Sphinkteromyotomie
  - Sanierung evtl. vorhandener weiterer Veränderungen (Kryptitis, Fistel o. ä.)
- keine kortikoidhaltigen Salben wegen der Begünstigung einer bakteriellen oder mykotischen Superinfektion mit Gefahr der Entstehung eines Abszesses oder einer Fistel

Operationsfolgen nach Eingriffen im Gastrointestinalbereich

R. Kirchner, J. Schölmerich

Klassifikation

- Operationsfolgen, die trotz korrekter Indikation und Operationstechnik entstehen
- Operationsfolgen, die aufgrund unzureichender Indikation oder Operationstechnik entstehen
- Beschwerden, deren Ursache präoperativ nicht diagnostiziert wurde, und die deshalb postoperativ weiterbestehen

Operationsfolgen nach Fundoplicatio

- **Postfundoplicatio-Syndrom**
  - Unvermögen aufzustoßen oder zu erbrechen (5–10% persistierend)
  - Diagnostik: pH-Metrie in der Nüchternphase, postprandial und während der Schlafphase (kein Reflux)
- **Teleskop-Phänomen** = Dislokation bzw. zu weit distal angelegte Magenmanschette
  - Symptome: Dysphagie und Sodbrennen
  - Diagnostik: Kontrastmitteldarstellung
- **Therapie:** operative Korrektur

Operationsfolgen nach Ösophagusresektion und Ösophagogastrostomie

- **sekundäre Refluxkrankheit** (Verlust des ösophagogastralen Überganges)
- **Refluxösophagitis**
  - Diagnostik: Ösophagoskopie, Biopsie

- reziproke Korrelation zwischen Ösophagitisrate und Anastomosenhöhe.
  Niedrigste Inzidenz der Ösophagitis bei kollarer Anastomose
- **Gastritis**
  - evtl. durch Minderdurchblutung des hochgezogenen Magens
- keine Korrelation zwischen Symptomatik und Schweregrad der Ösophagitis und Gastritis

Operationsfolgen nach Magenteilresektionen

- **Klassifikation (Häufigkeit)**

– funktionell:	Dumping-Syndrom	(früh: 10%; spät: 5%)
	Duodenogastraler Reflux	(15%)
	kleiner Restmagen	(6%)
– mechanisch:	Schlingensyndrome	(nach BII) ⎫
	Anastomosenstenose	(nach BI) ⎬ (<1%)
– metabolisch:	Malnutrition	(40%)
	Anämie	(15–30%)
	Osteomalazie	(15%)

- **Diagnostik:** umfangreich und kompliziert durch simultanes Auftreten mehrerer Syndrome; symptomorientiertes Vorgehen

- **Frühdumping**
  - Symptome: Tachykardie, RR-Schwankungen (initial), Völlegefühl, Diarrhoe Nausea (10–30 Min.)
  - Diagnostik: Bariummahlzeit, Funktionsszintigraphie

- **Spätdumping**
  - Symptome: Hypoglykämie (90–180 Min. postprandial), entsprechende Symptomatik
  - Diagnostik: postprandiales Blutzuckerprofil

- **Therapie**
  - konservative Maßnahmen: diätetische Maßnahmen, 6–8 kleinere Mahlzeiten, keine Flüssigkeit zur Mahlzeit, kohlenhydratarme und proteinreiche Kost Füll- und Quellstoffe (Kaolin, Pektin, Guar)
Glukoseabsorptionshemmer
  - operative Maßnahmen: Wiederherstellung der Duodenalpassage (BII→BI)
isoperistaltische oder anisoperistaltische Jejunuminterposition zwischen Restmagen und Duodenum

- **Refluxgastritis/ösophagitis**
  - Symptome: brennender, persistierender Schmerz, nicht schwallartiges Erbrechen von Galle und Nahrungsresten, Anämie
  - Diagnostik: 24-Stunden-pH-Metrie, Bestimmung des Schweregrades mittels Funktionsszintigraphie, Endoskopie und Biopsie
  - konservative Therapie: Ursodesoxycholsäure (Veränderung der Zusammensetzung des Refluats zu ungunsten toxischer Gallensäuren), Propulsiva
  - operative Therapie: isoperistaltische Jejunuminterposition
Ausschaltung des Reflux durch eine Roux-Y-Anastomose

- **Syndrom der zuführenden Schlinge**
  - Symptome: epigastrisches Druckgefühl, Galleerbrechen im Schwall, Malnutrition
  - Diagnostik: Endoskopie, Magendarmpassage, Sonographie

- Therapie: Anlage einer Enteroanastomose
  Umwandlung in eine Roux-Y-Anastomose
  Umwandlung in BI-Resektion

- **generelle Voraussetzungen für die Reoperation**
  - gravierende, chronische Beschwerden
  - umfassende Diagnostik (einschließlich Psyche)
  - erfolglose konservative Therapie
  - Intervall zur Erstoperation > 1 Jahr
    (Ausnahme: mechanische Folgezustände)
- Häufigkeit der Reoperationen: ca. 3%

Operationsfolgen nach Gastrektomie

- **Symptome:** s. o. (Resektionen)
- **Therapie bei Dumping-Beschwerden**
  - Reservoirbildung (Pouch)
  - Erhaltung der Duodenalpassage
- **Therapie bei Refluxösophagitis**
  - Ableitung des alkalischen Duodenalinhaltes durch eine Roux-Y-Anastomose oder ein langes Jejunuminterponat
  - Bildung eines Ventilmechanismus an der proximalen Anastomose (Jejunoplicatio)
- **metabolische Folgen**
  - Malnutrition
  - Osteomalazie
  - Anämie
- **Therapie**
  - ausreichende Nahrungszufuhr
  - Substitution von Vitamin B12
  - Zufuhr von Eisen, Kalzium, Zink, Folsäure, fettlöslichen Vitaminen und von Pankreasenzymen (symptom- und labororientiert)

Operationsfolgen nach selektiver Vagotomie

- **Frühfolgen**
  - leichte Dysphagie bei Nahrungsaufnahme fester Speisen
  - Magenentleerungsstörungen
  - Therapie: Motilitätsstimulierende Substanzen, evtl. Sekretableitung über Magensonde
- **Spätfolgen: Postvagotomiesyndrom**
  - Magenentleerungsstörung, Dysphagie, Dumpingsyndrom, Diarrhoe und Rezidivulkus
  - Therapie der Spätfolgen je nach Symptomatik
  - persistierende Magenentleerungsstörungen: Pyloroplastik, selten Antrektomie
  - Dumping und Diarrhoe: Colestyramin, aluminiumhydroxidhaltige Antazida
  - persistierende Dysphagie: endoskopische Bougierung (Kardiastenose infolge traumatisierender Skelettierung des distalen Ösophagus)
- **Rezidivulkus durch unvollständige Vagotomie**
  - Drainageoperation
  - Antrektomie

Operationsfolgen nach Operationen am Pankreas

- Operationsfolgen nach Eingriffen am Pankreas schwierig zu beurteilen, da häufig präexistente exo- und endokrine Funktionseinschränkungen vorliegen
- prognostische Faktoren postoperativer Folgezustände
  - Art der Pankreaserkrankung (Karzinom/chronische Pankreatitis)
  - Operationsverfahren
  - Menge des funktionsfähigen Restparenchyms
- bei weit fortgeschrittener entzündlicher Destruktion im Resektionsanteil kein nennenswerter Funktionsverlust durch Resektion zu erwarten

- bei Entzündungsprozeß des gesamten Pankreas weitere Funktionseinschränkungen durch Resektion zu erwarten
- Neuentstehung eines **Diabetes mellitus** oder Manifestation eines latenten Diabetes mellitus nach Pankreasresektion möglich
- bei sonst gesunden Pankreasparenchym (OP-wegen Karzinom oder Traumen) **Kompensation** von 70–80 % Parenchymverlust möglich

Operationsfolgen nach Operationen am Dünndarm und Dickdarm

- **Kurzdarmsyndrom**
  - Auftreten bei > 50 % Dünndarmresektion oder > 1 m Ileumresektion
  - Symptome: Diarrhoe
    Dehydratation
    Hypokaliämie, Hypalbuminämie
    Störungen des Säure-Basenhaushalts
    chronischer Gewichtsverlust
    Vitaminmangelsyndrome
    Elektrolyt- und Mineralstoffmangel
  - Spätfolgen: Anämie, Osteomalazie, Blutungsneigung (Vitamin K-Mangel)

- **Therapie**
  - Therapie-Phase 1 (Wochen):
    totale parenterale Ernährung (Hickmankatheter)
  - Therapie-Phase 2 (Monate):
    zusätzlich orale Ernährung
    Glukose-Elektrolytlösung
    niederosmolare Elementardiät
    mittelkettige Triglyceride (MCT)
    medikamentöse Therapie der Diarrhoe
  - Therapie-Phase 3:
    absetzen der parenteralen Ernährung

Vitaminsubstitution (Vit. B 12 etc.)
kalziumreiche, oxalatarme, laktosearme Diät
MCT-Kost
- operative Therapie:
Umkehrplastiken
Myotomie
Ventilbildung als Ersatz der Ileozökalklappe

- **bakterielles Kontaminationssyndrom**
  - Definition:
  Überwucherung des Dünndarms mit Keimen der Fäkalflora
  - Ursachen:
  Stenosen, Divertikel, Blindsackbildungen, ausgeschaltete Schlingen, Verlust der Ileozökalklappe
  - Symptome:
  Gewichtsverlust
  Schwäche
  Flatulenz
  Bauchschmerzen
  Steatorrhoe
  Diarrhoe
  - Diagnostik:
  Glukose H_2-Atemtest
  D-Xylose-Test
  - **Therapie:**
  Substitution von Mangelzuständen
  antibiotische Therapie mit anaerobem Spektrum
  wenn möglich, chirurgische Korrektur der Ursache

Hepatobiliäre Erkrankungen: Leitsymptome

Transaminasenerhöhung

E. Walter

Definition

- GOT und/oder GPT Erhöhung
- empfindlicher Parameter einer hepatozellulären Schädigung
- GOT: zytoplasmatisch (40%) und mitochondrial (60%), Halbwertzeit = 17 Stunden
- GPT: zytoplasmatisch, Halbwertzeit = 47 Stunden

Ursachen

- **Virusinfektionen der Leber**
  - Hepatitisvirus A–E
  - Zytomegalie-Virus
  - Epstein-Barr-Virus
- **Hepatotoxine**
  - Alkohol
  - Medikamente
- **metabolische Lebererkrankungen**
  - Hämochromatose
  - M. Wilson
  - Alpha-1-Antitrypsinmangel
  - Glykogenose Typ IV
  - Galaktosämie
  - Tyrosinämie
  - A-beta-Lipoproteinämie
  - Porphyrie
  - Mukoviszidose
- **immunologische Erkrankungen der Leber:** Hepatopathie assoziiert mit

- antinukleären Antikörpern (ANA)
- Antikörpern gegen „smooth muscle antigens" (SMA)
- Antikörpern gegen „liver-kidney microsomes" (LKM)
- Antikörpern gegen „liver membrane antigens" (LMA)
- Antikörpern gegen „soluble liver antigens (SLA)

- **primär biliäre Erkrankungen**
  - primär biliäre Zirrhose
  - primär sklerosierende Cholangitis

- **chronische hepatovenöse Stauung**
  - Rechtsherzinsuffizienz
  - konstriktive Perikarditis
  - Budd-Chiari-Syndrom
  - „venoocclusive disease"

- **andere leberbezogene Erkrankungen**
  - Steatohepatitis (Diabetes mellitus, Übergewicht)
  - Amyloidose
  - Hyperthyreose
  - Hypothyreose

- **Herz- und Skelettmuskelerkrankungen** (Vorkommen von GOT und GPT auch in diesen Organen)

Praktisches Vorgehen

- **Kontrolle/Bestätigung der Transaminasen-Erhöhung**
- **Anamnese**
  - Familienanamnese
  - Lebererkrankung bekannt?
  - früher durchgemachte Gelbsucht, Transfusionen?
  - Müdigkeit, Völlgefühl, Oberbauchbeschwerden?
  - Nasenbluten?
  - Medikamenten-Einnahme?
  - Berufsanamnese (beruflicher Kontakt mit Blut/Blutprodukten; Exposition gegenüber Lösungsmitteln?)

- Alkoholanamnese?
- Sozialanamnese (Homosexualität, Drogen)
- **Untersuchung**
  - Zeichen einer Lebererkrankung?
  - Hautzeichen (z. B. Palmarerythem, Weißnägel, Abdominalglatze, Spider naevi u.a.m.)
  - Leber- und Milzgröße
- **weiterführende Labordiagnostik**
  - Cholestaseparameter: γGT, alkalische Phosphatase, Bilirubin
  - Ätiologie-orientierte Diagnostik: (Virus-Serologie A, B, C; ggf. Virusgenomnachweis mittels PCR bei Hepatitis B und C; Autoantikörper, Fe-, Cu-Stoffwechsel u.a.m.)
  - Syntheseleistung der Leber (Zirrhose?): Albumin, Quicktest, Cholinesterase
- **Sonographie**
  - Leberbinnenstruktur?
  - Zeichen einer Leberzirrhose?
  - Cholestase?
  - Cholecystolithiasis?
- **bioptische Abklärung** bei anhaltender Erhöhung der Transaminasen

Therapie

je nach Ursache

Erhöhung der γGT (Gamma-Glutamyl-Transpeptidase)

- lokalisiert im gesamten hepatobiliären System, d. h. Hepatozyten, Gallengangsepithelien, Kupffersche Sternzellen, auch in Pankreas, Niere, Milz, Herz, Gehirn
- sensitivster Parameter einer Cholestase, korreliert meist mit der alkalischen Phosphatase, jedoch wenig spezifisch

- erhöhte Serumaktivität bei:
  - Induktion der Enzymsynthese durch eine Vielzahl von Substanzen (Phenytoin, Alkohol)
  - Cholestase: verstärkte Solubilisierung des membrangebundenen Enzyms durch Gallensäuren
- diagnostisches Vorgehen s. S. 244

Cholestase

H. P. Buscher, G. Ruf, E. Walter

Definition und Klassifikation

- Behinderung des Galleabflusses
- Einteilung nach **Schweregrad**
  - komplett: kein Galleabfluß, acholischer Stuhl, starker Ikterus
  - inkomplett: mäßiger Ikterus, Stuhl heller als normalerweise, Cholestaseparameter erhöht
  - subklinisch: kein Ikterus, Cholestaseparameter erhöht
- Einteilung nach **Pathogenese**
  - obstruktiv: Galleabflußstörung
  - nicht-obstruktiv, hepatozellulär: Gallebildungsstörung
- Differentialdiagnose des Ikterus: prähepatische Hyperbilirubinämie bei Hämolyse und seltene Konjugationsstörungen

Ursachen

- **obstruktiv bedingte Cholestasen mit extrahepatischer Obstruktion**
  - Choledocholithiasis
  - Stenose nach iatrogener Schädigung der Gallenwege
  - Tumor der Gallenwege, der Gallenblase, des Pankreas, der Papilla Vateri
  - Kompression der Gallenwege von außen z. B. durch Tumor, Lymphknoten, Duodenaldivertikel, Choledochozele, Zystikus-Konkrement (Mirizzi-Syndrom)
  - Pankreaskopfschwellung (Pankreatitis, Pseudozyste)
- **obstruktiv bedingte Cholestasen mit intrahepatischer Obstruktion**
  - Cholangitis, Pericholangitis, primär und sekundär sklerosierende Cholangitis

- Hepatolithiasis
  - intrahepatische Raumforderungen: (cholangioläre Karzinome [in der Leberpforte: Klatskin-Tumor], hepatozelluläre Karzinome, Metastasen, Echinokokkuszyste)
- **nicht-obstruktiv bedingte Cholestasen**
  - Medikamente: Östrogene, Phenothiazine etc.
  - endogene und exogene Toxine, gewerbliche Gifte
  - Virushepatitiden (A, B, C, D, E, CMV, EBV)
  - Alkoholhepatitis, Fettleberhepatitis
  - primär biliäre Zirrhose (PBC) (obstruktive Komponente)
  - primär sklerosierende Cholangitis (PSC) (obstruktive Komponente)
  - andere Zirrhoseformen (obstruktive Komponente)
  - akute Stauungsleber bei Rechtsherzinsuffizienz
  - Hepatopathie bei total parenteraler Ernährung
  - familiäre Cholestaseformen (Byler Syndrom, Alagille Syndrom, THCA-Syndrom, benigne rekurrierende Cholestase)
  - idiopathische Schwangerschaftscholestase

Symptome durch Retention gallepflichtiger Verbindungen

- klinische Symptome
  - Ikterus
  - Braunfärbung des Urins
  - Juckreiz
  - Xanthelasmen und Xanthome
  - abnorme Reaktion auf Pharmaka und Xenobiotica
- klinisch-chemische Befunde
  - Hyperbilirubinämie
  - Gallensäuren i. S. erhöht
  - Cholesterin und Phospholipide i. S. erhöht
  - Lipoprotein X i. S. erhöht
  - Cholestaseenzyme i. S. erhöht (alkalische Phosphatase gamma-Glutamyltranspeptidase, Leuzin-Aminopeptidase, 5'-Nucleotidase)

Symptome durch Gallemangel im Darm

- klinische Symptome
  - Stuhlentfärbung
  - Diarrhoe, Steatorrhoe
  - intestinale Mißempfindungen
  - Malabsorption
  - Gewichtsverlust
- bei **lang anhaltender Cholestase**
  - Vitamin-A-Mangel: atrophische Haut, Xerophthalmie, Sehstörungen, Gehörstörung
  - Vitamin D-Mangel: Osteomalazie (Kinder!)
  - Vitamin K-Mangel: Gerinnungsstörungen mit hämorrhagischer Diathese

Symptome mit komplexem Zusammenhang zur Cholestase

- Bradykardie
- Hypotonie
- Nierenfunktionsstörung
- Leberzirrhose (bei langer Dauer)

Diagnostik

- **Anamnese** **Hinweis auf**
  - Koliken? — Cholelithiasis
  - Auslandsaufenthalt? — Hepatitis, Malaria
  - Bluttransfusionen? — Hepatitis
  - Gelenkbeschwerden vor Ikterus — Hepatitis
  - Fieber, Myalgien, Kontakt mit Abwässern, Ratten — Leptospirose
  - Alkoholanamnese? — Leberzirrhose, Alkoholhepatitis
  - Hepatitis in der Anamnese? — Leberzirrhose, chron. Hepatitis

– Lebererkrankung in der Familie	familiäre Disposition für Lebererkrankung, z. B. Hämochromatose
– Fieber und Schmerz im rechten Epigastrium?	Cholezystitis/Cholangitis
– Medikamente?	Medikamentencholestase
– Exposition gegenüber lebertoxischen Chemikalien?	toxischer Leberschaden
– Juckreiz (bei Frauen mittleren Alters mit Leberschaden)	primär biliäre Zirrhose
– Stuhlgang breiig, dünn? (bei Leberschaden)	primär sklerosierende Cholangitis bei chronisch entzündlicher Darmerkrankung

- **Untersuchungsbefund** **Hinweis auf**

– Verdinikterus	posthepatitische Cholestase
– Rubinikterus	Hepatitis, kurze Laufzeit einer obstruktiven Cholestase
– Ikterus und Juckreiz	obstruktive Cholestase
– Ikterus, Juckreiz, Xanthelasmen, weiblicher Patient	primär biliäre Zirrhose
– Ikterus und Milzvergrößerung	parenchymatöser Ikterus, keine posthepatitische Gallenwegsobstruktion
– tastbarer Tumor im rechten Epigastrium, schmerzlos	Gallenblasenhydrops bei posthepatitischer Abflußstörung
– tastbarer Tumor im rechten Epigastrium, schmerzhaft	Cholezystitis/Cholangitis
– derbe Leber, Leberhautzeichen, Umwegskreislauf	Leberzirrhose
– derb bucklige Leber	Lebertumor(en)

- **Laborwerte**
  - direktes Bilirubin > 50 %
  - direktes Bilirubin < 50 %
  - aP stark erhöht, GPT schwach/nicht erhöht
  - GPT stark erhöht, aP schwach erhöht
  - Immunmarker positiv
  - Bilirubin erhöht, aber normale Leberwerte
  - Syntheseleistungsparameter erniedrigt (Quick, Cholinesterase, Albumin)

Hinweis auf

hepatische/posthepatische Cholestase

Hämolyse
biliäre Ursache

hepatozelluläre Störung

autoimmune Hepatitiden/Cholangitiden
funktionelle Hyperbilirubinämie (z. B. Gilbert-Syndrom)
Zirrhose, Leberversagen toxischer oder entzündlicher Genese

- **technische Untersuchungen Frage**
  - gestaute Gallenwege?
  - intrahepatische Tumore? Adenome? FNH?

  - extrahepatische Obstruktion
  - Konkremente?

Antwort durch

Sonographie, CT, ERCP, PTCA
Sonographie, CT, MR, Szintigraphie (Sequenz-, Immun-), ggf. Angiographie, Laparoskopie
Sonographie, CT,

Sonographie, ERCP

Therapie obstruktiv bedingter Cholestasen mit extrahepatischer Obstruktion

- **Choledocholithiasis bei gleichzeitiger Cholezystolithiasis**
  - Cholezystektomie mit Choledochusrevision (durch Laparotomie oder laparoskopisch)

Cholestase 251

- EPT oder nasobiliäre Sonde zur akuten Entlastung bei Komplikationen (Pankreatitis, Cholangitis)
- **Choledocholithiasis nach früherer Cholezystektomie**
  - endoskopische Papillotomie (EPT)
  - extrakorporale Stoßwellenlithotrypsie und EPT
- **benigne Gallengangsstenosen**
  - Resektion der Stenose
  - bei kurzem Defekt (unter 1,5 cm) direkte End-zu-End-Anastomose des Gallengangs über einer T-Drainage
  - bei langstreckiger Stenose, Interponat eines ausgeschalteten Dünndarmsegments oder Hepatikojejunostomie
- **Choledochusadenom, -adenomatose**
  - Resektion des tumortragenden Choledochus, Rekonstruktion wie oben
- **cholangioläres Karzinom**
  - wenn Resektion möglich: Resektion des extrahepatischen Gallengangs, Hepatikojejunostomie
  - wenn Resektion nicht möglich: (Tumorinfiltration des Lig. hepatoduodenale)
    bei Lokalisation im D. choledochus Hepatikojejunostomie
    bei Tumorlokalisation im D. hepaticus radiologisch extern-interne Drainage, radiologisch-endoskopisch Implantation einer Endoprothese bzw. Stenteinlage
- **Gallenblasenkarzinom**
  - wenn Resektion möglich: Cholezystektomie, Resektion des 4. und 5. Lebersegments, Resektion des Hepatocholedochus, Hepatikojejunostomie
  - wenn Resektion nicht möglich: radiologisch extern-interne Drainage via PTD, radiologisch-endoskopische Einlage einer Endoprothese bzw. Stent
- **Pankreaskarzinom**
  - wenn Resektion möglich und kein Lymphknotenbefall in der intraoperativen Schnellschnittuntersuchung: partielle Duode-

nopankreatektomie (Operation nach Whipple) evtl. mit intraoperativer Strahlentherapie (IORT)
  - wenn Resektion nicht möglich: Hepatikojejunostomie evtl. mit intraoperativer Strahlentherapie (IORT)
- **Papillenkarzinom:** wie Pankreaskarzinom
- **Kompression der Gallenwege von außen**
  - Karzinome: perkutan-transhepatische Drainage, extern-interne Drainage, Endoprothese
  - Lymphknotenmetastasen: wie Karzinome
  - Lymphome im Rahmen einer lymphatischen Systemerkrankung: entsprechende Chemo-Radiotherapie
  - Duodenaldivertikel: Hepatikojejunostomie, evtl. Divertikelresektion
  - Zystikuskonkrement (Mirizzi-Syndrom): Cholezystektomie mit Gallengangsplastik
  - akute Pankreatitis: bei nicht biliärer Pankreatitis keine chirurgische Therapie, bei biliärer Genese: EPT
  - chronische Pankreatitis: Duodenum erhaltende Pankreaskopfresektion
  - Pseudozyste: Entlastung der Zyste über Zystojejunostomie, Zystoduodenostomie

Therapie obstruktiv bedingter Cholestasen mit intrahepatischer Obstruktion

- **Cholangitis, Pericholangitis**
  - Antibiotikatherapie
  - bei Nachweis von Konkrementen → EPT

- **Hepatolithiasis**
  - ESWL und EPT
  - transhepatische Cholangioskopie und Steinextraktion
  - operative Gallengangsrevision

- **primär sklerosierende Cholangitis**
  - Ursodesoxycholsäure-Therapie (s. S. 306)

Cholestase 253

- in Einzelfällen operative Eingriffe möglich: Hepatikojejunostomie, radiologisch endoskopische Stents, Lebertransplantation
- **sekundär sklerosierende Cholangitis**
  - keine gesicherte Behandlung bekannt
  - bei isolierter SSC in nur einem Leberlappen: Hemihepatektomie
  - bei einseitigen benignen Hepatikusstenosen: Behandlung nur bei Komplikationen (Cholangitis) erforderlich, Resektion nur bei Atrophie des betroffenen Leberlappens
- **cholangioläres intrahepatisches Karzinom**
  - wenn Resektion möglich: Resektion des D. hepaticus, der Hepatikusgabel evtl. mit angrenzenden Lebersegmenten, Hepatikojejunostomie
  - wenn Resektion nicht möglich und kein Nachweis extrahepatischer Tumormanifestation: Lebertransplantation (?)
  - wenn Resektion nicht möglich und extrahepatischer Tumornachweis: extern-interne Drainage (PTD), Endoprothese, Stent (die Drainage eines Leberlappens ist ausreichend!!)
- **hepatozelluläres Karzinom**
  - wenn Resektion möglich: Segmentresektion bzw. Hemihepatektomie
  - wenn Resektion nicht möglich und keine extrahepatischer Tumormanifestation: Lebertransplantation sehr umstritten
  - wenn Resektion nicht möglich bei extrahepatischem Tumorwachstum: Chemotherapie, systemisch oder intraarteriell via Port-System, Chemoembolisation
- **Lebermetastasen**
  - nach kurativer Resektion des Primärtumors und bei Anzahl der Metastasen unter 4, bilobär oder unilobär: Lebersegmentresektion bzw. Hemihepatektomie
  - bei über 4 Lebermetastasen bzw. nicht möglicher Resektion des Primärtumors: Chemotherapie mit 5-FU und Leukovorin
  - Entscheidung zur Therapie bei Lebermetastasen abhängig vom Ursprung und von der Ausdehnung des Primärtumors

Therapie nicht obstruktiver Cholestasen

- **Medikamente**
  - absetzen, Laborkontrolle
  - wichtig ist, an Nebenwirkungen zu denken
- **Toxin, Gifte:** meiden
- **Virushepatitiden:** s. S. 280 bzw. 283
- **primär biliäre Zirrhose:** s. S. 302
- **primär sklerosierende Cholangitis:** s. S. 306
- **akute Stauungsleber bei Rechtsherzinsuffizienz:** Therapie der Herzinsuffizienz
- **familiäre Cholestaseformen:** symptomatisch bei Juckreiz mit Colestyramin
- **idiopathische Schwangerschaftscholestase:** s. S. 294

Hepatomegalie

M. Sellinger

Definition

- Zunahme des Lebergewichts über das Normalgewicht von ca. 1500 ± 300 g
- klinisch: Zunahme der Lebergröße in der Medioklavikularlinie auf über 15 cm

Ursachen

- **diffuse Vergrößerung**
  - Fettleber
  - Leberzirrhose
  - Stauungsleber
  - Budd-Chiari-Syndrom (Endophlebitis obliterans)
  - hämatologische Erkrankungen (M. Hodgkin, CML, Polycythaemia vera, OMF, CLL, Haarzelleukämie, Sezary-Syndrom, akute Leukosen, hämolytische Anämien, Brill Symmers-Syndrom)
  - diffus infiltrierend wachsende Tumoren (z. B. hepatozelluläres Karzinom, cholangioläres Karzinom)
  - Speicherkrankheiten (Speicherung von Eisen, Kupfer, Lipoiden, Glykogen, Amyloidose, M. Gaucher, Nieman Picksche Erkrankung)
  - Histiozytose
  - Drogenikterus
  - medikamentöse Cholestase
  - Z. n. Chemotherapie
  - posthepatische Cholestase
  - Cholangitis
  - M. Boeck

- Lupus erythematodes
- Felty Syndrom
- Virusinfektionen (Hepatitis A–E, CMV, EBV, HIV)
- bei bakteriellen Infekten seltener, u.a. bei Sepsis, häufiger oder obligat jedoch bei M. Weil, Brucellose, Typhus, Lues, Tbc
- Mykosen und Parasitosen (Histoplasmose, Schistosomiasis, Malaria, Kala-Azar)

- **maligne umschriebene Läsionen**
  - am häufigsten große solide Tumoren (hepatozelluläres Karzinom)
  - Metastasen (insbesondere Teratome, Melanome)

- **benigne umschriebene Läsionen**
  - bakterielle und Amöbenabszesse
  - Zysten
  - Echinokokkose
  - Hämangiome
  - FNH (fokal noduläre Hyperplasie)
  - Adenome

- **Hepatomegalie bei gleichzeitiger Splenomegalie**
  - portale Hypertension (z. B. bei Zirrhose)
  - Erkrankungen des RES beider Organe, z. B. bei hämatologischen Erkrankungen und Speichererkrankungen
  - lymphotrope und hepatotrope Virusinfekte
  - Aktivierung des Makrophagensystems bei allgemeinen Virusinfekten
  - Sepsis und primär hämatogen bakterielle Erkrankungen

Symptome

- rechtsseitige Oberbauchschmerzen, z. B. bei Kapselspannung
- evtl. pseudokolikartige Schmerzen bei rascher Zunahme der Lebergröße
- Völlegefühl

- unspezifisches Druckgefühl im rechten, bei gleichzeitiger Milzvergrößerung auch im linken Oberbauch

Diagnose

- Anamnese
- körperliche Untersuchung (Perkussion, Palpation)
- Laboruntersuchungen (klinische Chemie, Virologie, Bakteriologie, Immunologie)
- Diagnosesicherung durch **Sonographie**
  - Lebergröße, Konsistenz, Oberfläche
  - umschriebene Läsionen?
  - Milzgröße?
  - Ausschluß extrahepatischer Ursachen des palpatorischen Befundes
- ggf. CT, Angiographie (insbesondere bei Tumorverdacht)
- Biopsie
  - Leberblindpunktion bei diffusem Geschehen
  - sonographisch, computertomographisch oder laparoskopisch gezielte Punktion bei umschriebener Läsion unklarer Ursache

Therapie

je nach Diagnose bzw. Verdachtsdiagnose

Aszites

B. A. Volk, J. Schölmerich, G. Kirste

Definition

- Ansammlung von Flüssigkeit in der freien Bauchhöhle

Ursachen

- portal
- maligne
- entzündlich (bakteriell, tuberkulös)
- Pankreatogen
- Lymphabfluß gestört
- gynäkologisch
- posttraumatisch

Symptome

- bei wenig Aszites keine Symptome
- gespanntes Abdomen
- Gewichtszunahme
- Atembeschwerden (Zwerchfellhochstand)
- Nabelhernie
- verstärkte Venenzeichnung der Bauchhaut (Zirrhose)
- Hämorrhoiden

Komplikationen

- spontan bakterielle Peritonitis
- Ösophagusvarizenblutung

- erosive Gastritis
- hepato-renales Syndrom
- Pleuraerguß
- Nabelhernienruptur

Diagnose

- **Anamnese**
  - Zirrhose?
  - Tumor?
  - Pankreatitis?
  - Trauma?
- körperliche Untersuchung
  - aufgetriebenes Abdomen
  - Undulationsphänomen
- **bildgebende Verfahren**
  - Sonographie als empfindlichste Methode
  - bereits 10–20 ml Aszites können in Knie-Ellenbogen-Lage, ca. 80–100 paravesikal oder ca. 200–500 ml in Rückenlage des Patienten nachgewiesen werden
  - eine Klärung der Aszitesursache als Basis für die Therapie unerläßlich. Dafür genügt die Gewinnung von ca. 50–100 ml Aszites mittels **diagnostischer Parazentese**
- laborchemische Parameter zur Differentialdiagnose des Aszites

– portal	Serum/Aszites-Albumin $> 1,1$	Cholesterin < 45 mg/dl Fibronektin $< 7,5$ mg/dl
– maligne	Serum/Aszites-Albumin $< 1,1$	Cholesterin > 45 mg/dl Fibronektin $> 7,5$ mg/dl
– entzündlich	neutrophile Granulozyten $> 250/mm^3$	Laktat $> 3,75$ mmol/l pH $< 7,35$
– pankreatogen	Amylase-Serum/Aszites < 1	

– tuberkulös Glukose Aszites< < Adenosindeaminase
 Serum > 33 U/l, Färbung
 nach Ziehl-Neelsen

- Grenzen der laborchemischen Aszitesdiagnostik
  - **falsch-negative Befunde** bei Entzündungen, Tumoren, die nicht an die Leberoberfläche reichen, z. B. primäres Leberzellkarzinom (HCC) oder ohne peritoneale Aussaat
  - **falsch hohe Fibronektinwerte** bei entzündlichem Aszites!
- **spontan bakterielle Peritonitis (SBP):** zusätzlich klinische Symptomatik, Nachweis einer Monoinfektion (bakteriologisch z. B. E. coli)

Therapie

- die beschriebene symptomatische Therapie wird v. a. bei **portalem Aszites** angewandt
- übrige Aszitesformen entsprechend der Grundkrankheit
- **Voraussetzungen**
  - Fehlen von Komplikationen (s. dort)
  - insbesondere intakte Nierenfunktion
  - während der Aszitestherapie keine nephrotoxischen Medikamente (z. B. Aminoglykoside, nichtsteroidale Antiphlogistika)
- **Basistherapie** („einfacher" Aszites, Na-Ausscheidung > 20 mmol/d)
  - Standardtherapie bei > 90 % der Patienten mit portalem Aszites erfolgreich
  - Aszitesmobilisation langsam (Gewichtsreduktion max. 0,5 kg/die, bei Vorliegen peripherer Ödeme bis 1 kg/die)
  - Elektrolyte und Nierenwerte müssen streng kontrolliert werden
  - Restriktion von Natrium, max. 3 g NaCl/die
  - Flüssigkeitsrestriktion nur bei Hyponatriämie, Serum-Na < 130 mval/l

- Albuminsubstitution (nur bei Serumalbumin < 3 g/dl)
- Diuretikum: Spironolakton (Aldosteronantagonist)
  bei peroraler Therapie Wirkung erst ab 3. Tag
  Beginn: 4 × 25 mg Spironolakton
- wenn nach 3 Tagen keine Gewichtsreduktion, zusätzlich 20 mg eines proximaler angreifenden Diuretikums (z.B. Aquaphor®) für weitere 3 Tage
- langsame Dosissteigerung bis max. 400 mg Spironolakton und 40 mg Xipamid
- **cave:** Filtrationsdiuretika (z.B. Dopamin, Aminophyllin) sind in der Aszitestherapie nicht indiziert
- Furosemid wegen Reboundphänomen und luminalem Angriffsort nicht gut geeignet
- Carboanhydrasehemmer führen häufig zu Enzephalopathien
- Osmodiuretika nur als „Starter" der Diurese erfolgreich, nicht zur Dauertherapie geeignet

- **Parazentese** (Ablassen von Aszites)
  - nicht ungefährlich, daher nur indiziert bei erheblich gespanntem Abdomen und einer Natrium-Ausscheidung > 10 mmol/die
  - Albuminsubstitution ca. 6–8 g/l Aszites, davon 50 % bereits vor Beginn der Parazentese
  - alternativ Haemaccel®-Substitution ca. 150 ml/l Aszites, **cave:** evtl. erhöhte Gefahr von Gerinnungsstörungen
  - 3 Tage vor und nach Parazentese Diuretika absetzen; danach zur Rezidivprophylaxe 100 mg/die Spironolakton
  - größter Vorteil der Parazentese: deutliche Verkürzung des Krankenhausaufenthaltes
  - nachteilig Verlust von Komplementfaktoren im Aszites mit Zunahme der Gefahr einer spontan bakteriellen Peritonitis

- **peritoneovenöser Shunt** (PV-Shunt)
  - Indikationen: Diuretika-refraktärer Aszites (< 5 % aller portaler Aszitesformen), sonst wie für die Parazentese, aber auch

und insbesondere bei Patienten mit eingeschränkter Nierenfunktion und Natriumausscheidung < 10 mmol/die
- Voraussetzung: steriler Aszites, kompensierte Herz- und Nierenfunktion, keine hepatische Enzephalopathie, Plasminogenkonzentration im Aszites ≥ 0.7 CTA U/ml
- Komplikationen: Hyperfibrinolyse mit letalen Blutungen, Shuntthrombose, Shuntinfektionen
- Anlage eines PV-Shunts nur in größeren Zentren

- **transjugulärer intrahepatischer Stent Shunt (TIPS)**
  - bislang nur in Studien
  - bei gleichzeitig bestehender Notwendigkeit der Rezidivblutungsprophylaxe bei Varizen

- **Therapie des hepatorenalen Syndroms**
  - Besserung des hepatoralen Syndroms nur bei Verbesserung der Leberfunktion
  - Diuretika nicht sinnvoll, Volumenexpansion führt nicht zur Steigerung der Diurese
  - einzige gesicherte erfolgreiche Therapie die Lebertransplantation
  - bislang in wenigen Studien eingesetzte Therapieversuche (experimentelle Ansätze): z. B. Gabe von Frischplasma (1 l/die), Ornipression 6 IU kontinuierlich über vier Stunden (z. B. POR 8[R])
  - Differentialdiagnostisch abzugrenzen das „**pseudohepatorenale Syndrom**", das sich oft durch Volumenexpansion mittels Infusionstherapie oder nach PV-Shunt bessert (prärenales Nierenversagen)
  - ursächlich häufig nephrotoxische Medikamente oder primäre Nierenerkrankungen
  - Diuretika auch in der Therapie des „pseudohepatorenalen" Syndroms absetzen. Evtl. intermittierende oder kontinuierliche arterio-venöse Ultrafiltration oder Dialysetherapie indiziert

- **Therapie des malignen Aszites**
  - Versuch der Behandlung der Grunderkrankung steht im Vordergrund
  - intraperitoneale Gabe von Tumornekrosefaktor alpha (TNF-alpha 50 µg in 500 ml Infusionslösung) nach vollständiger Parazentese häufig wirksam
  - kann 2mal oder 3mal im Abstand von einer Woche wiederholt werden
  - Nebenwirkung: Temperaturerhöhung bis 38°C
  - bei sehr großen Aszitesmengen und symptomatischen Patienten kann die Anlage eines PV-Shunts zur Verbesserung der Lebensqualität als palliative Maßnahme indiziert sein
- **Therapie der spontan bakteriellen Peritonitis**
  - überwiegend gramnegative Enterobakterien (70 %) und nur in ca. 10 % Anaerobier
  - wirksame Antibiotika bei SBP:
    Aztreonam (Azactam®)
    Cefotiam (Spizef®)
    Piperacillin (Pipril®)
    Metronidazol (Clont®)
    Cefotaxim (Claforan®)
    Imipenem (Zienam®)
    Clindamycin (Sobelin®)
  - intravenöse Gabe ist ausreichend, da Aszeiteskonzentration größer als Serumkonzentration
  - bevorzugte Kombination: Metronidazol + Cefotaxim
  - Therapieerfolg: Abfall der Neutrophilenzahl im Aszites innerhalb 48 Stunden auf $< 250/mm^3$
  - Rezidivrate der SBP innerhalb eines Jahres bei 69 %
  - daher Rezidivprophylaxe mit oraler Gabe von:
    Norfloxacin (400 mg/die) oder
    Pipemidsäure (800 mg/die)

Hepatische Enzephalopathie (HE)

D. Häussinger, M. Rössle

Definition

- metabolisch bedingtes und damit potentiell reversibles neuropsychiatrisches Krankheitsbild, welches im Gefolge akuter oder chronischer Lebererkrankungen auftritt

Ursachen

- jeweils bei Vorliegen akuter oder chronischer Lebererkrankungen
- gastrointestinale Blutung
- zu hohe orale Proteinzufuhr
- Obstipation
- Azotämie
- Diuretika
- Hypokaliämie, metabolische Azidose
- Hypovolämie
- Alkohol
- Infektionen, Fieber
- spontan bakterielle Peritonitis
  - äußert sich häufig monosymptomatisch als HE
- Weichteilblutungen
- Sedativa
- chirurgische Eingriffe
- Leberversagen

Hepatische Enzephalopathie (HE)

Symptome und Stadieneinteilung

- Zeichen der dekompensierten Leberkrankheit (Ikterus, Aszites, Hautzeichen, Gerinnungsstörungen)
- foetor hepaticus
- flapping tremor
- zerebrale Funktionsstörung
- in Abhängigkeit von der Schwere der HE Unterscheidung von latenter und manifester HE; letztere wird in 4 Stadien eingeteilt:
- **latente HE:** nur anhand von psychometrischen Tests erkennbare Störung der Feinmotorik, Koordination und Verlangsamung, ansonsten wirkt der Patient unauffällig, da „verbale Intelligenz" erhalten
- **Stadium I der manifesten HE**
  - Verstimmtheit
  - Schlafstörungen
  - Euphorie
  - Konzentrationsstörungen
  - Ruhelosigkeit, Erregbarkeit
  - Angst, Ziellosigkeit
  - Apathie
  - Fingertremor, beeinträchtigtes Schreibvermögen
- **Stadium II der manifesten HE**
  - offensichtliche Persönlichkeitsveränderungen
  - zeitliche Desorientiertheit
  - Müdigkeit
  - Gedächtnisstörungen
  - Nesteln, Grimassieren
  - gehäuftes Gähnen
  - Ataxie
  - flapping tremor
- **Stadium III der manifesten HE**
  - Somnolenz, Stupor, Patient aber noch erweckbar
  - zeitliche und örtliche Desorientiertheit

- unartikulierte Sprache
- Verwirrtheit
- Hyperreflexie
- Rigidität
- **Stadium IV der manifesten HE**
  - Bewußtlosigkeit
  - Koma mit (Stadium IVa) oder ohne (Stadium IVb) erhaltener Reaktion auf Schmerzreize

Diagnostik

- in erster Linie klinisch (Zusammentreffen von typischen neuropsychiatrischen Symptomen und einer Leberkrankheit)
- lediglich bei latenter HE Diagnostik mit Hilfe sog. **psychometrischer Tests**
  - Zahlenverbindungstest
  - Rechentest
  - Liniennachfahrtest
  - Zahlensymboltest
  - Schriftprobe, Sternchenlegetest
- spezielle neurologische Untersuchungen (EEG, visuell-evozierte Potentiale, NMR-Spektroskopie) zweitrangig und zur Diagnosestellung meist entbehrlich
- Fahndung nach auslösenden Faktoren (s. Ursachen)
- Labordiagnostik
  - Blutbild, Harnstoff, Kreatinin, Säurebasenstatus, SGPT, Elektrolyte, Blutammoniak, Quick, Blutzucker
  - ggf. Drogenscreening (Barbiturate, Benzodiazepine)
  - bei V. a. Infektion Abnahme von Blut/Urinkulturen, Aszitesdiagnostik

Differentialdiagnose

- Ausschluß anderer zerebraler Erkrankungen
  - Schädelhirntrauma

Hepatische Enzephalopathie (HE)

- intrakranielle Blutung
- Meningitis
- Enzephalitis
- postiktaler Zustand
- Wernicke-Syndrom
- andere metabolisch bedingte Enzephalopathien (Hypo/Hyperglykämie etc.)
- im Zweifelsfall kraniale Computertomographie bzw. Liquorpunktion (Voraussetzung: Quick > 30 %, Thrombozyten > 40000/mm^3
- Abgrenzung des Hirnödems von der HE durch Hirndruckzeichen
  - gesteigerter Muskeltonus
  - Pupillendifferenz und abnorme Pupillenreaktionen
  - Myokloni
  - Erbrechen
  - fokale Krampfanfälle
  - CT bzw. intrakranielle Druckmessung
  - ein Hirnödem kann mit einer HE Stadium IV assoziiert sein

Therapie

- HE: in über 50 % der Fälle iatrogen induziert oder aggraviert, häufig mehrere auslösende Ursachen, deren Beseitigung Voraussetzung der Therapie ist
- **Medikation** überprüfen
  - insbesondere Diuretika, nichtsteroidale Antiphlogistika, Sedativa absetzen
  - bei tranquilizer- oder sedativainduzierter HE Gabe von Benzodiazepinantagonisten (Flumazenil)
- konsequente Behandlung von **gastrointestinalen und Weichteilblutungen**
- Behandlung von **Infektionen** (Antibiotika gegen Aerobier und Anaerobier)

- keine Korrektur der **metabolischen Alkalose** (sofern keine respiratorischen Komplikationen auftreten)!
  - metabolische Alkalose wichtige Triebfeder der hepatischen Ammoniakentgiftung
  - daher auch frühzeitige Korrektur milder metabolischer Azidosen (Bikarbonat)
- Beseitigung einer **Hypovolämie** und **Hypokaliämie**
- **Darmreinigung** (am besten mit Laktulose), Beseitigung von Obstipation und Blutresten im Magen-Darm-Trakt
  - Laktulose: oral ($3 \times 10-30$ ml/Tag) und als Einlauf (300 ml Laktulose plus 700 ml Wasser)
  - Therapieziel bei oraler Behandlung 2–3 breiige Stühle/Tag
  - Paromomycin, Neomycin zur „Darmsterilisation". Gabe für max. 5–7 Tage wegen Gefahr der Nephro- und Ototoxizität
  - Metronidazol hat vergleichbare Wirkung, möglicherweise nebenwirkungsärmer
- **Eiweißzufuhr beschränken**
  - Proteinrestriktion auf 40 g/Tag bei HE Stadium I, II
  - bei Stadium III, IV völlige orale Eiweißkarenz, Proteinrestriktion für max. 3 Tage, anschließend schrittweise Steigerung der Proteinzufuhr bis 1 g Eiweiß/kg Körpergewicht/Tag erreicht ist
  - falls Proteinmenge nicht toleriert wird, zusätzlich oder ersatzweise Gabe von verzweigtkettigen Aminosäuren (s. u.)
- **parenterale Ernährung** in Stadium III und IV
- **verzweigtkettige Aminosäuren**
  - intravenös (z. B. Comafusin®): bei Komastadium III/IV und unzureichendem Ansprechen auf andere Maßnahmen für 2–3 Tage
  - oral: als Ernährungssupplement bei hochgradig proteinintoleranten Patienten (z. B. 30 g + 40 g Nahrungsprotein)
- Ornithin-Aspartat, Ornithin-α-Ketoglutarat, Ornithin-Malat: Wirksamkeit vom theoretischen Ansatz her zu erwarten; kontrollierte Studien zur Wirksamkeit derzeit im Gange

Varizenblutung

M. Rössle, J. Schölmerich, G. Kirste

Definition

- akute oder unmittelbar stattgefundene Varizenblutung bewiesen oder anzunehmen bei endoskopischem Nachweis von
  - einer spritzenden Blutung aus einer Varize
  - Stigmata einer unmittelbar vorangegangenen Blutung (Thrombus auf Varize)
  - Varizen, Teerstuhl und Hb-Abfall um > 2 g% ohne Nachweis einer anderen potentiellen Blutungsquelle

Symptome der akuten Varizenblutung

- Bluterbrechen, Übelkeit
- Meläna
- Folgen des Blutverlustes, Schock
- zusätzlich: Symptome der Grundkrankheit

Komplikationen der akuten Varizenblutung

- Koma
- Sepsis

Diagnostik der akuten Varizenblutung

- **Notfallgastroskopie**
  - ggf. Varizensklerosierung bei aktiver Blutung, s. S. 270
- **Vorbedingungen für die Notfallgastroskopie**
  - stabiler Kreislauf (Albumin und Erythrozytenkonzentrate)
  - 2 venöse Zugänge (dickes Kaliber)
  - bei komatösen Patienten: Intubation

Therapie der akuten Varizenblutung

- **spontaner Blutungsstillstand**
  - ungefähr 50 % der Ösophagusvarizenblutungen sistieren bei Klinikaufnahme
  - bei stabilen Kreislaufverhältnissen abwarten und elektive Endoskopie durchführen
  - langsame Auftransfusion bis Hb > 10 g%

- **Sklerosierungstherapie**
  - bei Anhalt für noch aktive Blutung (Hämatemesis, Aspiration von frischem Blut durch Magensonde, Probleme bei der Kreislaufstabilisierung) sofortige **Sklerosierung** als Erstmaßnahme
  - bei Versagen dieser Therapie (ungefähr in 10 %) Anlage einer Sengstaken-Sonde

- **Sengstaken-Sonde**
  - falls Sklerosierung nicht durchführbar (personelle oder technische Gründe) oder keine erfolgreiche Blutungsstillung
  - Blutungsstillung in über 90 % möglich
  - Entblockung der Sonde nach 12 Stunden oder früher nach Sistieren der Blutung
  - belassen der entblockten Sonde, bis Kreislaufstabilität erreicht und eine evtl. bestehende Enzephalopathie abgeklungen ist

- **Legen und Überwachung einer Sengstaken-Sonde**
  - prüfen der Ballons auf Dichtigkeit
  - Sonde mit Gel gleitfähig machen
  - nasale Einführung der Sonde
  - Kontrolle der Sondenlage durch Luftinsufflation in den Magenspülkanal und Auskultation über dem Magen
  - füllen des Magenballons mit 250 ml Luft, Sicherung durch Klemme
  - zurückziehen der Sonde, bis federnder Widerstand entsteht
  - Befestigung der Sonde an der Nase mittels Pflaster

- aufblasen des Ösophagusballons auf 40 mmHg und Sicherung mittels Klemme
- Röntgenkontrolle der Sondenlage
- regelmäßige Kontrolle der Ballondrucke durch Tasten der kleinen Prüfballons und Messung des Druckes im Ösophagusballon alle 6 Stunden. Ggf. Neueinstellung des Druckes
- Magenspülkanal und Ösophagusspülkanal auf Ablauf stellen. Ständige Lavage des Magens, bis klare Flüssigkeit zurückfließt
- wenn Sistieren der Blutung sicher, entblocken **zuerst** des Ösophagusballons, dann des Magenballons. Sonde maximal 12 Stunden geblockt lassen
- Sonde entblockt liegen lassen, bis sicher stabiler Zustand des Patienten erreicht ist. Regelmäßige Spülung des Magens zur frühzeitigen Erfassung einer Rezidivblutung
- permanente Sitzwache

- **Medikamente**
  - falls die Sengstaken-Sonde nicht rasch zur Blutungsstillung führt: Glycylpressin (2 mg initial, dann 1 mg alle 6 Stunden s.c.) **plus** Trinitrosan 20 mg/12 Stunden oder 20 mg Isoket 6 stündlich sublingual
  - ggf. Somatostatin
  - Beendigung der Therapie, wenn die Blutung steht!

- **Komaprophylaxe**
  - Prinzipien: Entfernen von Blut aus dem Intestinaltrakt; Änderung der bakteriellen Flora durch Laktulose; Vermeiden von Störungen des Säure-Basen-Status, des Elektrolythaushaltes und der Nierenfunktion, Vermeiden einer Hypoxie
  - hoher Einlauf mit 300 ml Laktulose und 700 ml Wasser
  - 20 ml Laktulose anfangs alle 2 Stunden p.o. oder über Magensonde
  - Kontrolle von Blutbild, Säure-Basen-Status, Elektrolyten, Harnstoff und Kreatinin (Ziel: Hb > 9 g%, K > 4 mval/l, pH 7,4–7,5)
  - Beachtung der Lungenfunktion (pO2 > 75 mmHg)

- falls Sedierung notwendig: Haldol, Paraldehyd (Rectiole), Dormicum (1–2 mg i.v.)
- **Säurehemmung**
  - H2-Antagonisten oder Omeprazol
  - insbesondere bei Z.n. Sklerosierung indiziert, da häufig Refluxösophagitis
- **parenterale Ernährung** (zentraler Zugang)
  Standardtherapie:
  - 2 × 500 ml Glukose 20 % plus je 40 mval KCl, 3 g NaCl
  - 2 × 500 ml Aminofusin Hepar®
  - bei Koma > II: Comafusin über 3 Tage
  - Multibionta®, Vitamin K
- Erythrozytenkonzentrate, Thrombozytenkonzentrate und Frischplasma entsprechend Labor

Prophylaxe der 1. Varizenblutung

- **Generelle Prophylaxe** der 1. Varizenblutung **nicht indiziert**
  - Wahrscheinlichkeit einer Blutung bei Patienten mit Zirrhose und Ösophagusvarizen nur 30 %
  - jährliche Blutungsinzidenz nur 10 %
- Ausnahme: Patienten mit **Ösophagusvarizen Stadium 4**
  - jährliche Blutungsinzidenz 33 %
  - medikamentöse Prophylaxe mit β-Blockern (z. B. Nadolol oder Propranolol 40–160 mg/d)
  - Dosierung soll zu einer Senkung der Herzfrequenz um 25 % führen
  - Sklerotherapie oder die Anlage eines portosystemischen Shunts sind nicht indiziert

Prophylaxe einer Rezidivblutung

- **Vorbedingung**
  sicherer endoskopischer Nachweis einer Varizenblutung oder hohe Wahrscheinlichkeit einer Varizenblutung bei Vorliegen der oben angeführten Kriterien

- Methoden
  - programmierte Sklerotherapie
  - Betablockade
  - portosystemischer Shunt
  - Sperroperation
  - Lebertransplantation
- **Differentialtherapie:** derzeit kein sicherer Konsens, welches Verfahren den Vorzug verdient, Auswahl nach lokalen Gegebenheiten, Compliance und Nebenwirkungen.

Programmierte Sklerotherapie

- paravasale und intravasale Injektion eines Sklerosierungsmittels (z. B. Polidocanol) in die Ösophaguswand, hierbei Thrombosierung der Varizen und fibrotische Umwandlung der Ösophagusmukosa
- Intervall der einzelnen Therapiesitzungen anfangs 4–8 Tage
- nach erfolgreicher Verödung der Varizen Kontrollendoskopien in ½jährlichem Abstand
- Indikation
  - Sklerotherapie mit Polidocanol als primäre Therapieform zur Rezidivprophylaxe einer Ösophagusvarizenblutung
  - Thrombosierung von Fundus- und Kardiavarizen mit Fibrinkleber oder Histoacryl
  - Polidocanol im Bereich des Magens als Sklerosierungsmittel nicht geeignet wegen schwerer Ulzerationen
- Ziel der Behandlung: vollständige Verödung/Thrombosierung aller Varizen
- Sklerosierungstherapie wird beendet, wenn
  - die Ösophaguswand vollständig verödet oder
  - die Varizen auf Stadium 1–2 zurückgeführt oder
  - nach 4–6 Sklerosierungen keine wesentliche Abnahme der Varizengröße oder
  - bei schweren Komplikationen der Sklerosierung (Ösophagusstriktur, nicht abheilende Ulzera, Mediastinitis)

Portosystemischer Shunt
- Kurzschlußverbindung zwischen dem Pfortadersystem und der V. cava inferior. Hierdurch starke Reduktion oder Aufhebung der portal-venösen Leberdurchblutung
- **Indikationen**
  - Ösophagusvarizen, Rezidivblutung nach erfolgloser Sklerosierungstherapie (s. o.)
  - Fundusvarizen oder Kardiavarizen vorhanden
  - Ösophagusvarizen und therapierefraktärer Aszites
- **chirurgisch:** portokavaler End- zu Seit-Shunt oder distaler splenorenaler Shunt nach Warren
- **interventionell-radiologisch:** Transjugulärer, intrahepatischer, portosystemischer Stent-Shunt (TIPS)
  - neues, noch in der klinischen Erprobung befindliches Verfahren
  - Durchführung des TIPS: Implantation einer expandierbaren Gefäßprothese zwischen einem intrahepatischen Pfortaderhauptstamm und einer Lebervene über die V. jugularis
  - keine Allgemeinnarkose erforderlich
  - spätere Option einer Lebertransplantation nach TIPS unbeeinträchtigt

Weitere Therapieverfahren
- **Sperroperation**
  Definition
  - Durchtrennung der Varizen im Bereich des unteren Ösophagus und des Magens. Hierdurch keine Beseitigung der portalen Hypertension und keine Beeinträchtigung der Leberdurchblutung
  - bei erfolgloser Sklerosierung **und** wenn operativer Shunt oder TIPS nicht möglich (Pfortaderthrombose, Inoperabilität)
- **Lebertransplantation**
  - bei Child B und C-Patienten in stabilem klinischem Zustand Erwägung einer Lebertransplantation als primäre Therapieform (abhängig von der Grunderkrankung)

Hepatobiliäre Erkrankungen: Krankheitsbilder

Fettleber

M. Sellinger, J. Rasenack

Definition

- nach Histologie einer Leberpunktion
  - > 10 % des Trockengewichtes Fett, im Extremfall bis zu 70 %
  - feintropfig disseminiert, kleintropfig, großtropfig, diffus oder zonale Verteilung je nach Noxe im Läppchen beginnend oder periportal
- **Fettleber mit portaler Fibrose**
  - Portalfelder bindegewebig durchsetzt
  - Übergang zur Fettzirrhose
- **Fettleberhepatitis mit Alkoholabusus**
  - Leukozyteninfiltrate, Hyalin und Nekrosen zusätzlich zur Verfettung

Ursachen:

- hauptsächlich Alkohol sowie Überernährung und Adipositas (zusammen 60–90 %)
- Diabetes mellitus
- Hyperlipoproteinämie
- M. Cushing
- parenterale Ernährung
- Eiweißmangelernährung, Fasten
- jejunoilealer Bypass
- Leberteilresektion
- Schwangerschaft (mikrovesikulär, evtl. durch Störungen des Carnitinstoffwechsels)
- fremdstoffbedingt
- Tetrazykline

- Chlorkohlenwasserstoffe
  - gelber Phosphor
  - Frühstadium bei M. Wilson
- Fruktoseintoleranz
  - Fruktose 1-6-phosphataldolasemangel akute Leberzellnekrose → Fettleber → Fibrose → Zirrhose
  - Fruktose 1,6-biphosphatasemangel → Fettleber
- chronisch entzündliche Darmerkrankungen
  - Inzidenz einer Fettleber 0–40 % je nach Studie
  - Ätiologie: Proteinmangel, Anämie, toxisch im Rahmen der Entzündung, da Besserung bei Verbesserung der Grunderkrankung, medikamentös evtl. durch Steroide und Methotrexat
- Jamaikafettleber
  - durch Genuß von Schalen des Akeebaumes
  - Valproat-ähnliches Hypoglycin A
- Fettleber bei chronisch hepatischer Porphyrie.

Symptome

- Völlegefühl im rechten Oberbauch

Diagnostik

- **Anamnese** (s. Ursachen und spezielle Krankheitsbilder)
- **körperliche Untersuchung**
  - Hepatomegalie
  - in der Regel weiche, nicht druckdolente Leber
- **Sonographie**
  - homogen vergrößerte Leber; deutlich gesteigerte Echogenität
  - jedoch nur bei makrovesikulärer Verfettung
- **Leberblindpunktion**
- **Labor**

- bei mäßiger Verfettung oft normal
- Elektrophorese normal
- mäßige Transaminasenerhöhung (nicht obligat)

Alkoholische Fettleber

- **anamnestisch** chronischer Alkoholabusus
- **körperliche Untersuchung**
  - Hepatomegalie bis zu 6 kg
  - palpatorisch Leber eindrückbar, aber konsistenzvermehrt
- **Labor**
  - Leberfunktionsstörung abhängig vom Ausmaß der Verfettung
  - häufig γGT und Bilirubin erhöht
  - Transaminasen meist < 100, AP leicht erhöht
  - Sonderfall Zieve-Syndrom: Hyperlipoproteinämie Typ IV, Hyperbilirubinämie, akute hämolytische Anämie
- **Histologie**
  - zytoplasmatische Fettvakuolen v. Zellkern zum Zellrand, beginnend perivenös
  - selten Nekrosen
  - alkoholinduzierte Hyalinspeicherung (Mallory bodies)
  - im fortgeschrittenen Stadium Fibrose und Sklerosierung der Periportalfelder
- **Differentialdiagnose:** Alkoholhepatitis

Fremdstoffbedingte Fettleber

- **Ursache:** meist direkte oder indirekte Lebertoxizität mit Veränderungen der Synthese und/oder Ausscheidung von Lipoproteinen in der Leber
- **Labor:** s. Kap. chemisch induzierte Hepatitis
- **Histologie:**
  - periportale Verfettung bevorzugt bei gelbem Phosphor
  - perivenöse Verfettung z. B. bei Tetrazyklinen

- mikrovesikuläre Verfettung ohne Zellkernverdrängung bei Tetrazyklinen, Valproat u. Reye-Syndrom
- makrovesikuläre Verfettung z. B. bei Methotrexat

- **Sonderform: Phospholipidosis**
  - lichtmikroskopisch Größenzunahme der Hepatozyten, schaumiges Zytoplasma
  - Elektronenmikroskopisch kristalline Einschlüsse
  - Vorkommen bei Schädigung durch Amiodaron und Perhexilenmaleat
  - Ursache: idiosynkratische Leberschädigung mit Störungen der Monooxygenasereaktion

Therapie
je nach Ursache

- zusätzlich strikte Alkoholkarenz und fettarme Diät

Akute Virushepatitis

E. Walter, F. v. Weizsäcker

Definition

- akut auftretende systemische Infektion durch verschiedene Viren (A–E), die überwiegend die Leber betrifft und z. T. in einen chronischen Verlauf übergehen kann

Ursachen

- Hepatitis A Virus (HAV)
- Hepatitis B Virus (HBV)
- Hepatitis C Virus (HCV)
- Hepatitis Delta Virus (HDV) (nur als Coinfektion mit dem HBV oder Superinfektion bei vorbestehender Hepatitis B)
- Hepatitis E Virus (HEV)

Symptome

- ca. 90 % der Infektionen mit dem HAV, ca. 60 % der Infektionen mit dem HBV verlaufen asymptomatisch und anikterisch
- Prodromal-Stadium
  - Appetitlosigkeit
  - Übelkeit
  - Müdigkeit
  - Arthralgien, Myalgien
  - Fieber/subfebrile Temperaturen
- ikterische Phase
  - Ikterus
  - Dunkelfärbung des Urins, Hellverfärbung des Stuhls
  - Besserung der subjektiven Beschwerden

- Juckreiz
- Hepatomegalie
- Splenomegalie (10–20 %)

Komplikationen

- cholestatischer Verlauf (HAV)
- fulminante Hepatitis
  - Häufigkeit (bei ikterischen Hapatitiden):
    HAV: < 1 %
    HBV: < 1 %
    HCV: < 1 %
    HDV: Coinfektion: 1–10 %, Superinfektion 5–20 %
    HEV: < 1 %, aber bei Schwangeren bis zu 20 %
- chronischer Verlauf
  - Häufigkeit:
    HAV: sehr selten (nur Einzelberichte)
    HBV: 5–10 %
    HCV: 50 % (hiervon ca. 20 % Entwicklung einer Zirrhose)
    HDV: Coinfektion: < 5 %, Superinfektion: > 75 %
    HEV: 0 %

Diagnostik

- **Anamnese, körperliche Untersuchung:** s. Symptome
- **allgemeine Laborbefunde**
  - GOT/GPT-Erhöhung
  - Bilirubin erhöht, nur geringe Erhöhung von yGT und alkalischer Phosphatase
  - Lymphozytose
- **Hepatitis A**
  - antiHAV IgM
- **Hepatitis B**
  - antiHBc-IgM, HBsAg, antiHBe, HBeAg
  - Polymerase-Ketten-Reaktion

- **Hepatitis C**
  - C-100-3 Assay (in vielen Fällen falsch positiv)
  - RIBA II („recombinant immunoblotassay" der zweiten Generation; hohe Spezifität)
  - Polymerase-Ketten-Reaktion nach reverser Transkription (= direkter Virus RNA-Nachweis)
- **Hepatitis D**
  - anti-delta IgM/IgG
  - evtl. delta Ag
- **Hepatitis E**
  - anti HEV-EIA, in Entwicklung

Differential-Diagnose

- infektiöse Mononukleose (Angina tonsillaris, Lymphknotenschwellung, Blutbild)
- alkoholische Hepatitis (Anamnese, Histologie)
- medikamentös bedingte, chemisch-induzierte Hepatitis (s. dort)
- Autoimmunhepatitis (s. dort)
- akuter Schub einer chronischen Hepatitis (s. dort)
- Infektionen mit CMV, HSV, Coxsackievirus
- Begleithepatitis bei bakteriellen oder parasitären Infektionen (u. a. Leptospirose, Amöbiasis, Brucellose, Rickettsiose)
- extrahepatische/intrahepatische Cholestase, z. B. Cholangitis (s. Kap. Cholestase, S. 246)
- Schock, akute Rechtsherzdekompensation
- Lebermetastasierung

Therapie

- in der Regel keine Therapie der akuten Hepatitis
- Therapie des Juckreizes: evtl. Colestyramin, Antihistaminika

Chronische Virushepatitis

E. Walter

Definition

- virus-induzierte Lebererkrankung, die länger als 6 Monate besteht
  - klinisch: Müdigkeit, Appetitlosigkeit, uncharakteristische Oberbauchbeschwerden (s. u.)
  - laborchemisch: Transaminasenerhöhung (GOT/GPT, s. u.)
  - histopathologische Entzündungszeichen (s. u.)
  - serologisch: Persistenz viraler Antigene (HBsAg, Delta-Ag) und viraler DNA bzw. RNA

Histologische Klassifikation

- **chronisch-aktive Hepatitis**
  - Lymphozytäre und plasmazelluläre Infiltrate des Portalfeldes mit Zerstörung der Grenzlamelle und „piece meal"-Nekrosen
- **chronisch-persistierende Hepatitis**
  - mononukleäre Zellinfiltrate innerhalb des Portalfeldes, erhaltene lobuläre Architektur, wenig oder keine Fibrose
- **cave:** neue Klassifizierung in Entwicklung

Ursachen

- Hepatitis B Virus (HBV)
- Hepatitis C Virus (HCV)
- Non-A, non B-Viren, non C-Viren(?) (Ausschlußdiagnose)
- Hepatitis Delta Virus (HDV) (nur zusammen mit HBV)
- Zytomegalie Virus (CMV) (selten, v. a. unter Immunsuppression)
- Hepatitis A Virus (HAV): keine chronischen Verläufe, jedoch selten protrahierte, cholestatische Verläufe über wenige Monate

Symptome

- **chronisch-aktive Hepatitis**
  - Müdigkeit
  - Appetitlosigkeit
  - uncharakteristische Oberbauchbeschwerden, ggf. Symptome der Hepatomegalie, Arthralgien
  - Pruritus
  - Ikterus (s. o)
  - bei Übergang in eine Zirrhose: Leberhautzeichen der Zirrhose, Ödeme, Aszites, gastrointestinale Blutungen (s. dort)
- **chronisch-persistierende Hepatitis:** in der Regel symptomlos

Komplikationen

- Übergang in Zirrhose
- Entstehung eines hepatozellulären Karzinoms (HBV, HCV)
- ggf. Superinfektion (z. B. mit Delta-Virus bei HBV) mit teilweise fulminantem Verlauf

Diagnostik

- **Anamnese, klinische Untersuchung**
- **spezielle Virusdiagnostik:** s. Kap. Akute Virushepatitis, S. 280
- **Labortest zur Erfassung der entzündlichen Aktivität:** GOT/GPT
- **Labortests zur Erfassung der Störung der biliären Exkretion**
  - alkalische Phosphatase
  - γGT
  - Bilirubin
- **Labortests zur Erfassung der hepatozellulären Syntheseleistung**
  - Albumin (Halbwertzeit = 23 Stunden)
  - Gerinnungsfaktoren: Quick-Test, AT III (Halbwertzeit = 60 Stunden)
  - Cholinesterase (Halbwertzeit = 10 Tage)

- **Sonographie**
  - Hepatomegalie?
  - Hinweise auf das Vorliegen einer Zirrhose? (Splenomegalie, Leberkontur/Oberfläche, Aszites)

- **Leberbiopsie**
  - histologische Klassifikation
  - Erfassung der entzündlichen Aktivität
  - Vorliegen einer Fibrose/Zirrhose

Therapie der chronischen Hepatitis B

- bei Vorliegen einer aktiven Virusreplikation, d. h. Nachweis von HBeAg/HBV DNA im Serum und deutlicher entzündlicher Aktivität der Hepatitis
- Interferon-alpha-Therapie (in Zusammenarbeit mit in der Interferon-Therapie erfahrenen klinischen Zentren)
  - Dosierung: 3×5 Mio. IE Interferon-alpha/Woche s. c. über 6 Monate
  - Therapieziel: HBeAg-Elimination, Serokonversion zu anti-HBe; Rückgang der entzündlichen Aktivität der Hepatitis
  - HBsAg-Elimination nur selten erreichbar
- in der Regel keine Therapie „gesunder Carrier" (wegen nur geringer Ansprechrate und fehlenden Krankheitszeichen)
- experimentelle Therapien (in klinischer Erprobung): Interleukine, Phyllantus-amarus-Extrakte, Thymosin

Therapie der chronischen Hepatitis C

- die Wirksamkeit einer Therapie mit Interferon-alpha ist begrenzt
  - initiales Ansprechen mit Rückgang der entzündlichen Aktivität nur in 50%
  - Wiederanstieg der Serumtransaminasen nach Abschluß der IFN-Therapie in 50–90%!

- Indikation zur Interferon-alpha-Therapie (in Zusammenarbeit mit in der IFN-Therapie erfahrenen Zentren): hohe entzündliche Aktivität, deutliche Symptomatik
- Dosierung: 3 × 3 Mio. IE Interferon-alpha (oder mehr) / Woche s. c. über 6–12 Monate
- experimentelle Therapien: Ribavirin, Kombinationstherapien mit Interferon

Therapie der chronischen Hepatitis D (Superinfektion/Koinfektion mit HBV)

- derzeit keine erfolgreiche Therapiemöglichkeit
- Therapieeffekt mit Interferon-alpha nur passager
- Indikation zur IFN-Therapie: evtl. schwere Verläufe

Verlaufskontrollen

- bei unkompliziertem Verlauf (Karzinomprophylaxe)
  - 3–6monatige Laborkontrollen, evtl. auch AFP
  - 1–2 × /Jahr Oberbauchsonographie

Autoimmunhepatitis

E. Walter, W. Kreisel

Definition

- chronische Hepatopathie unklarer Ätiologie, in der Regel mit Nachweis von Autoimmunprozessen, spezifischen Auto-Antikörpern und Hypergammaglobulinämie

Symptome

- Beginn häufig vor dem 30. Lebensjahr und nach der Menopause
- Frauen : Männer 4 : 1
- häufig Beginn als akute, ikterische Hepatitis
- Müdigkeit
- diffuse Oberbauchschmerzen
- Juckreiz
- Appetitlosigkeit
- Durchfälle
- Fieber
- Arthralgien, Myalgien
- Hepatomegalie
- Splenomegalie
- Hautzeichen: Spider naevi, Striae, Akne
- häufig assoziiert mit
  - Hashimoto-Thyreoiditis
  - Vaskulitis
  - Alveolitis
  - rheumatoider Arthritis
  - Coombs-positiver hämolytischer Anämie

- Leukopenie
- Diabetes mellitus

Diagnostik

- **Labor**
  - Entzündungsparameter, biliäre Exkretion, hepatobiliäre Syntheseleistung (s. Kap. Chronische Virushepatitis)
  - GOT/GPT, alkalische Phosphatase, γGT, Bilirubin, Albumin, Quick, Cholinesterase, Eiweißelektrophorese, Immunglobuline

- **spezielle Labordiagnostik**
  - antinukleäre Antikörper (ANA), häufig zusammen mit Lebermembranantikörpern (LMA):
    klassische, autoimmune (lupoide) chronische Hepatitis
  - Antikörper gegen mikrosomale Antigene aus Leber und Niere (LKM):
    LKM-positive chronische Hepatitis (teilweise mit Hepatitis C assoziiert)
  - Antikörper gegen lösliches Leberantigen (SLA):
    SLA-positive chronische Hepatitis
  - Antikörper gegen glatte Muskulatur (SMA):
    SMA-positive Hepatitis

- **Leberbiopsie**
  - histologische Beurteilung der entzündlichen Aktivität, Vorliegen einer Fibrose/Zirrhose
  - histologische Einteilung in chronisch-persistierende und chronisch-aktive (unbehandelt häufig) Hepatitis (s. Kap. Chronische Virushepatitis)

Differentialdiagnose

s. Kap. Chronische Virushepatitis S. 283

Autoimmunhepatitis

Therapie

- Prednisolon
  - 30–60 mg/Tag p. o.
  - Dosisreduktion innerhalb von ca. 6 Wochen (5 mg alle 5–10 Tage) auf eine Erhaltungsdosis von 10–20 mg/Tag
- alternativ Prednisolon 30 mg/Tag zusammen mit Azathioprin 2 mg/kg KG/Tag
  - Dosisreduktion innerhalb von ca. 6 Wochen auf 10 mg Prednisolon, dann Azathioprin 50 mg/Tag
  - nach weiteren 2–3 Monaten Erhaltungsdosis Prednisolon 5–7.5 mg/Tag zusammen mit Azathioprin 50 mg/Tag
  - geringere Nebenwirkungen als bei Prednisolon-Therapie
  - häufige Laborkontrollen (Blutbild) und Anpassung der Dosierung
  - Therapiedauer: 2–3 Jahre, dann evtl. Auslaßversuch (bei normalisierten Serumtransaminasen und niedrigem Antikörper-Titer

Chemisch induzierte Hepatitis

M. Rössle, E. Walter

Definition

- heterogene Gruppe von Lebererkrankungen, deren Gemeinsamkeit die exogene toxische oder medikamentöse Auslösung der Erkrankung ist
- der Verlauf reicht von der Steatosis und Cholestase bis zur akuten, fulminanten Hepatitis

Symptome

- Abgeschlagenheit, Müdigkeit
- Juckreiz
- Ikterus
- Hepatomegalie
- Kachexie
- Aszites

Diagnostik

- die Art der zellulären Schädigung bestimmt das **klinische Erscheinungsbild** und den **Krankheitsverlauf** (Tab. 1)

Chemisch induzierte Hepatitis

Tabelle 1 Ätiologie und Klinik der chemisch induzierten Hepatitis

Mechanismus	Erscheinungsbild	Verlauf	Häufigkeit
1. Interferenz mit metabolischen Prozessen des Hepatozyten	Cholestase, Steatose	schleichender Beginn	selten
2. toxische Schädigung essentieller Zellstrukturen	Nekrose (dosisabhängig)	rascher Beginn, akuter Verlauf	häufig
3. Schädigung durch immunologisch-allergische Reaktion	Nekrose, andere allergische Manifestationen (Haut, Gelenke, Fieber, Eosinophilie)	subakuter Beginn, meist innerhalb von 6 Wochen	selten
4. mutagener und carzinogener Effekt	Adenom, fokal noduläre Hyperplasie (FNH), hepatozelluläres Karzinom (HCC), Angiosarkom, cholangioläres Karzinom	langer symptomfreier Verlauf	selten
5. Gefäßschädigung	Budd-Chiari-Syndrom, Peliosis hepatis, perisinusoidale Fibrose, portale Sklerose	unterschiedlicher, meist chronischer Verlauf	selten

1., 3. und 5. verlaufen häufig unter dem Bilde einer chronischen Hepatitis. Der klinische Verlauf kann einer Steatose, Cholestase oder Nekrose entsprechen oder als Zwischenform imponieren. 2. verläuft als akute Hepatitis

- Steatose, Cholestase, Nekrose, Tumor und Gefäßschädigung sind charakteristische Antworten auf **spezifische Toxine bzw. Medikamente** (Tab. 2)

Tabelle 2 Spezifische Reaktionen der Leber auf einzelne Noxen

Erscheinungsbild	Toxin	Abnorme Laborwerte	Klinisches Symptom
Steatose:	Zytostatika, CCl$_4$, Tetrazykline	γ-GT	Hepatomegalie
Cholestase:	Chlorpromazin, C-17-alkylierte Steroide, Antiarrhythmika (s. a. unter Zwischenformen)	alkalische Phosphatase, Bilirubin, meist γ-GT (nicht bei Ovulationshemmern)	Ikterus, Juckreiz
Nekrose:	halogenierte Kohlenwasserstoffe, aromatische Amine, Phenole, Blei, Vitamin A, Halothan, Paracetamol (s. a. unter Zwischenformen)	GPT, GOT, evtl. Syntheseparameter erniedrigt	Allgemeinsymptome
Tumor:	Antikonzeptiva (FNH, Adenom), Thorotrast, Arsen, Vinylchlorid, Aflatoxine, DDT (hepatozelluläres cholangioläres Karzinom, Angiosarkom)	Tumormarker γ-GT, Bilirubin	Tumorkachexie
Gefäßschädigung:	Antikonzeptiva (Budd-Chiari), Arsen, Vinylchlorid (Peliosis hepatis)		rasch auftretender Aszites bei Budd-Chiari

- Zwischenformen
  - Cholestase + Nekrose:
    Androgene, Antikonzeptiva, Antidiabetica, Thyreostatika, Antibiotika, Zytostatika, Tuberculostatica, Paracetamol, Butazolidin, Allopurinol, Antidepressiva (Laroxyl, Tofranil), Antikonvulsiva (Tegretal, Zentropil), Barbiturate, Halothan, Benzodiazepine, Haloperidol, Nepresol, Marcumar

– Steatose + Nekrose:
  Äthylalkohol, Phosphor, CCl_4, Chloroform, Anilin, Methylalkohol, DDT, Lindan, Arsen, Chrom, Tetrazycline, Zytostatica
- **praktisches diagnostisches Vorgehen**
  – Auslaßversuch
  – Reexpositionsversuch (nur in Ausnahmefällen)
  – beim Typ der immunologisch-allergischen Reaktion Bestimmung von ANA, AMA, SMA, evtl. Durchführung eines Lymphozyten-Stimulations-Tests

Therapie

- Medikamente absetzen, potentielle Toxine meiden
- Steroide nur in Ausnahmefällen notwendig

Bemerkung

- die Liste der Toxine und Medikamente ist unvollständig. Im Falle einer Leberschädigung muß jedes Medikament als auslösende Ursache oder Mitursache in Betracht gezogen werden
- Kombinationen von Toxinen bzw. Medikamenten können bereits in geringer Konzentration der Einzelsubstanzen zu einer Schädigung führen und die klinische Erscheinungsform modifizieren. Bekannte Kombinationen sind
  – Alkohol und Acetaminophen
  – Alkohol und Vitamin A
  – Rifampizin und Isoniazid
  – Cyclosporin und Erythromycin

Schwangerschaftsfettleber und -cholestase

E. Walter, M. Rössle

Akute Schwangerschaftsfettleber

Definition

- seltene Erkrankung unklarer Ätiologie mit hoher Letalität in der 30.–40. Schwangerschaftswoche mit Ikterus, Enzephalopathie, Gerinnungsstörungen und Leberausfall
- histologisch mikrovesikuläre Verfettung

Symptome

- Beginn mit uncharakteristischen Beschwerden
  - Kopfschmerzen, Müdigkeit
  - Übelkeit, Erbrechen
  - Oberbauchschmerz
- im Verlauf
  - Ikterus
  - Blutungen
  - Zeichen der hepatischen Enzephalopathie
  - Krämpfe

Diagnostik

- **Labor**
  - GOT/GPT erhöht (300–500 U/L)
  - Leukozytose
  - Thrombopenie, Fibrinogen erniedrigt, Fibrin-Monomere positiv, Zeichen einer DIC
  - Hypoglykämie!
  - Ammoniak erhöht

- **Sonographie**
  - keine Hepatomegalie
  - evtl. erkennbare vermehrte Echogenität des Leberparenchyms)
- meistens wegen der Blutungsgefahr keine Biopsie möglich

Differentialdiagnose

- akute/fulminante Hepatitis (serolog. Diagnostik, s. dort)
- intrahepatische Schwangerschaftscholestase
- EPH-Gestose (Hypertonie, Proteinurie, Ödeme, Krämpfe)
- Cholestase anderer Ursache (siehe Kap. Cholestase)
- HELLP: hämolytische Anämie, Transaminasenerhöhung, Thrombopenie
- TTP: thrombotisch-thrombopenische Purpura
- HUS: hämolytisch-urämisches Syndrom

Therapie

- rasche Diagnose-Stellung!
- sofortige Sectio
- Glukose i.v.
- Frischplasma
- Therapie der Enzephalopathie/des Hirnödems

Intrahepatische Schwangerschaftscholestase

Definition

- für die Mutter ungefährliche, rezidivierende Erkrankung unklarer Ätiologie mit Pruritus, Ikterus und den laborchemischen Zeichen einer Cholestase
- bildet sich nach der Schwangerschaft völlig zurück
- erhöhte Morbidität und Mortalität des Kindes

Symptome

- Pruritus (Beginn meist im 3. Trimenon)
- Ikterus
- keine weiteren klinischen Symptome!

Diagnostik

- **Labor**
  - Bilirubin (dir.): bis ca. 5 mg% erhöht
  - alkalische Phosphatase: auf ca. das 6fache des Normwertes erhöht (jedoch in der Schwangerschaft regelmäßig bis 4fach erhöht: plazentares Isoenzym)
  - γGT: mäßig erhöht
  - Gallensäuren im Serum: massiv erhöht (bis 100fach)
  - GOT/GPT: oft erhöht (DD: akute Hepatitis)
- **Sonographie:** Ausschluß einer extrahepatischen Cholestase

Differentialdiagnose

- akute Hepatitis (Serologie, s. dort)
- akute Schwangerschaftsfettleber

Therapie

- Ursodesoxycholsäure 3×250 mg
- bei Ineffizienz oder starkem Juckreiz: Colestyramin (Quantalan®) 3×4 g
  - hierunter Vitamin K-Substitution

Leberzirrhose

F. v. Weizsäcker, M. Roth

Definition

- chronische Erkrankung der gesamten Leber, die mit folgenden morphologischen Veränderungen einhergeht
  - Nekrosen
  - noduläre Regenerate des Parenchyms
  - Zunahme des Bindegewebes und Störung der Architektur der Leberläppchen einschließlich ihrer Gefäßversorgung (DD Leberfibrose: intakte Läppchenstruktur)

Klassifikation nach Ätiologie

- Medikamente und Toxine
  - Alkohol
  - Methotrexat
  - Isozianid
  - Perhexilin
  - Oxyphenisatin
  - Arsen
  - Pyrrolidizin-Alkaloide („venoocclusive disease")
  - orale Kontrazeptiva (Budd-Chiari-Syndrom)
- Infektionen
  - Hepatitis B, C, D
  - CMV-Hepatitis
  - Schistosomiasis
  - Toxoplasmose
  - Echinokokkose
  - Brucellose
- Autoimmunerkrankungen
  - chronisch aktive Hepatitis
  - primär biliäre Zirrhose

- Stoffwechselstörungen
  - M. Wilson
  - Hämochromatose
  - Alpha-1-Antitrypsin-Mangel
  - Glykogenose (Typ IV)
  - Galaktosämie
  - hereditäre Fruktoseintoleranz
  - hereditäre Tyrosinämie
  - Zystinose (Fanconi-Syndrom)
  - M. Gaucher
  - A-Beta-Lipoproteinämie
  - Porphyrie
  - Ornithin-Transcarbamylase-Defekt
- biliäre Obstruktion
  - Atresie
  - Mukoviszidose
  - Gallensteine
  - Strikturen
  - sklerosierende Cholangitis
- vaskuläre Ursachen
  - chronisches Rechtsherzversagen
  - Budd-Chiari-Syndrom
  - „venoocclusive disease"
  - hereditäre Teleangiektasie
- andere Ursachen
  - Neugeborenen-Hepatitis
  - „Indian childhood"-Zirrhose
  - intestinaler Bypass
  - Sarkoidose
- kryptogene Zirrhose

Symptome

- Symptomfreiheit in bis zu 30% aller Fälle (latente Zirrhose)

- bei manifester Zirrhose: Abgeschlagenheit, Müdigkeit, Dyspepsie, Gewichtsverlust (> 5 kg in bis zu 40 % aller Fälle), Fieber (> 38°C in bis zu 10 % aller Fälle), Oberbauchschmerzen, Arthralgie, Pruritus, Impotenz

Komplikationen

- gastrointestinale Blutungen
- Aszites
- hepatische Enzephalopathie
- metabolische Störungen
- Störungen des Elektrolythaushalts und der Säure-Basen-Regulation
- Leberzellkarzinom
- bakterielle Infektionen; spontane bakterielle Peritonitis (SBP)
- Nierenfunktionsstörungen; Nierenversagen bei akuter tubulärer Nekrose oder im Rahmen eines hepatorenalen Syndroms
- hepatopulmonales Syndrom (arterielle Hypoxämie bei Leberzirrhose in Abwesenheit von primären Lungenveränderungen; reversibel nach Lebertransplantation)

Diagnose

- **Anamnese**
  - Risikofaktoren?
  - subjektive Symptome
- **körperliche Untersuchung:** u. a.
  - derbe Leberkonsistenz
  - Aszites
  - Exsikkose
  - Ikterus
  - Spider naevi
  - Purpura (Rumpel-Leede)
  - Lackzunge

- Palmarerythem
- Xanthelasmen
- Weißnägel, Uhrglasnägel
- Gynäkomastie
- fehlende männliche Sekundärbehaarung („Bauchglatze")
- Hodenatrophie
- Kollateralvenen bei portaler Hypertension (Caput medusae)
- Tibialödeme

- **laborchemische Untersuchungen**
  - merke: normale Ergebnisse der üblichen Leberfunktionsparameter schließen eine Leberzirrhose nicht aus!
  - Bilirubin, Transaminasen (beide Parameter meist normal oder nur gering erhöht)
  - alkalische Phosphatase, Gamma-Globuline
  - Parameter der Syntheseleistung: plasmatische Gerinnungsfaktoren, Cholinesterase, Albumin (weniger sensitiv als Cholionesterase)
  - Prokollagen-III-Peptid (zur Verlaufsbeobachtung der Fibrosierung)
  - maximale Galaktoseelimination, Aminopyrinclearance, Lidocain-clearance (MGEX-Test): quantitative Leberfunktionsproben zur prognostischen Beurteilung der Leberfunktion vor Shunt-Operationen und Lebertransplantation

- **bildgebende Verfahren**
  - Sonographie (Methode der Wahl), ggf. CT, NMR
  - Endoskopie bei Verdacht auf gastrointestinale Blutung
  - ggf. röntgenologische Verfahren zur Beurteilung hämodynamischer Veränderungen

- **Leberbiopsie** (unter sonographischer Kontrolle oder laparoskopisch)

Leberzirrhose

Therapie

- **allgemeine Maßnahmen**
  - **diätetische Maßnahmen:** eine spezifische „Leberdiät" gibt es nicht
  - bei Fehlen von Komplikationen: kalorisch adäquate, in der Zusammensetzung ausgewogene Kost
  - Kalorienbedarf = Idealgewicht × 35, bei körperlicher Belastung + 1/3, bei schwerer körperlicher Belastung + 2/3
  - Kohlehydrate, Fette und Proteine im Verhältnis von etwa 40 : 40 : 20
  - bei Einschränkung der Proteinzufuhr: verzweigtkettige Aminosäuren
  - zusätzlich Substitution der Vitamine A, B_1, B_2, B_6, B_{12}, D_3, E, K und Folsäure sowie der Spurenelemente Zink, Selen und Mangan bei entsprechenden Mangelzuständen
  - Absetzen nicht eindeutig indizierter Pharmaka (sorgfältige Medikamentenanamnese)
  - absolute Alkoholkarenz
  - Überwachung des **Elektrolyt- und Säure-Basen-Haushalts** (Hypokaliämie und metabolische Alkalose, bei Hyponatriämie Flüssigkeitsrestriktion)
  - frühzeitige und aggressive Behandlung von **Infektionen**
- **spezifische Zirrhose-Therapie**
  - derzeit noch nicht verfügbar bzw. erst in der Phase der klinischen Testung (z. B. Colchizin als Stimulans des Matrixabbaus in der Leber)
  - bei geeigneten Patienten Lebertransplantation (diese Möglichkeit muß bei jedem Patienten mit Leberzirrhose mindestens einmal durchdacht werden)
- **kausale Therapie:** je nach Grundkrankheit
- **Therapie der Komplikationen:** s. entsprechende Kapitel

Primär biliäre Zirrhose (PBC)

V. Groß, J. Schölmerich

Definition

- chronische, nicht eitrige destruierende Cholangitis, die zum Verschwinden der kleinen intrahepatischen Gallengänge und einer biliären Zirrhose führt

Symptome

- Müdigkeit
- Juckreiz
  - kann der Cholestase um Monate bis Jahre vorausgehen
- Hautpigmentation
- Ikterus
  - während der ersten Jahre häufig fluktuierend, dann progredient ansteigend
- Xanthelasmen, Xanthome
- Diarrhoe, Steatorrhoe
- Symptome der Leberzirrhose und portalen Hypertension (in fortgeschrittenen Stadien)

Begleiterkrankungen und Komplikationen

- Arthropathien
- Sklerodermie, CREST-Syndrom
- Sicca-Syndrom (ca. 75%)
- renal-tubuläre Azidose
  - subklinisch
  - wahrscheinlich durch Cu-bedingte Tubulusschädigung bedingt

Primär biliäre Zirrhose (PBC)

- Harnwegsinfekte
- Cholelithiasis (ca. 30 %, meist Pigmentsteine)
- Hypothyreose (ca. 20 %)
- Osteoporose
- Osteomalazie
  - durch Vitamin D-Mangel bedingt, meist erst nach > 2 Jahren Cholestase
- verlängerte Prothrombinzeit (Vitamin K-Mangel, eingeschränkte Leberfunktion)
- Nachtblindheit (Vitamin A-Mangel)

Diagnostik

- **Labor**
  - Erhöhung von alkalischer Phosphatase (früh) und gamma-GT
  - Nachweis antimitochondrialer Antikörper (in ca. 95 %)
  - Anti-M2 für PBC spezifisch, daneben auch anti-M4, anti-M8 und anti-M9 möglich
  - Antikörpermuster möglicherweise für Verlauf von Bedeutung
  - Erhöhung von IgM
  - weitere pathologische Laborwerte durch Cholestase (z. B. Lipoprotein X) oder Zirrhose bedingt
- **Histologie:** Stadieneinteilung
  - Stadium I: floride Gallengangsentzündung, Granulome
  - Stadium II: fortgeschrittene Entzündung mit Gallengangsrarefizierung und – proliferaten
  - Stadium III: septale Fibrose
  - Stadium IV: Zirrhose
- **endoskopische retrograde Cholangiographie** initial bei:
  - unsicherer Diagnose (z. B. antimitochondriale Antikörper negativ)
  - primär vorhandener Cholestase zum Ausschluß einer anderen Cholestaseursache

– bei primär biliärer Zirrhose Ductus choledochus, hepaticus communis, dexter et sinister unauffällig, kleinere intrahepatische Gallengänge irregulär und gewunden

Therapie der Grundkrankheit

- **Ursodesoxycholsäure** (10–15 mg/die/kg KG)
  - Besserung von Symptomatik, Laborwerten und partiell Histologie (Langzeiteffekt unbekannt)
  - Vorteil: wenig Nebenwirkungen
- **Methotrexat** (7,5–15 mg/Woche, in 3 Dosen im Abstand von 12 Stunden)
  - Besserung von Symptomatik, Laborwerten und partiell Histologie
  - Langzeiteffekt unbekannt, Therapie noch experimentell
  - ggfs. Kombination mit Ursodesoxylcholsäure
- weiter Medikamente bislang nicht als wirksam erwiesen!
- **Lebertransplantation**
  - in der Phase des raschen Bilirubinanstiegs empfohlen (Richtwert ca. 10 mg/dl)

Symptomatische Therapie

- **Juckreiz**
  - Colestyramin
  - Rifampicin (2×300 mg/die)
  - in Extremfällen Plasmapherese
- **allgemeine Mangelerscheinungen und Steatorrhoe**
  - fettarme Kost (< 40 g Fett/die)
  - mittelkettige Triglyzeride (MCT-Kost)
  - Substitution fettlöslicher Vitamine (A, D, E, K)
  - ggf. Substitution von Pankreasenzymen falls Pankreasinsuffizienz im Rahmen eines Sicca-Syndroms
  - kein Clofibrat, da paradoxe Hypercholesterolämie

- **Osteomalazie**
  - Vitamin D
  - Kalzium
  - Sonnenlicht
  - Steroide meiden

Prognose

- Verlauf über Jahre langsam progredient
- asymptomatische Phase bis zu 10 Jahren und mehr
- symptomatische Phase im Mittel 6–7 Jahre
- Endphase meist weniger als 1 Jahr
  - rascher Bilirubinanstieg und weitere Zeichen der fortgeschrittenen Lebererkrankung
  - falls Bilirubin > 100 µMol/l, Lebenserwartung < 1–2 Jahre

Primär sklerosierende Cholangitis

V. Groß, J. Schölmerich

Definition

- chronisch fibrosierende Entzündung der intra- und extrahepatischen Gallenwege
- operative Eingriffe an den Gallenwegen, tumorbedingte Veränderungen der Gallenwege oder eine Choledocholithiasis müssen ausgeschlossen sein

Symptome

- Müdigkeit, Appetitlosigkeit (ca. 60%)
- Ikterus (ca. 60%)
- Druck im rechten Oberbauch (ca. 60%)
- Pruritus (ca. 60%)
- Gewichtsverlust (ca. 50%)
- Hepatosplenomegalie (ca. 40%)
- rezidivierende bakterielle Cholangitis (ca. 30%)
- ca. 70% in Assoziation mit einer chronisch entzündlichen Darmerkrankung (in der Regel Colitis ulcerosa). Umgekehrt findet sich eine primär sklerosierende Cholangitis bei 1–5% der Patienten mit einer Colitis ulcerosa

Diagnostik

- **Labor**
  - alkalische Phosphatase über das 3fache der Norm erhöht; weitere Zeichen der Cholestase
  - **kein** Nachweis antimitochondrialer Antikörper (Abgrenzung von primär biliärer Zirrhose)

- perinukleäre antineutrophile zytoplasmatische Antikörper (pANCA) nachweisbar (ca. 60 %)
- weitere pathologische Laborparameter infolge einer fortgeschrittenen Lebererkrankung

- **ERC**
  - in ca. 90 % diagnoseweisend!
  - charakteristisch perlschnurartig unregelmäßig verengte, teilweise auch dilatierte intra- und extrahepatische Gallenwege
  - nur in jeweils ca. 3 % ausschließlich intra- oder extrahepatischer Befall

- **Histologie**
  - meist untypisch
  - in frühen Stadien entzündliches Infiltrat (Stadium I und II), später Fibrose (Stadium III) und Zirrhose (Stadium IV)
  - charakteristisch zwiebelschalenartige Fibrosierung der kleinen Gallengänge
  - Histologie wichtig für Malignomausschluß

- **Zusatzuntersuchungen**
  - Koloskopie (falls entzündliche Darmerkrankung nicht schon bekannt)

Therapie

- **supportive Maßnahmen**
  - fettarme Kost
  - MCT-Kost
  - Ersatz fettlöslicher Vitamine

- **Antibiotika** bei akuten Cholangitisschüben

- Behandlung der Grunderkrankung (in Studien)
  - **Ursodesoxycholsäure** (10 mg/kg KG/Tag): Besserung von Symptomatik und Laborwerten (Einfluß auf Histologie und auf Langzeitverlauf > 3 Jahre unklar), rasche erneute Verschlechterung bei Absetzen des Medikamentes

- **Methotrexat** (2 mg/kg KG/Woche in 3 Dosen innerhalb von 36 Stunden per os): Besserung von Symptomatik, Laborwerten und teilweise von Histologie (Einfluß auf Langzeitverlauf > 1 Jahr unklar)
- **endoskopische Ballondilatation** isolierter Gallengangsstrikturen
- in seltenen Fällen **Gallengangs-chirurgische Maßnahmen** bei isolierten Abflußhindernissen
- **orthotope Lebertransplantation**
  - Therapie der Wahl im Endstadium (ausgeprägte Cholestase (Bilirubin > 10 mg/dl) und/oder Zeichen der fortgeschrittenen Lebererkrankung mit portaler Hypertension)

Prognose

- chronisch fortschreitend
- Prognose abhängig von Symptomatik bei Diagnosestellung und Stadium der Lebererkrankung
  - 5 Jahresüberlebensrate bei asymptomatischen Patienten ca. 80 % – 90 %
  - bei symptomatischen Patienten ca. 60 %
  - im Stadium I und II 80 % – 90 %
  - im Stadium III 70 %
  - im Stadium IV 40 %
- unabhängige Risikofaktoren:
  - höheres Lebensalter
  - hohes Serumbilirubin
  - niedriges Hämoglobin
  - Vorliegen einer chronisch entzündlichen Darmerkrankung

M. Wilson

H. P. Buscher, C. Spamer

Definition

- Erkrankung durch pathologische Anreicherung von Kupfer im Körper
- positive Kupferbilanz durch biliäre Ausscheidungsstörung

Symptome

- beginnt zwischen dem 6. und 40. Lebensjahr
- verursacht durch Kupferablagerung
  - in der Leber: Leberzirrhose, portale Hypertension, Ösophagusvarizenblutung, Dekompensation, fulminantes Leberversagen
  - im Gehirn: neurologische und psychische Störungen
  - in den Augen: Kayser-Fleischer-Kornealring, Sonnenblumenkatarakt
  - in den Nieren: Nierenfunktionsstörung, renale Osteopathie
  - im Herzen: Kardiomyopathie, Reizleitungsstörungen
- verursacht durch Kupferfreisetzung aus der Leber
  - Folge: akute hämolytische Krisen

Diagnostik

- nötig bei ungeklärter Hepatopathie/Neuropathie/Psychopathie im Kindes- und frühen Erwachsenenalter
- Kayser-Fleischer-Kornealring, Sonnenblumenkatarakt
- Familienanamnese
- **Labor**
  - Cu i. S. < 60 µg/dl

- Coeruloplasmin < 15 mg/dl
- Cu i. U. > 115 µg/d
- Cu in der Leber > 90 µg/g (Trockengewicht)
- Cu-Ausscheidung im 6-Stunden-Sammelurin auf Testdosis von 500 mg D-Penicillamin > 300 µg

Therapie

- Ziel: initial negative, später ausgeglichene Kupferbilanz
- **D-Penicillamin** (z. B. Trolovol®, 1 Tbl. = 300 mg; Metalcaptase®, 1 Tbl. = 150 oder 300 mg)
  - Chelatbildner. Medikament der ersten Wahl zur lebenslangen Dauertherapie
  - NW.: vereinzelt toxische und allergisch-hypererge Reaktionen: Leukopenie, Thrombopenie, aplastische Anämie, Einschränkung der Nierenfunktion, Fieber, Exantheme, Goodpasture Syndrom, Lupus erythematodes, Pemphigus, Neuropathien
  - Kontrollen von Blutbild, Nierenwerten, ANA
- **Triäthylentetramin** (in Deutschland nicht im Handel, in USA Cuprid)
  - Chelatbildner
  - Ersatzpräparat, ähnliche Nebenwirkungen
- **Zink**
  - als Zinkazetat (Apothekenzubereitung, 50 mg Zink = 168 mg Zinkazetat · $2H_2O$)
  - als Zinksulfat (Apothekenzubereitung, 50 mg Zink = 220 mg $ZnSO_4$ · $7H_2O$)
  - als Zinkorotat 40 (1 Drg. = 6,3 mg Zink)
  - als Zinkaspartat (1 Drg. = 9,8 mg Zink)
  - Zinksulfat häufig magenunverträglich, Zinkazetat besser verträglich; kaum Toxizität
  - sicherheitshalber Zn-Spiegel von > 150 µg/dl (23 µmol/l) nicht überschreiten (Spiegelkontrollen)
  - Kontrollen von Blutbild, Nierenwerten

– Effekt auf Kupferstoffwechsel erst nach Wochen

- **diätetische Begleitmaßnahmen**
  – Vermeidung von Nüssen, Schokolade, Leber, Hummer, Edamer Käse, Bananen, Birnen (sehr kupferhaltig)
  – **cave:** Wasserleitungen aus Kupfer und kupferhaltige Gefäße

Richtlinien der Therapie mit D-Penicillamin

- **Standardtherapie**
  – D-Penicillamin, Dosis 20–30 mg/kg/Tag, verteilt auf 3 Einzeldosen vor den Mahlzeiten
  – Therapiekontrolle über Kupferausscheidung mit dem Urin (unter Therapie mit Tagesdosis von 1 g anfangs ein etwa 5facher Anstieg von Cu i. U.)
  – klinischer Therapieerfolg häufig erst nach mehreren Wochen bis Monaten
  – bei klinischer Besserung und deutlicher Abnahme von Cu i. U. (kontrollierte Bedingungen, stationär) Reduktion der Dosierung auf 10–15 mg/kg/die

- **bei schweren Verlaufsformen** (hämolytischen Krisen)
  – Gesamttagesdosis bis 3 g; in dieser Dosierung jedoch nicht länger als 3 Monate
  – Auswirkungen auf Kollagenstoffwechsel, Hautsymptome!

- **präsymptomatische Patienten** (Verwandte)
  – prophylaktisch auf Dauer therapieren
  – Dosis 7,5 mg/kg/Tag

- **Schwangerschaft**
  – bei Schwangerschaftsplanung vorbereitend intensivierte Kupferausschwemmung
  – im 1. Trimenon Therapie-Pause
  – weiter mit 5–7,5 mg/kg/die
  – Therapie bei unbemerkter Schwangerschaft: nach bisherigen Erfahrungen keine Keimschäden

Richtlinien der Therapie bei D-Penicillamin-Intoleranz

- **Zink**
  - Gesamttagesdosis 3 mg/kg; z. B. 3×50 mg Zn^{++} als Zinkazetat, jeweils im Abstand von mindestens 1 Stunde zu den Mahlzeiten
  - geeignet zur Initial- und Erhaltungstherapie
- **Triäthylentetramin**
  - Dosierung bei Erwachsenen anfangs 3×600 mg/die, später 2×600 mg/die

Therapieerfolg

  - nach Therapiebeginn manchmal vorübergehende Verschlechterung
  - klinische Besserung oft erst nach 3–6 Monaten
  - Therapiekontrolle über Kupferausscheidung im Urin

Hämochromatose

H. P. Buscher

Definitionen

- **primäre idiopathische Hämochromatose**
  autosomal vererbte Erkrankung des Eisenstoffwechsels mit Eisenablagerungen in verschiedenen Organen und Geweben

- **sekundäre Hämosiderose**
  Eisenüberladung des Körpers durch stark erhöhte Zufuhr, häufig heterozygote Hämochromatose-Anlage

Symptome

- Symptome als Folgen der Eisenablagerungen
  - in die Leber: Hepatomegalie, Leberzirrhose, Leberzellkarzinom, portale Hypertension mit Splenomegalie, Ösophagusvarizenblutung
  - in das Pankreas: Diabetes mellitus
  - ins Herz: Kardiomyopathie, Rhythmusstörungen
  - in die Gelenke: Arthropathie
  - in die Hypophyse: pluriglanduläre Insuffizienz, u. a. Atrophie der Testes

Diagnostik

- **Labor**
  - Serum-Eisen hoch (> 180 mg/dl)
  - Transferrinsättigung $> 55\%$ – heterozygote Anlage wahrscheinlich
  - Transferrinsättigung $> 75\%$ – homozygote Anlage wahrscheinlich

- Ferritin > 300 µg/l (der Ferritinspiegel reflektiert den Fe-Gehalt des Körpers bei Hämochromatose, zur Verlaufskontrolle geeignet)
- HLA A3, B7, B14 gehäuft nachweisbar

- **CT**
  - Leberdichte > 80 HE (Hounsfield-Einheiten)
  - Hounsfield-Einheiten zur Verlaufskontrolle bei Hämochromatose-Therapie geeignet

- **Histologie:** Fe-Nachweis in
  - Korpusdrüsen des Magens
  - Plasmazellen des Knochenmarks
  - Leberparenchymzellen und biliären Epithelzellen (nicht nur in Kupfer-Zellen)

Therapie

- **Aderlaßtherapie**
  - wöchentliche Aderlässe von 300–500 ml, bis sich eine Anämie ausbildet (was erst nach 1–2 Jahren zu erwarten ist)
  - Therapiekontrolle:
    Blutbild alle 2 Wochen
    Ferritin-Spiegel alle 4 Wochen (sollte unter 50 µg/l sinken)
    CT der Leber, wenn möglich, in 1/2jährlichen Abständen
  - nach Entleerung der Eisenspeicher Aderlässe alle 1–3 Monate

- **Desferrioxamin**
  - teurer, wenig effektiver Chelatbildner
  - nur bei Eisenüberladung und gleichzeitiger Anämie indiziert (z. B. Thalassämie)
  - kurze Plasmahalbwertszeit, deshalb Zufuhr über Pumpen
  - Dosis: 20 mg/kg/die
  - NW: Linsentrübungen, Hörverschlechterung, selten Leber- und Nierenschäden, Blutbildveränderungen

Stoffwechselkrankheiten mit Beteiligung der Leber

C. Spamer, C. Heilmann

Störungen des Proteinstoffwechsels

Alpha-1-Antitrypsin-Mangel

- Alpha-1-Antitrypsin: Glykoprotein; Proteaseninhibitor, vorwiegend in Hepatozyten (ferner auch in Monozyten) gebildet
  - 80–90 % der Serum Alpha-1-Globuline entsprechen dem Alpha-1-Antitrypsin
  - normale Serumkonzentration von Alpha-1-Antitrypsin: 150–200 mg/dl
- pathologische Allele des normalen Genotyps können unterschiedliche Mangelzustände des Alpha-1-Antitrypsin hervorrufen
- Neugeborene mit Genotyp PiZZ erkranken an Hepatitis unterschiedlichen Schweregrades
- mögliche Folgen: schwerer obstruktiver Ikterus, Leberzirrhose, hepatozelluläres Karzinom
- bei Erwachsenen mit PiZZ-Alpha-1-Antitrypsin-Variante Leberzirrhoserisiko von 20 %

- **Diagnostik**
  - stark erniedrigte oder fehlende Alpha-1-Globulin-Zacke in der Eiweißelektrophorese
  - Messung der Plasma-Alpha-1-Antitrypsin-Konzentration und ggf. Bestimmung des Phänotyps des Alpha-1-Antitrypsins
  - Nachweis von PAS-positiven diastase-resistenten Körperchen in den Hepatozyten

- Alpha-1-Antitrypsinablagerungen auch durch Immunfluoreszenz, Immunperoxidase-Färbung und elektronenmikroskopisch nachweisbar

- **Therapie**
  - konservative Therapie der Lebererkrankung bislang unbefriedigend; Steroide wenig wirksam
  - Lebertransplantation bei jüngeren Patienten erfolgreicher als bei älteren

Zystische Fibrose – Mukoviszidose

- autosomal rezessiv vererbte Erkrankung der exokrinen Drüsen mit Bildung eines hochviskösen eiweißhaltigen Sekretes
  - verschiedene Organe klinisch betroffen (Lunge und Bronchien, exo- und endokrines Pankreas, Skelett; Mekoniumileus bei Neugeborenen; herabgesetzte Fertilität)

- **hepato-biliäres System** bei 10% der Erkrankten betroffen
  - Schleimhypersekretion
  - Gallenblasenatrophie
  - herdförmige biliäre Zirrhose
  - portale Hypertension (3%)
  - Hypersplenismus

- **Diagnostik**
  - Schweißtest: Elektrolyte im Schweiß bestimmen, evtl. nach Pilocarpingabe
  - molekularbiologische Analysen (Nachweis spezifischer Mutationen)

- **Therapie**
  - Substitution der Pankreasenzyme
  - fettarme Kost
  - ausreichende Salzzufuhr bei vermehrtem Schwitzen
  - Ursodesoxylcholsäure (10 mg/kg KG)

Störungen des Aminosäurenstoffwechsels

Hereditäre Tyrosinämie

- als Ursache der Leberschädigung bei Tyrosinämie Typ I wird eine Störung des Methioninstoffwechsels durch toxische Metaboliten diskutiert
  - Folge: Fettleber mit Cholestase, Riesenzellen, periportale Fibrose mit Übergang in Leberzirrhose
  - daneben Degeneration der Nierentubuli, der Langerhansschen Inseln und der Basalganglien
- akute und chronische Verlaufsformen möglich
- bei **akutem Verlauf** Erbrechen, Diarrhoe, Hepato-Splenomegalie, Ikterus in den ersten Lebensmonaten
  - Tod meistens noch im ersten Lebensjahr

- **chronische Form**
  - Zeichen der Leberzirrhose
  - renaltubuläre Dysfunktion (de Toni-Debré-Fanconi-Syndrom mit Glukosurie, Hyperphosphaturie und Aminoazidurie)
  - Hypertonie, Hypoglykämie, abdominelle Krisen, Polyneuropathie
  - bei einem Drittel der Betroffenen Auftreten von Hepatomen
  - normochrome Anämie, Leukozytose, Thrombozytose, Erhöhung von Tyrosin und Methionin im Plasma

- **Diagnose**
  - Serumtyrosin erhöht
  - Hypermethioninämie abhängig von der Menge des aufgenommenen Methionins
  - hoher AFP-Spiegel
  - Nachweis von Succinyl-Aceton im Urin, einem abnormen Metaboliten infolge von Fumarylacetoacetat-Hydrolasemangel
  - δ-Aminolaevulinsäure erhöht in Serum und Urin
  - Messung der Aktivität der Fumarylacetoacetat-Hydrolase im Lebergewebe (Biopsie)

- **Therapie**
  - Vermeidung von Tyrosin, Methionin und Phenylalanin in der Nahrung beugt der Nierenschädigung vor, nicht aber der Leberschädigung
  - evtl. Lebertransplantation

Harnstoffzyklus-Enzymdefekte

- Akkumulation des Substrates des defekten oder defizienten Enzyms, dadurch Hyperammoniämie
- meist Tod im Säuglings- oder frühen Kleinkindesalter im hyperammoniämischen Koma
- bei Restaktivität des betreffenden Enzyms kann das Erwachsenenalter erreicht werden
- folgende Defekte sind bekannt:
  - Carbamoylphosphatsynthetasemangel
  - Ornithincarbamoyltransferasemangel
  - Arginosuccinatsynthetasemangel (Citrullinämie)
  - Arginosuccinatlyasemangel
- bei Manifestation der Erkrankung im Jugend- und Erwachsenenalter
  - anfallsweises Auftreten von Hyperammoniämie, rezidivierendem Erbrechen, Schlaflosigkeit, Reizbarkeit, Verwirrtheit, verwaschener Sprache, Sehstörungen, manchmal auch Paresen
  - im Intervall keine Krankheitssymptome erkennbar
  - bei anderweitig nicht erklärbarer Hyperammoniämie sollte immer an das Vorliegen eines dieser seltenen Enzymdefekte gedacht werden
- **Diagnose**
  - Hyperammoniämie
  - erhöhte Serumkonzentration des jeweiligen angestauten Harnstoffzyklusintermediates bzw. seines Metaboliten vor und nach einer leichten Proteinbelastung

- Sicherung der Diagnose durch direkte Messung der Aktivitäten der Harnstoffzyklusenzyme im Lebergewebe
- **Therapie**
  - Proteinrestriktion, Gabe von Laktulose
  - evtl. in Abhängigkeit vom Enzymdefekt Gabe von Arginin, Phenylacetat, Benzoat zur Aktivierung alternativer Ammoniumentgiftungs- und Ausscheidungswege

Störungen des Kohlenhydratstoffwechsels

Glykogenosen

- angeborene Enzymdefekte der Glykogensynthese oder des Glykogenabbaus
- vermehrte Ablagerung von normalem oder pathologisch verändertem Glykogen in verschiedenen Organen, woraus eine Funktionsstörung der betroffenen Organe resultiert
- Klassifikation der Glykogenosen gemäß Enzymstörung oder Organmanifestation
- häufigste Varianten mit Leberbeteiligung: Typ I, II und VI

Glykogenspeicherkrankheit Typ I (von Gierke) – Glukose – 6-Phosphatasemangel

- massive Speicherung von Glykogen in Leber und Nieren
- Symptome
  - Hepatomegalie
  - Hypoglykämie, Hyperlipidämie, Laktatazidose
  - geistige Minderentwicklung
  - Osteoporose
  - Wachstumsstörung
  - Verminderung der renalen Harnsäure-Clearance

- die Erkrankung führt meist in den ersten 2 Lebensjahren zum Tode; bei fehlender zerebraler Beteiligung in seltenen Fällen auch länger verlaufend
- erhöhtes Risiko eines hepatozellulären Karzinoms
- **Diagnostik**
  - Nachweis des stark erhöhten Glykogengehaltes in Leber und Darmmukosa
  - Messung der Glukose-6-Phosphataseaktivität in Leberbiopsien
  - kein Blutzuckeranstieg nach Glykogengabe, aber pathologischer Laktatanstieg
- **Therapie**
  - häufige Mahlzeiten zur Vermeidung von Hypoglykämien, ggf. auch Glukose über Magensonde, vor allem nachts
  - bei schweren Verläufen haben portokavale Shuntoperationen einen günstigen Effekt, da durch Umgehung der Leber die aufgenommene Glukose die periphere Zirkulation direkt erreicht
  - wegen der Gefahr der Entwicklung eines hepatozellulären Karzinoms evtl. Lebertransplantation

Glykogenspeicherkrankheit Typ II (Pompe) – Alpha 1,4-Glukosidasemangel

- generalisierte Glykogenspeicherung vor allem im Herz- und Skelettmuskel, geringer auch in der Leber
- **Symptome**
  - Kardiomegalie, Herztod in den ersten 2 Lebensjahren
  - Hypotonie der Muskulatur
  - in seltenen Fällen ohne Herzbeteiligung kann das Erwachsenenalter erreicht werden
- **Diagnostik**
  - Nachweis des Fehlens der lysosomalen Alpha-1,4-Glukosidase in verschiedenen Geweben (Muskelbiopsien, Fibroblasten aus Fruchtwasser)

- Nachweis einer generalisierten Speicherung von Glykogen
- **Therapie:** bislang nicht bekannt

Glykogenspeicherkrankheit Typ III (Grenzdextrinose, Corische Erkrankung)

- autosomal rezessiv vererbter Defekt des „debranching enzyme", Amylo-1,6-Glukosidase
- **Symptome**
  - ähnlich Glykogenose Typ I, aber bessere Prognose
  - bereits im Kindesalter ausgeprägte Hepatomegalie sowie Muskelschwäche und -dystrophie
- **Diagnostik**
  - Nachweis der Speicherung eines atypischen Glykogens in Muskulatur, Leber und Erythrozyten
  - Nachweis des Enzymmangels in Erythrozyten
- **Therapie**
  - häufige Mahlzeiten
  - Enzyminduktion durch Diphenylhydantoin
  - günstiger hypoglykämieverhütender Effekt durch portokavale Shuntoperation

Glykogenspeicherkrankheit Typ IV – Amylopectinose (Andersens disease)

- seltener, autosomal rezessiv vererbter Defekt des „branching enzyme", Amylo-1,4-1,6-Transglukosidase
- Speicherung eines abnormen Glykogens (Amylopektin) mit langen Ketten und sehr schlechter Löslichkeit; Fremdkörperreaktion in der Leber
- Symptome: im Vordergrund steht die Leberschädigung
  - schon im Kindesalter rasch fortschreitende Leberzirrhose mit Hepato-Splenomegalie und Aszites
  - Muskelatrophie

- Tod an den Komplikationen häufig schon in den ersten beiden Lebensjahren. Selten wird bei asymptomatischem Verlauf das Erwachsenenalter erreicht
- **Diagnose**
  - Nachweis des gespeicherten abnormen Glykogens in der Leber und nahezu allen anderen Organen
  - Nachweis des Enzymdefektes in Erythrozyten
- **Therapie**
  - einzig mögliche Behandlung: Lebertransplantation

Glykogenspeicherkrankheit Typ VI – Glykogen-Phosphorylasemangel (Herssche Krankheit)

- **Symptome**
  - lediglich Hepatomegalie
  - bei normaler Glukoneogenese nur geringe Nüchtern-Hypoglykämien
  - gute Prognose
- **Diagnose**
  - Messung des erhöhten Glykogengehaltes und der erniedrigten Glykogen-Phosphorylaseaktivität in der Leber
- **Therapie:** nicht erforderlich

Glykogenspeicherkrankheit Typ VIII (Haijing) – Phosphorylase b-Kinasemangel

- **Symptome**
  - Hepatomegalie durch Glykogenspeicherung
  - degenerative Veränderungen des ZNS
- **Diagnose**
  - Messung der verminderten Phosphorylase b-Kinaseaktivität in Leukozyten

Stoffwechselkrankheiten mit Beteiligung der Leber

Galaktosämie

- zwei unterschiedliche Enzymdefekte
- bei **Galaktokinasemangel** Ausbildung einer Katarakt als einziger bedeutsamer Störung
- bei **Transferasemangel** Leberschädigung
- verschiedene Verläufe möglich
  - akuter Beginn mit hämorrhagischer Diathese und Bild einer Septikämie bzw. Toxikämie in den ersten 48 Stunden nach der Geburt. Rascher tödlicher Verlauf
  - gastrointestinale Symptome mit Appetitlosigkeit, Erbrechen, Durchfällen, Ikterus, Hepatomegalie und Gerinnungsstörungen in den ersten 2 Lebenswochen
  - mildere Verlaufsform mit Leberzirrhose innerhalb der ersten 2 – 6 Lebensmonate
  - geistige Retardierung und/oder Katarakt sowie Leberschaden
- **Diagnose**
  - Nachweis der Galaktosämie und Galaktosurie durch Bestimmung der Galaktose
  - Messung der Transferaseaktivität in Erythrozyten
  - pränatale Diagnostik durch Messung der Transferase in Zellkulturen aus Amnionzellen des Fruchtwassers
- **Therapie**
  - rasche Besserung der gastrointestinalen Symptome und des Ikterus durch galaktosefreie Diät. Zerebrale Schädigung irreversibel
  - auch bei galaktosefreier Ernährung wird genügend Galaktose für Zerebroside und Glykoproteine synthetisiert
  - je früher die Diagnosestellung, desto besser (Pränatale Diagnostik!)

Benigne Fruktosurie

- Defekt der Fruktokinase (Ketohexokinase). Folgen sind Fruktosämie und Fruktosurie
- der Defekt hat keine pathogenetische oder klinische Bedeutung

Hereditäre Fruktoseintoleranz

- **Symptome**
  - nach Fruktoseaufnahme (Früchte, Milch) akute Symptomatik mit Erbrechen, Schwitzen, Übelkeit
  - akuter Leberschaden, Hepatomegalie, Leberenzymerhöhung, Leberinsuffizienz (sowohl Syntheseleistungs- als auch Entgiftungsstörung), Ikterus, Gerinnungsstörungen
  - Hyperaminazidurie, Hypoglykämie

- **Diagnose**
  - Fruktose erhöht in Blut und Urin, Hypophosphatämie und Hypoproteinämie
  - Fruktosetoleranztest: nach Fasten i.v. Gabe von 250 mg Fruktose/kg Körpergewicht. Danach Abfall von Serumglukose, Seruminsulin und Serumphosphatspiegel
  - Verminderung der Fruktose-1-Phosphat-Aldolaseaktivität in Leber und Dünndarmmukosa (Biopsie)

- **Therapie**
  - bei Einhaltung einer konsequent fruktose- und sukrosefreien Diät rasche Besserung der Symptome und uneingeschränkte Lebenserwartung

Fruktose-1,6-Bisphosphatasemangel

- autosomal rezessiv vererbte stark verminderte Aktivität der Fruktose-1,6-Bisphosphatase mit Störung der Gluconeogenese
- bei Säuglingen mit akutem Infekt nach Fruktoseaufnahme dramatisches Krankheitsbild durch schwere metabolische Störung
  - Hyperventilation, Krämpfe, Koma, Laktatazidose, Ketose, Hypoglykämie
  - Hepatomegalie ohne Ikterus
  - Tod meist schon im Säuglingsalter
- bei Erwachsenen in abgeschwächter Form: nach Erschöpfung der Glykogenvorräte schwere Hypoglykämie, die auch durch Gabe von Glukagon nicht beseitigt werden kann

- **Diagnose:** Messung der Aktivität der Fruktose-1,6-Bisphosphatase in Leberbiopsien
- **Therapie**
  - im akuten Stadium sofortige Infusion von Glukose, Ausgleich der Azidose mit Bikarbonat
  - fruktosefreie Diät

Störungen des Lipidstoffwechsels

Änderung des Lipoproteinstoffwechsels bei Lebererkrankungen

- Hyperlipidämien bei Lebererkrankungen nur von geringer klinischer Bedeutung; sie normalisieren sich bei Ausheilung der Lebererkrankung
- bei allen schweren Lebererkrankungen deutliche Erniedrigung der HDL-Fraktion
- bei **akuter und chronischer Hepatitis** Hypertriglyceridämie mit einer Verbreiterung der β-Bande bei der Lipidelektrophorese, bei Fehlen von prä-β- und α-Lipoproteinanfärbung
- bei **Cholestase** Hypertriglyceridämie mit Auftreten von Lipoprotein X in der LDL-Fraktion. Es enthält u. a. viel Aproprotein C, das in der VDL-Fraktion vermindert ist
- bei **primär biliärer Zirrhose** Hypercholesterinämie und Hyperphosphatidämie

Familiärer Apoprotein C2-Mangel und familiärer Lipoproteinlipasemangel

- ausgeprägte Hypertriglyzeridämie und Vermehrung der Chylomikronen (Hyperlipidämie Typ I nach Fredrickson, bisweilen auch Typ V)
- Hepatomegalie, rezidivierende Pankreatitiden
- beim Lipoproteinlipasemangel auch Xanthome, abdominelle Schmerzattacken und Retinaveränderungen

A-Beta-Lipoproteinämie

- Mangel an Apoprotein B, gestörte Bildung von Chylomikronen und VDL. Folge: Akkumulation von Triglyzeriden in Darm und Leber
- schon im Kindesalter Auftreten von Fettmalabsorption und Wachstumsstörungen
- Mangel an fettlöslichen Vitaminen mit entsprechenden Mangelerscheinungen (trockene Haut, Neigung zu Ekzemen, Gerinnungsstörungen durch Prothrombinmangel)
- Steatorrhoe
- neurologische Störungen (Ataxie, Dysdiadochokinese, Intentionstremor, Sensibilitätsstörungen)
- Retinitis pigmentosa
- Veränderungen der Erythrozytenoberfläche („Akantozytose")
- gelegentlich Hepatomegalie
- erheblich erniedrigte Serumcholesterin- und Triglyceridspiegel
- Therapie: keine spezifische, Substitution fettlöslicher Vitamine

An-Alpha-Lipoproteinämie – Tangier Krankheit

- Fehlen normaler Lipoproteine hoher Dichte (HDL), unklare Pathogenese
- Ablagerung von Cholesterinestern in Makrophagen verschiedener Organe, besonders im RES von Leber, Milz, Lymphknoten, Tonsillen, Knochenmark (Ausbildung von sog. „Schaumzellen"), Rektumschleimhaut
- niedriger Cholesterinspiegel, erhöhter Triglyzeridspiegel im Serum
- diagnoseweisend: erniedrigtes Plasma-HDL und vergrößerte, gelblich verfärbte Tonsillen

Familiärer Lezithin-Cholesterin-Acyltransferasemangel

- genetisch determinierter Enzymmangel, verhindert die Veresterung freien Cholesterins in der HDL-Fraktion

- erhöhter Cholesteringehalt der Lipoproteine, Nachweis von atypischem Lipoprotein X, Ablagerung von freiem Cholesterin in den Plasmamembranen verschiedener Organe
- Folgen: Arteriosklerose, Trübung der Kornea durch Einlagerung von Lipiden, Proteinurie und Nierenfunktionseinschränkung
- Leberfunktion trotz Cholesterinablagerung unbeeinträchtigt
- im Serum freies Cholesterin erhöht, Cholesterinester erniedrigt

Cholesterinspeicherkrankheit

- seltener, autosomal rezessiv vererbter Mangel an saurer Lipase oder saurer Cholesterinhydrolase
- Speicherung von Cholesterinestern und Triglyzeriden in Leber, Milz, Darm und anderen Organen
- Hepatomegalie und Hypercholesterinämie bereits im Kindesalter
- meist normale Lebenserwartung
- im Erwachsenenalter kann infolge Leberfibrose eine portale Hypertension auftreten
- Sonderform: **Wolmansche Erkrankung** mit schwerem Verlauf und schlechter Prognose

Glukosylceramidasemangel – M. Gaucher

- Ablagerung des Cerebrosids Glukosylceramid im RES mit charakteristischen Veränderungen der Zellen (sog. „Gaucher-Zellen")

- **Symptome und Befunde**
  - massive Hepato-Splenomegalie
  - Nachweis von Gaucher-Zellen (glykolipidhaltige phagozytierende Zellen) im Knochenmark
  - saure Phosphatase im Serum erhöht

- **Typ I – Erwachsenenform,** Manifestation manchmal schon im Kindesalter
  - häufigste Form, ohne ZNS-Beteiligung
  - in Europa selten, im außereuropäischen Ausland, vor allem in Israel, wesentlich häufiger
  - Knochenmarksbefall: anfallsartige Schmerzen, pathologische Frakturen, Fieber
  - Lungenbefall mit Einschränkung der Lungenfunktion und häufigen Pneumonien
  - Leberfunktion bei Hepatomegalie normal, aber auch gestört
  - dann Ausbildung einer portalen Hypertension infolge Verlegung der sinusoidalen Strombahn durch speichernde v. Kupfersche Sternzellen
  - Leukopenie und Thrombopenie als Ausdruck eines Hypersplenismus
  - mikrozytäre Anämie durch vermehrte Eisenablagerung in den Gaucher-Zellen
- **Typ II – kindliche Form;** akut neuropathische Form
  - Hepato-Splenomegalie, Störungen des zentralen und peripheren Nervensystems
  - Tod meist im ersten Lebensjahr
- **Typ III – juvenile Form;** subakute neuropathische Form
  - selten wie Typ II, aber mildere Symptomatik; das Erwachsenenalter kann erreicht werden
- **Therapie**
  bisher nur in klinischer Forschung mit dem Enzym Glukocerebrosidase (Ceredase®)

Sphingomyelinlipidose – Niemann-Picksche Krankheit

- Ablagerung von Sphingomyelin in Zellen von Leber, Lunge, Herz, lymphatischen Organen u. a. Organen (sog. „Schaumzellen")
- **Typ A, C, D:** schwere neurologische Störungen, Tod im Kindesalter

- **Typ B:** Auftreten im frühen Kindesalter
  - keine ZNS-Beteiligung
  - Hepato-Splenomegalie meist ohne Leberfunktionsstörung
  - Lungenbeteiligung, häufige Pneumonien
- **Typ E:** Erwachsenenform
  - milder Verlauf, meist ohne neurologische Störungen
  - mäßiggradige Sphingomyelinablagerung in Leber, Milz und Knochenmark
- **Diagnose**
  - Nachweis der lipidspeichernden Zellen im Knochenmark und in der Leber
  - Nachweis der erniedrigten Sphingomyelinase bei Typ A–C
- **Therapie**
  bislang nicht verfügbar

Störungen des Bilirubinstoffwechsels

- Leitbefund: Hyperbilirubinämie
- bei Bilirubin im Serum von > 2 mg%: Ikterus
- Hyperbilirubinämie auch bei vermehrter Bilirubinproduktion in Folge von Erkrankungen der Erythrozyten, z. B. bei
  - Hämolyse
  - Reifungsstörung der Erythrozyten im Knochenmark: Bildung von sog. „früh markiertem Bilirubin" bzw. „Shunt-Bilirubin"
  - im Serum ist vermehrt indirektes, d. h. unkonjugiertes Bilirubin nachweisbar

Störung der hepatischen Aufnahme des Bilirubins – Gilbert-Syndrom

(Synonyme: M. Gilbert-Meulengracht, Icterus intermittens iuvenilis, familiärer nicht-hämolytischer Ikterus)

- genetisch bedingter Defekt der Transportsysteme in der sinusoidalen Membran wird vermutet

- familiäre Häufung
- Vorkommen bei 5–7% der Bevölkerung, Männer häufiger betroffen als Frauen
- der auftretende Ikterus hat mehrere pathogenetische Faktoren
  - hämolytische Episoden
  - verminderte hepatische Aufnahme des Bilirubins
  - verminderte Glukuronidierung des Bilirubins
- **Befunde**
  - Zunahme des indirekten, nicht glukuronidierten Bilirubins
  - Ikterus meist nur gering, Bilirubin im Serum selten > 3,0 mg%
  - Leberfunktionsproben bis auf Bromsulphthalein-Test, der erhöht sein kann, normal
- **Diagnostik**
  - Bilirubinanstieg unter Fasten oder unter normokalorischer, lipidfreier Kost auf das Doppelte des Ausgangswertes
  - Bilirubinanstieg nach Gabe von 50 mg Nikotinsäure i. v.
  - Abfall des Bilirubins in den Normbereich innerhalb von 1–2 Wochen nach Gabe von Phenobarbital 3 × 60 mg/Tag, Clofibrat, 20 mg/kg KG/die oder Glutethimid 500 mg/die
- Prognose gut, Therapie nicht erforderlich

Störung der Glukuronidierung – Crigler-Najjar-Syndrom Typ I und II

- genetisch determinierter Defekt mit vollständigem Fehlen der Bilirubin-UDP-Glukuronyltransferase bei Typ I und partiellem Fehlen dieses Enzyms bei Typ II
- **Crigler-Najjar-Syndrom Typ I**
  - schwerer Ikterus unmittelbar nach der Geburt
  - Kernikterus, schwere neurologische Störungen und Tod im frühen Kindesalter
  - Erhöhung des indirekten Bilirubins im Serum
- **Crigler-Najjar-Syndrom Typ II**
  - Auftreten im Jugend- oder Erwachsenenalter

- Ikterus weniger stark ausgeprägt als bei Typ I
- meist keine klinischen Symptome
- der Bilirubinspiegel kann durch Phenobarbitalgabe (u. a. Induktion der Glukuronyltransferase) gesenkt werden
- Prognose gut

Störung der Bilirubinexkretion

- **Dubin-Johnson-Syndrom**
  - genetisch determinierter Defekt des Sekretionsvorganges des konjugierten Bilirubins in die Gallenkanalikuli
  - nur mäßiger Ikterus. Die Störung wird oft erst durch Schwangerschaft oder Einnahme von Kontrazeptiva manifest
  - verzögerte Elimination von Bromsulphthalein und gallengängigen Röntgenkontrastmitteln
  - Ablagerung eines braun-schwarzen Pigmentes in den Leberzellen
  - häufig Kombination mit einer Störung des Porphyrinstoffwechsels

- **Rotor-Syndrom**
  - genetischer Defekt der hepatischen Speicherung und Exkretion von Bilirubin. Keine scharfe Trennung gegenüber dem Dubin-Johnson-Syndrom möglich
  - verzögerte Elimination von Bromsulphthalein und Indozyaningrün
  - keine Pigmentablagerungen in den Hepatozyten
  - häufig Kombination mit einer Störung des Porphyrinstoffwechsels

Störungen des Gallensäurenstoffwechsels

Idiopathische Schwangerschaftscholestase
- siehe Kapitel Schwangerschaftsfettleber- und cholestase S. 294

Benigne rekurrierende Cholestase

- autosomal rezessiv vererbte Erkrankung unklarer Pathogenese
- **Symptome**
  - schubweise Cholestase über mehrere Monate, die spontan verschwindet. Bilirubin kann bis auf 20 mg% ansteigen
  - symptomfreie Intervalle sind möglich
- histologisch Zeichen der Cholestase ohne Veränderungen in den Hepatozyten
- **Therapie**
  - Colestyramin bei Juckreiz
  - bei schwerem Ikterus Steroide

Bylersche Erkrankung

(Synonyme: familiäre intrahepatische Cholestase; progressive familiäre cholestatische Zirrhose)

- seltene, noch nicht genau aufgeklärte autosomal rezessiv vererbte Störung des Gallensäurenmetabolismus
- **Symptome und Befunde**
  - inkomplette Cholestase in den ersten Lebensmonaten
  - normale Werte für Cholesterin und Lipide im Serum. Charakteristisch ist die Diskrepanz zwischen Bilirubinerhöhung und Lipidretention
  - cholestatische Episoden mit Pruritus auch in klinischen Remissionsphasen
  - Hepatomegalie. Histologisch Ductuliproliferationen
  - Übergang in Zirrhose mit portaler Hypertension
  - Tod in der Kindheit
- **Diagnose:** Fehlen von Chenodesoxycholsäurekonjugaten in der Galle, bei positivem Nachweis in Serum und Urin, während sie bei allen anderen cholestatischen Erkrankungen in der Galle nachweisbar sind
- **Therapie**
  - Galledrainage führt oft zu klinischer Besserung
  - Lebertransplantation bei Therapieversagen

Alagille Syndrom

(Synonym: arteriohepatische Dysplasie, Verminderung interlobulärer Gallengänge)

- seltene Erkrankung
- mögliche Ursachen: Alpha-1-Antitrypsinmangel, Trisomie 17–18 oder 21, angeborene Röteln, CMV-Hepatitis

- **Symptome und Befunde**
  - inkomplette Cholestase in den ersten 4 Lebensmonaten, konjugierte Hyperbilirubinämie. Kleine Gallemengen können in das Duodenum übertreten
  - geistige Retardierung, Ataxie, Mißbildungen der Finger
  - histologisch Verminderung der Gallengänge, im Verlauf portale Fibrose
  - Prognose quoad vitam gut

- **Therapie**
  - Phenobarbital verbessert den Gallefluß
  - evtl. Kombination mit Colestyramin
  - medikamentöse Therapie aber ohne Einfluß auf das Fortschreiten der Fibrose

THCA-Syndrom (Trihydroxycoprostansäure-Hydrolasemangel)

- angeborene Störung der Gallensäuresynthese, wobei die Seitenkette der Cholsäurevorläufer nicht gespalten werden kann

- Cholestase in den ersten 4 Lebensmonaten, Steatorrhoe

- histologisch wie beim Alagille-Syndrom Verminderung der Gallengänge, portale Fibrose

- **Prognose** im Gegensatz zum Alagille-Syndrom schlecht
  - rasch fortschreitende portale Fibrose und Übergang in Zirrhose
  - Tod in den ersten 2 Lebensjahren

- **Diagnose:** Nachweis der Trihydroxycoprostansäure in Serum und Urin
- **Therapie:** medikamentös wie beim Alagille-Syndrom (s. dort), ggf. Lebertransplantation

Störungen des Porphyrinstoffwechsels

- Stoffwechselstörungen auf dem Boden einer gestörten Hämsynthese
- **primäre Porphyrien:** als Folge erblicher Enzymdefekte des Synthesewegs
  - erythropoetische Form
  - hepatische Form: akute und chronische Verlaufsformen
- **sekundäre Porphyrien:** durch exogene Noxen oder im Rahmen von Lebererkrankungen

Akute hepatische Porphyrien

- genetisch determinierte partielle Blockierung eines Enzyms der Hämsynthese
  - Defekt der Uroprophyrinogen-III-Synthase/Co-Synthase: akute intermittierende Porphyrie
  - Defekt der Koproporphyrinogen-Oxidase: hereditäre Koproporphyrinurie
  - Defekt der Protoporphyrinogen-Oxidase: Porphyria variegata
  - Defekt der Porphobilinogensynthase
- am häufigsten ist die akute intermittierende Porphyrie
- Manifestation erst im Erwachsenenalter
- die Erkrankungen können lange Zeit unerkannt bleiben und durch Einwirkung von Pharmaka, im Rahmen von Infektionen oder körperlichen Belastungen, Alkoholgenuß sowie Fasten evident werden
- **Symptome:** variabel

- **gastrointestinale Symptome** mit akutem, schwerem, kolikartigem Abdominalschmerz, Erbrechen, Durchfällen, aber auch Obstipation
- **kardiovaskuläre Symptome:** Hypertonie, Tachykardien, Gefäßspasmen
- **neurologische Symptome:** Parästhesien, Paresen, psychische Veränderungen bis hin zu Halluzinationen
- **Lichtdermatosen** fehlen bei der akuten intermittierenden Porphyrie und treten nur bei der Porphyria variegata und der hereditären Koproporphyrinurie in Form von Erythemen, Blasen, Ulzerationen und Hyperpigmentierungen auf.
- evtl. dunkler oder roter Urin (nur bei ⅔ der Patienten) durch Uroporphyrin

- **Diagnose**
  - Erhöhung der δ-Aminolaevulinsäure und des Porphobilinogens
  - weitere Differenzierung der verschiedenen Typen kann durch Bestimmung der weiteren Metabolite im Urin und Stuhl erfolgen, ist aber für die Therapie nicht von Bedeutung

- **Therapie**
  - Absetzen von potentiell auslösenden Medikamenten (s. u.)
  - Vermeidung von auslösenden Noxen (z. B. Alkohol)
  - Reduktion der δ-Aminolaevulinsäure durch Infusion von Glukose (2 l 20%ig/Tag) und/oder Hämatin
  - in schweren Fällen Steroide (100 mg Prednison/Tag)
  - bei Unruhe und Brechreiz Chlorpromazin
  - bei Tachycardie und Hypertonie β-Blocker und Reserpin
  - bei Schmerzen Acetylsalicylsäure oder Morphinderivate
  - bei Ileussymptomatik Neostigmin
  - Aufklärung des Patienten über erlaubte und zu meidende Medikamente
  - Liste der erlaubten Medikamente in der *Roten Liste*

- **häufig verwendete Medikamente, die bei akuter hepatischer Porphyrie zu meiden sind**
  - Barbiturate
  - Sulfonamide
  - Chlordiazepoxid (Librium®)
  - Phenytoin (Zentropil®)
  - Clonazepam (Rivotril®)
  - Pyrazolderivate
  - Phenylbutazon (Butazolidin®)
  - Oxyphenbutazon (Tanderil®)
  - Amidopyrin
  - Novaminsulfon (Novalgin®)
  - Metoclopramid (Paspertin®)
  - Imipramin (Tofranil®)
  - Tolbutamid (Rastinon®)
  - Carbamazepin (Tegretal®)
  - Ergotaminpräparate
  - Östrogene
- als **ungefährlich** gelten bei Porphyrie
  - Antibiotika: Penicilline, Streptomycin, Tetracyline
  - Morphinderivate
  - Diphenhydramin
  - Promazin
  - Procain (Novocain®)
  - Chlorpromazin
  - Chloralhydrat
  - Rauwolfia-Alkaloide
  - Vitamin B und C
  - Atropin
  - Neostigmin
  - Suxamethoniumchlorid
  - Stickoxydul (Lachgas)
  - Nitrofurantoin
  - Promethazin (Atosil®)
  - Salicylate

- Propranolol
- Trifluoperazin
- Kortikosteroide
- Guanethidin
- Digitalis-Präparate
- Propoxyphen
- Diazepam
- Diäthyläther
- die Liste erhebt keinen Anspruch auf Vollständigkeit; nicht genannte Medikamente sollten nach Möglichkeit vermieden werden

Chronische hepatische Porphyrie – Porphyria cutanea tarda

- meist genetisch determinierte Störung der Hämsynthese durch verminderte Aktivität der **Uroporphyrinogen-Decarboxylase**
- exogene Auslösung durch Alkohol, Östrogene, Hämodialyse, Hexachlorbenzol, polyhalogenierte Biphenyle und Dioxin ist möglich, jedoch nicht durch Pharmaka
- Manifestation erst im 5.–6. Lebensjahrzehnt, Männer häufiger betroffen als Frauen
- **Symptome**
  - im Vordergrund **Hautveränderungen bei Lichtexposition:** vermehrte Vulnerabilität, Blasen, Erosionen, Ulzerationen
  - Erytheme, Narben, De- und Hyperpigmentierungen sind Folgen
  - häufig stark gebräunte oder zyanotisch wirkende Gesichtshaut
  - **Leberschädigung** mit Hepatomegalie, chronisch-aggressiver Hepatitis oder Zirrhose
  - erhöhtes Risiko eines hepatozellulären Karzinoms
  - abdominelle Beschwerden, kardiovaskuläre und neurologische Störungen fehlen
- **Diagnose**
  - Uro- und Hexacarboxyporphyrinausscheidung im Urin erhöht

- Leberpunktat: charakteristische Rotfluoreszenz durch abgelagerte Porphyrine unter UV-Lampe
- **Therapie**
  - Aderlässe (Eisenentzug)
  - Chloroquin (Komplexbildner) in niedriger Dosierung (2×125 mg/Woche)
  - Alkalisierung des Urins
  - Vermeidung direkter Sonneneinstrahlung, Lichtschutzsalben
  - Alkoholabstinenz
  - Absetzen von Östrogenen und Kontrazeptiva

Hepatobiliäre Tumoren

M. Lausen, A. Holstege

Definition und Klassifikation

- Neubildungen im Bereich der Leber und der Gallenwege
- benigne Tumoren der Leber
  - Leberzellenadenom
  - fokal noduläre Hyperplasie
  - nodulär regenerative Hyperplasie
  - Hämangiom
  - dysontogenetische Zysten
  - parasitäre Zysten (Echinokokkus zystikus, Echinokokkus alveolaris)
- maligne Tumoren der Leber
  - hepatozelluläres Karzinom
  - cholangioläres Karzinom
  - fibrolamelläres Karzinom
  - hepatocholangioläres Karzinom
  - Metastasen
- benigne Tumoren der Gallenwege und Gallenblase
  - Gallengangspapillome
  - Gallengangsadenom
  - Gallenblasenpolyp
- maligne Tumoren der Gallenwege und Gallenblase
  - Hepatikus- bzw. Choledochus-Karzinom
  - Gallenblasenkarzinom

Symptome

- **Symptomatik bei Tumoren der Leber**
  - uncharakteristische Oberbauchbeschwerden

- Dyspepsie
- Oberbauchschmerzen
- Ikterus
- akutes Abdomen (Spontanruptur selten!)
- häufig asymptomatisch, Zufallsbefund im Rahmen von Sonographie/Computertomographie
- **Symptomatik bei Tumoren der Gallenwege und Gallenblase**
  - uncharakteristische Oberbauchschmerzen im Frühstadium
  - später als Regelsymptom Ikterus

Diagnostik

- **körperliche Untersuchung**
  - palpabler Tumor im rechten Oberbauch
  - Druckschmerz über der Leberregion
  - beim Leberzellkarzinom selten auskultatorisch Reibegeräusch über der Raumforderung
- **Labor: Cholestaseparameter**
  - alkalische Phosphatase und gamma-Glutamyltranspeptidase bei intrahepatischen Tumoren häufig erhöht
  - bei Kompression von Gallenwegen mit nachfolgender Cholestase auch Bilirubinerhöhung; häufig pathologische Transaminasen
- **Labor: Tumormarker**
  - Alpha-Fötoprotein bei primärem Leberzellkarzinom (HCC)
  - bei bekannter Raumforderung in der Leber weisen erhöhte CEA- oder CA 19-9-Werte evtl. auf eine Metastase hin
- **Labor: serologische Untersuchungen**
  - Amöben
  - Echinococcus zysticus oder alveolaris
  - Syphilis (Gumma)
- **Ultraschall**
  - wenig belastend, kostengünstig und daher primäres Verfahren zur Abgrenzung von diffusen und umschriebenen Lebererkrankungen

Hepatobiliäre Tumoren

- Erkennung von liquiden, semiliquiden und soliden Herdbildungen
- relativ sichere Aussage zu Zysten und mit Einschränkungen bei Hämangiomen möglich

- **Computertomographie (CT)**
  - Dichtemessungen (Hounsfield-Einheiten) als Grundlage der ätiologischen Klärung der Raumforderung (nicht immer möglich)
  - Serienaufnahmen nach Kontrastmittelgabe im CT erlauben eine sichere Erkennung von Hämangiomen
  - hohes Auflösungsvermögen bei soliden Tumoren (zwischen 0,5 und 1 cm)

- **Kernspintomographie (NMR)**
  - hilfreich bei Hämangiomen und reich vaskularisierten Tumoren

- **Angiographie**
  - Gefäßdarstellung der A. hepatica und des Pfortadersystems
  - bei Versagen der übrigen bildgebenden Verfahren nützlich bei Hämangiomen oder HCC

- **nuklearmedizinische Untersuchungen**
  - Aufnahme von ^{99m}Technetium markierten kolloidalen Partikeln vom hepatischen retikuloendothelialen System in Abhängigkeit vom Blutfluß
  - Anreicherung von ^{99m}Technetium (Tc) Iminodiacetat-Verbindungen (HIDA-Scan) in Hepatozyten; biliäre Elimination
  - Darstellung von gefäßreichen Tumoren oder von Hämangiomen mit ^{99m}Tc-markierten Erythrozyten im Blutpoolszintigramm
  - markiertes Galliumzitrat reichert sich in soliden Tumoren, Abszessen und Leberzellen an
  - zur Diagnostik des HCC Kombination von ^{99m}Tc-Kolloidscans und Markierung mit Galliumzitrat hilfreich

- Metastasen im ^{99}mTc-Kolloidszintigramm als Aussparungen sichtbar, bei niedrigem Auflösungsvermögen (1,5 cm)
- fokal noduläre Hyperplasien enthalten Kupffer-Zellen, die ^{99}mTc markierte kolloidale Partikel phagozytieren und damit das Radionuklid speichern; hierdurch Differenzierung gegenüber Adenomen möglich
- HIDA-Scan bei dieser Abgrenzung hilfreich, da fokal noduläre Hyperplasien im Gegensatz zu Adenomen proliferierende Gallengänge besitzen

- **Histologie und Zytologie**
  - sonographisch oder computertomographisch gesteuerte **Feinnadelpunktion** von umschriebenen Herden in der Leber erlaubt sicherste ätiologische Zuordnung
  - gelingt die Diagnose auf diesem Weg nicht und ist ein größeres Gewebsstück erforderlich, **Laparoskopie,** wenn der Herd die Oberfläche der Leber erreicht

Therapie bei benignen Lebertumoren

- **asymptomatische benigne nicht zystische Tumoren:** keine Therapie
- **symptomatische Tumoren,** zweifelhafte Dignität oder Größenzunahme: operative Freilegung und Segmentresektion oder Hemihepatektomie
- **dysontogenetische Zysten**
  - bei großen Zysten und Symptomatik Zystektomie oder Zystendachresektion (sog. „unroofing")
- **Echinococcus zysticus und alveolaris** s. S. 375

Therapie bei malignen Lebertumoren

- **operative Therapie:** abhängig von Größe und Lokalisation bei kurativem Ansatz
  - präoperativer und intraoperativer Ausschluß von Lymphknoten- und Fernmetastasen

- Segmentresektion, anatomische oder erweiterte Hemihepatektomie
  - in Ausnahmefällen Lebertransplantation
- kurative Therapie bislang nur durch frühzeitige Operation möglich
- operative Therapie technisch anspruchsvoll, primäre Operationsletalität heute jedoch unter 10%
- bei fehlender Frühsymptomatik und früher intrahepatischer und lymphogener Metastasierung Operation mit kurativem Ansatz lediglich bei 10–20% der Lebertumoren möglich
- zur Zytostatika-Behandlung des hepatozellulären Karzinoms gibt es derzeit kein Schema, das als Standardtherapie empfohlen werden könnte. Dies gilt für systemische, intraarterielle und lokale interventionelle Therapien
- **Prognose:** bei kurativer Operation Langzeitüberlebensrate (5 Jahre) 10–20%
- **Metastasen**
  - Operationsindikation bei solitären Metastasen, weniger als 5 Metastasen oder auf einen Lappen begrenzten Metastasen
  - bei kolorektalem Primärtumor Operation mit kurativem Ansatz möglich
  - bei Metastasen anderer solider Tumoren Operation zur „Zytoreduktion" im Rahmen multimodaler Therapiekonzepte indiziert

Therapie bei Gallenwegstumoren

- kurative operative Therapie bei Malignomen selten möglich (10–15%)
- häufig langfristige Palliation durch endoskopische transpapilläre/transhepatische oder kombinierte Ableitungen
  - insbesondere bei langsam wachsenden Tumoren der Hepatikusgabel – sog. Klatskin-Tumoren

- kurative Operation durch Resektion
  - je nach Lokalisation Teilresektion der Leber bei Hepatikusgabel-Ca oder Duodenopankreatektomie bei distalem Choledochus-Ca
- begrenzte Resektionen oder endoskopische Abtragung bei benignen Tumoren
- Prognose: bei kurativer Resektion 5 Jahresüberlebensrate bis zu 50 %

Therapie bei Gallenblasen-Karzinom

- bei Zufallsbefund im Rahmen einer Cholezystektomie keine weitere Therapie, wenn histologisches Stadium PT 1 N0 M0
- bei größeren Tumoren mit kurativem Ansatz (T 2 bis T 4, N0, M0) Cholezystektomie mit Lebersegmentresektion Segment 4/5
- bei nachgewiesener Metastasierung symptomatische palliative Therapie durch endoskopisch/radiologische Gallenwegsdrainage
- bei Gallenblasenpolypen größer als 1,0 cm Cholezystektomie

Gallensteinleiden

J. Waninger, H.P. Buscher, A. Holstege

Cholecystolithiasis

Definition

Zumeist asymptomatische oder symptomatische Cholesterin- oder Pigmentsteine in der Gallenblase

Symptome

- kolikartige Schmerzen in Epigastrium oder rechten Oberbauch von 15–30 Minuten Dauer mit Ausstrahlung in den Rücken und in die rechte Schulter; Übelkeit und Erbrechen
- bei einem über 5 Stunden anhaltenden Schmerz muß der Verdacht auf eine Komplikation erhoben werden

Diagnostik

- Sonographie: Sensitivste Methode zum Nachweis von Gallenblasensteinen; Nachweis von Komplikationen (Cholezystitis, Gallengangssteine)
- orale Galle oder Funktionssonographie zum Nachweis der Funktionstüchtigkeit der Gallenblase und eines durchgängigen offenen Ductus zysticus; Nachweis von Steinverkalkungen
- i.v.-Galle: weitgehend obsolet
- CT erlaubt die Differenzierung von kalkhaltigen Steinen, Pigmentsteinen und Cholesterinsteinen
- ERCP: sensitivstes Verfahren zum Nachweis von Choledochussteinen
- Gastroskopie: zum Ausschluß eines peptischen Ulcus
- Labor (Bilirubin, GOT, GPT, alkalische Phosphatase, γGT, Amylase)

Differentialdiagnose

- Ulcus duodeni oder ventrikuli
- akute Gastritis
- Hiatushernie
- Nierensteine
- Pankreatitis
- Myokardinfarkt
- Leberschwellung

Komplikationen und assoziierte Erkrankungen

- akute Cholezystitis
- Gallenblasenperforation
- chronische Cholezystitis mit Schrumpfgallenblase
- Gallenblasenhydrops
- Gallenblasenempyem
- Choledocholithiasis
- Verschlußikterus
- Mirizzisyndrom
- Cholangitis
- biliäre Pankreatitis
- Gallensteinileus
- Gallenblasenkarzinom

Therapie
Behandelt werden nur symptomatische Gallenblasensteine

Konservative Therapieverfahren
Können nur bei Cholesterinsteinen und bei Patienten, die eine Operation ablehnen, zur Anwendung kommen

- orale Litholyse mit Urso- oder Chenodesoxycholsäure (7–8 mg/kgKG/Tag)
  - Indikation: Cholesterinsteine mit wenig Beschwerden
  - Voraussetzung: Gallenblase nicht mehr als ⅔ mit Steinen gefüllt; keine Cysticussteine, Kontraktilität der Gallenblase erhalten; Steine nicht größer als 10 mm; am besten sind schwebende Cholesterinsteine geeignet
  - **Nachteil:** lange Behandlungszeit (1–2 Jahre), Rezidivsteine bei bis 50 % der Patienten
- lokale Litholyse mit Methyl-Tert-Butyläther, der durch percutane, transhepatische Punktion der Gallenblase eingeleitet wird.
  - **Vorteil:** kurze Behandlungsdauer (6–12 h), unabhängig von Steinzahl und -größe
  - **Nachteil:** Invasive Methode, Rezidivrisiko wie bei oraler Litholyse
- Stoßwellenzertrümmerung (ESWL = extracorporale Stoßwellenlithotripsie) kombiniert mit oraler Litholyse
  - Indikation: Cholesterinsolitärsteine ≤ 20 mm Durchmesser, geringe bis mäßige Beschwerden; nicht mehr als 3 Steine mit je 1 cm Durchmesser
  - Voraussetzung: funktionstüchtige Gallenblase
  - Kontraindikationen: Gallensteinkomplikationen; Schwangerschaft; Gerinnungsstörung; Aneurysma im Stoßwellenbereich
  - **Nachteil:** Lange Behandlungszeit (6–24 Monate); eine eingeschränkte Erfolgsrate (70 % nach einem Jahr steinfrei); 20 % kolikartige Schmerzen durch Abgang der Steine; 1 bis 2 % akute Pankreatitis; Rezidivsteine 12–30 %

Bemerkung

Bei allen konservativen Verfahren besteht die Gefahr der Rezidivsteinbildung

Operative Verfahren

Geeignet für alle Gallenblasensteine unabhängig von Zahl und chem. Zusammensetzung

- **laparoskopische Cholezystektomie**
  - Indikation: Symptomatische Cholecystolithiasis
  - **Relative Kontraindikationen:** Schrumpfgallenblase; Choledocholithiasis; vorausgegangene Oberbaucheingriffe; Schwangerschaft; portale Hypertension
  - **Vorteile:** Definitive Behandlung des Gallensteinleidens; kurze stat. Behandlungszeit; geringe postoperative Beschwerden; Komplikationen: Nachblutung, Wundinfekt, Gallenwegsverletzungen
- **offene Cholezystektomie**
  - Indikation: symptomatische Cholecystolithiasis, Komplikationen von Gallenblasensteinen, gleichzeitiges Auftreten von Gallenblasensteinen und Gallengangssteinen
  - Komplikationen: Wundinfekt, Nachblutung, Pneumonie
  - niedrige Mortalität, die jedoch mit steigendem Alter zunimmt

Akute Cholezystitis

Definition

- akute Entzündung der Gallenblasenwand durch Einklemmen eines Steines im Infundibulum oder Ductus cyzticus (steinlose Cholezystitis ist selten)

Symptomatik

- Schmerzen im rechten Oberbauch
- Fieber
- Übelkeit und Brechreiz

Untersuchungsbefund

- Druckschmerz im rechten Oberbauch
- Abwehrspannung

Diagnostik

- sonographischer Steinnachweis mit Wandverdickung, Wandschichtung und Flüssigkeitssaum um die Gallenblase; Druckschmerz über der Gallenblase; selten auch ohne Steinnachweis so zu diagnostizieren

Therapie

- konservativ: Null-Diät; Infusion von Antibiotika für 24–48 Std. Bei Zunahme der Symptomatik offene Cholezystektomie. Bei Rückgang der Beschwerden: Cholezystektomie laparoskopisch oder konventionell während desselben stationären Aufenthaltes

Chronische Cholezystitis

Definition
Chronische Entzündung der Gallenblasenwand durch mechanische Irritation durch Gallensteine und bakterielle Kontamination

Symptomatik

- intervallartige dumpfe Schmerzen im rechten Oberbauch
- kann auch asymptomatisch verlaufen

Komplikationen

- Gallenblasenempyem, Gallenblasenperforation

Therapie

- Cholezystektomie, offen oder laparoskopisch

Gallenblasenhydrops

Definition

- prall elastisch mit „weißer Galle" gefüllte Gallenblase durch Verschlußkonkrement im Ductus cyzticus

Symptomatik/Befund

- gut abgrenzbarer beweglicher Tumor im rechten Oberbauch
- selten druckschmerzhaft

Diagnostik

- Sonographie

Therapie

- Cholezystektomie

Choledocholithiasis

Definition

- Steine im Ouctus choledochus, die aus der Gallenblase stammen, nur selten entstehen sie im Choledochus selbst.

Symptomatik

- Oberbauchschmerzen
- Koliken
- intermittierender Ikterus mit acholischen Stühlen
- Fieber bei Cholangitis

Diagnostik

- ERCP

- Sonographie
- Laborwerte (Cholestaseparameter)

Komplikationen

- Verschlußikterus
- Cholangitis
- biliäre Pankreatitis

Therapie

- endoskopische Papillotomie und Bergung der Steine
- bei gleichzeitiger Cholecystolithiasis: offene Cholezystektomie mit Choledochotomie oder laparoskopische Cholezystektomie 2 bis 3 Tage nach gelungener ERCP und Papillotomie

Infektionskrankheiten mit Beteiligung der Leber

C. Spamer, C. Heilmann

Leberbeteiligung bei bakteriellen Infektionen

- eine Leberbeteiligung im Rahmen bakterieller Infektionen ist selten (ca. 0,6%)
- **leberpathogene Bakterien**
  - gramnegative:
    E. coli, Proteus vulgaris, Salmonellen, Pseudomonas, Klebsiellen, Brucellen, Aerobacter (Syn. Enterobacter), Francisella (Pasteurella) tularensis, Legionellen, Yersinien
  - grampositive:
    Pneumokokken, Streptokokken, Staphylokokken, Listerien
  - Anaerobier:
    Bacteroides (gramneg.), Clostridien (grampos.)
  - Spirochäten:
    Leptospiren, Treponema pallidum
  - sonstige:
    Mykobakterien (M. tuberculosis, M. leprae, atypische Mykobakterien), Rickettsien, Aktinomyces

Mögliche Formen der Leberbeteiligung

- **septische Streuung**
  - bei septischer Streuung durch **gramnegative Bakterien** Ikterus durch Cholestase, alkalische Phosphatase erhöht, Transaminasen nur leicht erhöht, Hepatomegalie
  - bei septischer Streuung durch grampositive Erreger weniger ausgeprägte Symptomatik

Infektionskrankheiten mit Beteiligung der Leber

- **pyogener Leberabszeß**
  - am häufigsten bei Infekt durch E. coli und Klebsiella pneumoniae
  - **Entstehung:**
    1. **durch Streuung über portalvenöses System (am häufigsten)**
    2. **über die Gallenwege** (bei Obstruktion, Cholangitis)
    3. **über die A. hepatica** (bei Bakteriämie)
    4. **direkt von Nachbarorganen aus**
    5. **nach Trauma** (meist Leberhämatom, selten nach Leberbiopsie)
    6. **aus superinfizierter intrahepatischer Raumforderung** (Lebertumor oder -zyste)
  - meist mehrere Erreger im Abszeßinhalt
  - **Klinik:** Fieber, rechtsseitige Oberbauchschmerzen, Hepatomegalie, selten Ikterus
  - mögliche Komplikation: Ruptur
  - Labor: BSG immer beschleunigt, Leukozytose, alkalische Phosphatase erhöht, Transaminasen normal
  - **Therapie:** Ultraschall- oder CT-gesteuerte Abszeßpunktion
  - Antibiotika gemäß Antibiogramm. Solange dieses noch nicht bekannt, Antibiose, die sowohl aerobe, als auch anaerobe Keime erfaßt
  - Prognose abhängig vom Zeitpunkt der Diagnosestellung und Einleitung einer entsprechenden Therapie!

- **Mitreaktion der Leber bei bakteriellen entzündlichen Darmerkrankungen**
  - **Erreger:** E. coli, Salmonellen, Klebsiellen, Yersinien. In diesen Fällen Transaminasen erhöht
  - detaillierte Angaben zu den einzelnen Infektionen s. Kap. Intestinale Infektionen, S. 189

Leptospirose – M. Weil

- **Erreger:** Leptospira icterohaemorrhagica (Spirochäte)

- **Infektionsquelle**
  - durch Urin infizierter Ratten, Mäuse, Füchse oder Hunde verseuchtes Wasser
  - Übertragung über Schleimhäute oder Hautverletzungen

- **Inkubationszeit:** 1–2 Wochen

- **Symptome**
  - nach 1–2 Wochen im Rahmen einer Bakteriämie Befall aller Organe, vor allem Niere, Leber, Gehirn, Muskeln, Kapillaren. Danach Erregernachweis nur noch im Gewebe
  - in der **1. Phase** der Erkrankung (während der **Bakteriämie**) Fieber, Schüttelfrost, Konjunktivitis, Kopfschmerzen, Meningismus, Halsschmerzen, Übelkeit, Erbrechen, Arthralgien, Muskelschmerzen
  - in der **2. Phase** der Erkrankung (Dauer 2–4 Wochen) Organmanifestationen:
    Hepatitis mit Ikterus, Hepatomegalie
    Nephritis mit Oligurie, evtl. Anurie
    Meningitis
    Splenomegalie nur bei 10% der Erkrankten
    weitere Symptome: Übelkeit, Schwindel, Petechien, Ekchymosen, Tachycardie, Hypotonie, Herzrhythmusstörungen, Herzinsuffizienz

- **Diagnostik**
  - in der 1. Phase Erregernachweis im Blut
  - danach serologisch: KBR. Rascher Ak-Titeranstieg am Ende der 2. Krankheitswoche (Anstieg um das 4fache diagnoseweisend)
  - Erhöhung von Bilirubin und alkalischer Phosphatase; Transaminasen nur mäßig erhöht
  - Urin: leichte Proteinurie, Leukozyten, Erythrozyten, Bilirubin positiv

- **Therapie**
  - Penicillin G 1,2 Mio./Tag für 1 Woche
  - höhere Dosis, wenn die Therapie erst ab dem 3. Krankheitstag erfolgt (was meist der Fall ist). Dann: 600 000 IE alle 4 Std. oder 4 × 1 Mio./Tag
  - **cave:** Herxheimer Reaktion 4 × 6 Std. nach der 1. Injektion durch anfallende Bakterientoxine; einschleichend dosieren!
  - alternativ: Doxycyclin 500 mg 4 ×/Tag für 1 Woche
- **Meldepflicht**
  - Erkrankung und Todesfall

Syphilis

- **Erreger:** Treponema pallidum (Spirochäte)
- bei **konnataler Syphilis** Leberbeteiligung in 80 % der Fälle
  - Symptome: Hepatomegalie, Ikterus, Gummata
- im **Sekundärstadium** der hämatogenen Aussaat selten (1 %)
  - Symptome: Hepatomegalie, Ikterus, Transaminasen unterschiedlich erhöht, gelegentlich Bild wie bei akuter Virushepatitis
  - histologisch: fokale Nekrosen und entzündliche Infiltrate
- im **Tertiärstadium** syphilitische Gummata, Leber derb, grobknotig. Normale Leberwerte
- **Therapie**
  - Penicillin G
  - Frühsyphilis (Primär- und Sekundärlues): Penicillin G: 1,2 Mio. IE/Tag für 2–3 Wochen i.m. Alternative: Erythromycin
  - Spätsyphilis (Tertiärlues): Penicillin G: 1 Mio. IE i.m./Tag für 10–24 Tage
- **Meldepflicht:** besteht nur für die konnatale Syphilis: Erkrankung und Todesfall

Tuberkulose

- **Erreger:** Mycobacterium tuberculosis (säurefestes Stäbchen, Ziehl-Neelsen-Färbung)

- **Leberbefall** nur selten klinisch manifest. Vorkommen ca. 1 %
  - postprimäre Organtuberkulose
  - meist durch **hämatogene Streuung**
  - die Latenzzeit zwischen Streuung und klinischer Manifestation kann Monate, Jahre oder Jahrzehnte betragen
  - bei Miliartuberkulose ist die Leber fast immer betroffen
- **Pathologie**
  - **granulomatöse Hepatitis**
  - **Tuberkulome**
  - **Miliartuberkulose**
- **Symptome**
  - bei **Miliartuberkulose**: allgemeines Krankheitsgefühl, rechtsseitige Oberbauchschmerzen, ferner Fieber, Nachtschweiß, Gewichtsabnahme, Hepatomegalie
  - Splenomegalie nur bei Befall der Milz (ca. ein Drittel der Patienten)
  - Ikterus und Aszites bei 10–30 % der Fälle
  - **Tuberkulome** sind meist symptomlos
- **Diagnostik**
  - Sonographie: diffuse oder herdförmige Parenchymveränderungen
  - Labor: Alkalische Phosphatase und Transaminasen erhöht, Hypalbuminämie, Hypergammaglobulinämie
  - am wichtigsten **Leberbiopsie!** Sie erbringt in über 90 % der Fälle die Diagnose, weitere Verbesserung der Diagnostik durch Polymerase-Ketten-Reaktion
  - bei 75 % der Patienten mit Tuberkulosebefall der Leber im Rö-Thorax spezifische Veränderungen sichtbar
- **tuberkulostatische Therapie:** mindestens 6 Monate (Initialphase 2–3 Monate, Stabilisierungsphase 4 Monate)
- die tuberkulostatische Therapie mit der folgenden **Dreier-Kombination** ist relativ wenig lebertoxisch
  - Streptomycin (15 mg/kg KG/Tag i.m. oder als Infusion)

Infektionskrankheiten mit Beteiligung der Leber

  - Isoniazid (5 mg/kg KG/Tag p.o., i.m. oder als Infusion)
  - Ethambutol (25 mg/kg KG/Tag p.o. oder als Infusion)
- bei schwerstkranken Patienten kann auch eine **Viererkombination** für die ersten 6–8 Wochen erforderlich sein
  - Rifampicin (10 mg/kg KG/Tag p.o.)
  - Streptomycin (s.o.)
  - Isoniazid (s.o.)
  - Pyrazinamid (35 mg/kg KG/Tag p.o. über 8 Wochen, dann absetzen)
- **Meldepflicht:** Erkrankung und Todesfall

Lepra

- **Erreger:** Mycobacterium leprae (säurefestes Stäbchen, Ziehl-Neelsen-Färbung)
- **Infektionsquelle:** „offene", lepromatöse Lepra
- **Inkubationszeit:** Monate bis Jahre
- granulomatöse Veränderungen der Leber
- **Diagnostik**
  - Erregernachweis durch Abstrich oder in Biopsie
  - in der Leber Nachweis in v. Kupfferschen Sternzellen (Ziehl-Neelsen-Präparat) und Granulome
- **Therapie:** zunächst Kombination von Dapsone 100 mg/Tag und Rifampicin 600 mg monatlich, danach Dapsone allein
- **Meldepflicht:** Erkrankung und Todesfall

Brucellose

- **Erreger**
  - Brucellen sind gramnegative Stäbchen
  - Brucella abortus (Bang) (Erregerreservoir: Rind)
  - Brucella suis (Erregerreservoir: Schwein)
  - Brucella melitensis (Erregerreservoir: Ziege, Schaf)
  - Brucella canis (Erregerreservoir: Hund)

- **Infektionsquelle:** infizierte Nahrungsmittel (Milchprodukte, Fleisch)
- **Inkubationszeit:** 2–3 Wochen bis Monate
- nach Inokulation lymphogene Ausbreitung bis zu den regionären Lymphknoten, von dort aus hämatogen vorzugsweise in Organe des retikuloendothelialen Systems (Knochenmark, Leber, Milz); auch Absiedelung in mehrere Organe möglich
- **Symptome**
  - charakteristisch: undulierendes Fieber, Hepato-Splenomegalie
  - ansonsten uncharakteristische Symptome wie Kopfschmerzen, Schwäche, Schweißausbrüche, Arthritis
  - gelegentlich Endokarditis
- **Diagnose**
  - Erregernachweis in Kultur aus Blut, Urin, Punktaten, Leberbiopsie
  - serologisch durch KBR
- **Therapie**
  - Kombination aus Rifampicin 900 mg/Tag und Doxycyclin 2 × 100 mg/Tag für 6 Wochen
  - Alternativen: Kombination aus Rifampicin 900 mg/Tag für 6 Wochen und Streptomycin 1 g/Tag i.m. für 2 Wochen, oder Kombination von Cotrimoxazol 2 × 2 g/Tag und Gentamycin 3–5 mg/kg KG/Tag in 3–4 Einzeldosen als Kurzinfusion für 4 Wochen
- **Meldepflicht:** Erkrankung und Todesfall

Listeriose

- **Erreger:** Listeria monocytogenes (grampositives Stäbchen)
- **Infektionsquelle**
  - Erreger unter Tieren weit verbreitet, ferner in Abwässern und Erde

- Übertragung durch Sekrete infizierter Tiere, infizierte Nahrungsmittel
- Abwehrschwäche, Schwangerschaft und Steroidmedikation erhöhen die Infektanfälligkeit
- diaplazentare Übertragung ist nachgewiesen

- **Symptome**
  - meist uncharakteristisch
- **Klinik** wie „grippaler Infekt". Die Krankheit ist selbstlimitierend
  - bei schweren Verläufen Lymphknotenvergrößerungen, Meningitis, Pneumonie, Empyem, typhusähnliche Symptome
- **Diagnose**
  - kultureller Erregernachweis aus Blut, Rachenabstrich, Liquor
  - serologisch: KBR, Agglutination, Titeranstieg ab 2. Woche
  - in der Leber granulomatöse Hepatitis
- **Therapie**
  - Mittel der Wahl: Ampicillin: 2 g alle 6–8 Std. i.v. für 3–4 Wochen
  - bei septischem Verlauf und Meningitis 4 g alle 6 Std., evtl. in Kombination mit Gentamycin 3–5 mg/kg KG/Tag in 3–4 Einzeldosen als Kurzinfusion
  - nur bei Penicillinallergie Erythromycin, Imipenem oder Cotrimoxazol
- **Meldepflicht:** nur bei angeborener Listeriose; Erkrankung und Todesfall

Rickettsiosen (außer Q-Fieber)

- **Erreger**
  - 10 menschenpathogene Rickettsienarten
  - neben R. burneti (Q-Fieber s.u.) am wichtigsten
  - **R. prowazeki:** Erreger des klassischen (epidemischen) Fleckfiebers; als Seuche in Kriegen gefürchtet
- **Infektionsquelle:** Zecken, Milben, Läuse
- **Inkubationszeit:** meist 10–14 Tage

- **Symptome**
  - nach Inokulation Ansiedelung und intrazelluläre Vermehrung der Rickettsien in den Kapillarendothelien
  - bei Untergang der Wirtszellen schubweise hämatogene Aussaat
- hohes Fieber bei Rickettsiämie
  - Leberbeteiligung selten
- **Diagnose**
  - Erregernachweis im Blut
  - Gewebekultur, Tierversuch
  - Antikörpernachweis
- **Therapie:** Tetrazykline
- **Meldepflicht:** bei Verdacht, Erkrankung, Tod

Q-Fieber

- **Erreger**
  - Coxiella burneti
  - früher: Rickettsia burneti
- Erregerreservoir: Zecken, Nagetiere, Schafe, Rinder, Ziegen
  - Übertragung aerogen und oral durch rickettsienhaltigen Staub, seltener durch Zecken
- **Inkubationszeit:** 2–3 Wochen
- **Symptome**
  - meist leichter Verlauf, atypische Pneumonie
  - ansonsten akuter Beginn mit hohem Fieber und Schüttelfrost
  - unkomplizierte Form selbstlimitierend
  - bei einem Drittel der Patienten mit chronischem Verlauf granulomatöse Hepatitis ohne Pneumonie
- **Diagnose**
  - Erregernachweis in Blut und Urin (Gewebekultur, Tierversuch)
  - direkte Immunfluoreszenz in Biopsien
  - KBR und Hämagglutination

- **Therapie**
  - Tetracyclin 4 × 0,5 – 1 g/Tag p.o. oder i.v. 0,5 g alle 6 bis 8 Std. (max. 2 g/Tag)
  - alternativ: Chloramphenicol p.o. 4 × 0,25 – 0,75 g/Tag oder (falls nötig) i.v.: 1 g alle 8 – 12 Std.
  - möglichst rasch auf orale Medikation umstellen
- **Meldepflicht:** Erkrankung und Todesfall

Leberbeteiligung bei Virusinfektionen
(außer Virushepatitis A – E)

EBV-Infektion (Mononucleose)

- **Erreger:** Epstein-Barr-Virus (Herpesvirusgruppe), ubiquitär vorhanden
- **Symptome**
  - bei 50 % der Infizierten symptomlos
  - ansonsten fieberhafte Angina, Lymphknoten- und Milzschwellung
  - Transaminasen fast immer leicht erhöht. Alkalische Phosphatase und LDH deutlich erhöht
  - selten schwere akute Hepatitis
- **Diagnose**
  - Blutbild: deutliche Lymphozytose mit Vermehrung atypischer Lymphozyten
  - Antikörpertiteranstieg
- **Therapie**
  - in 95 % der Fälle keine Therapie erforderlich
  - körperliche Schonung wegen Gefahr der Milzruptur
  - Steroide nur bei folgenden Komplikationen indiziert: drohende Verlegung der Atemwege, schwere Thrombopenie, hämo-

lytische Anämie, ZNS-Beteiligung, Myo-/Perikarditis. Dann anfangs 2 × 30–40 mg/Tag, innerhalb von 1–2 Wochen reduzieren und ausschleichen

Zytomegalievirusinfektion

- **Erreger**
  - Zytomegalievirus (CMV) (Herpesvirusgruppe)
- **Vorkommen**
  - hohe Durchseuchung (80% der Erwachsenen)
  - meist inapparente Infektion
  - bei Erwachsenen wird ein latenter Infekt meist unter immunsuppressiver Therapie oder Gravidität aktiviert
- **Symptome**
  - klinisches Bild ähnlich Mononukleose (s. dort)
  - fieberhaft lymphotrope Erkrankung mit leichter Leberfunktionsstörung, Ikterus
- **Diagnose**
  - signifikant ansteigender AK-Titer ohne gleichzeitigen Anstieg des EBV-AK-Titers; Anstieg des CMV-IEAg (immediate early antigen)
  - CMV im Urin und Rachenabstrich nachweisbar
- **Therapie**
  - bei leichtem Verlauf keine
  - Therapieindikationen und -möglichkeiten s. Kap. Intestinale Infektionen, S. 189

Gelbfieber

- **Erreger:** RNS-Virus (Flavivirus)
- **Infektionsquelle**
  - durch Mückenstich der Gattung Aedes übertragen
  - Vorkommen: Afrika, Mittel- und Südamerika

- **Symptome**
  - meist inapparent oder mit „grippeartigen" Symptomen
  - zweigipfliger Fieberverlauf
  - klassische Gelbfieberhepatitis nach 3–7 Tagen mit Fieber, Kopfschmerzen, Hämatemesis, Ikterus, Abdominal- und Gelenkschmerzen
  - ZNS-Beteiligung möglich
  - Proteinurie, Niereninsuffizienz
  - hämorrhagische Diathese
  - selten fulminanter, tödlicher Verlauf unter heftigen Blutungen
  - mögliche Komplikationen: Nieren- und Leberversagen, Encephalitis, Verbrauchskoagulopathie
- **Diagnose:** Ak-Titeranstieg (RIA, ELISA)
- **Therapie:** keine spezifische Therapie bekannt
- **Meldepflicht:** Erkrankung und Todesfall

Andere Virusinfektionen

- bei immungeschwächten Patienten Leberbeteiligung möglich bei
  - Röteln
  - Masern
  - Mumps
  - Adenovirus-Infektion
  - Coxsackie B Virusinfektion
- Herpes simplex- und Varizellen-Zoster Virus können bei Immundefizienten eine gravierende Leberbeteiligung mit fulminantem Verlauf hervorrufen

Leberbeteiligung bei Pilzinfektionen

- lokalisierter und disseminierter Befall der Leber möglich
- in der Regel bei Immundefizienten durch **Histoplasma, Coccidioidomyces, Kryptokokkus, Aspergillus, Candida albicans, Blastomyces**

- Anstieg der Transaminasen und der alkalischen Phosphatase
- **Diagnose** durch Pilznachweis in der Leberbiopsie
  - serologisch: Titerbestimmungen
- Weiteres zu Pilzinfektionen s. auch Kap. Intestinale Infektionen, S. 189

Histoplasmose

- **Erreger:** Histoplasma capsulatum
- **Infektionsquelle**
  - Ziervögel, Hühner
  - Infektion durch Inhalation von sporenhaltigem Staub aus Nestern, Käfigen, Ställen
- **Symptome**
  - meist Befall der **Lunge** mit Husten und Atemnot. Meist selbstlimitierend, aber auch schwere Verläufe
  - **disseminierte Form** bei Kindern, Alten und Immunsupprimierten
  - dann Erkrankung des RES von Leber, Knochenmark, Milz
  - Fieber, Hepato-Splenomegalie
- **Therapie**
  - Amphotericin B: Beginn mit 0,1–0,25 mg/kg KG/Tag in 6 Std. per infus. Dann täglich steigern um 0,1–0,25 mg/kg KG/Tag bis 0,6 mg/kg KG/Tag. Herstellerangaben beachten
  - Alternative: Ketoconazol: 200–600 mg/Tag p.o. (**cave:** Leberschädigung durch Ketoconazol möglich)

Coccidioidomykose

- **Erreger:** Coccidioides immitis
- **Infektionsquelle:** Inhalation von sporenhaltigem Staub
- **Symptome**
  - **Lungenbefall:** wie bei Histoplasmose (s. dort)

- allgemeine Symptome: allgemeines Krankheitsgefühl mit Kopfschmerzen, Gliederschmerzen; Erythema nodosum möglich
- **disseminierter Verlauf:** in den ersten Monaten nach Infektion Befall von Leber, Haut, Knochen, Gelenken, Meningen, Urogenitaltrakt
- **Therapie:** Amphotericin B oder Ketoconazol (s. Histoplasmose)

Kryptokokkose

- **Erreger:** Kryptokokkus neoformans
- **Infektionsquelle**
  - in gemäßigten und tropischen Regionen im Taubenkot
  - Inhalation von infiziertem Staub
- **Symptome**
  - meist Infektion der Lunge
  - auch Infektion von Leber, Haut, Meningen, Knochen, Prostata möglich. Granulomatöse Entzündung
- **Therapie**
  - Amphotericin B: 0,3 mg/kg KG/Tag (detaillierte Angaben s. Histoplasmose) und 5-Fluorocytosin: 150 mg/kg KG/Tag, aufgeteilt auf 4 Einzeldosen

Aspergillose

- **Erreger:** Aspergillus
- **Symptome**
  - allergischer bronchopulmonaler Infekt. Bildung von Aspergillomen in der Lunge
  - eine disseminierte, invasive Form wird bei Immunsupprimierten, vor allem Leukämiekranken beobachtet
- **Therapie**
  - Amphotericin B in voller Dosierung (s. Histoplasmose)

Candidiasis

- **Erreger:** Candida albicans
  - schon normalerweise im Gastrointestinaltrakt vorkommend
- **Vorkommen und Symptome**
  - sekundäre Mykosen bei Resistenzverminderung infolge konsumierender Erkrankung, Diabetes mellitus, Immunschwäche oder Immunsuppression oder nach massiver antibiotischer Therapie
  - Leberbeteiligung in > 50 % der Fälle als Granulome, Mikroabszesse oder große Abszesse
- **Therapie:** wie bei Kryptokokkose

Leberbeteiligung bei parasitären Erkrankungen

- zu Infektionen mit Parasiten, die eine ausgeprägte Darmsymptomatik verursachen, vgl. auch Kap. Intestinale Infektionen, S. 189

Amöbenabszeß der Leber

- **Erreger**
  - Entamoeba histolytica; weltweit verbreitet
  - der Erreger kommt im Organismus in 3 verschiedenen Formen vor
1. pathogene **Magnaform** (vegetative Gewebsform), Auslöser der Amöbenruhr (s. dort)
2. apathogene **Minutaform** (vegetative Darmlumenform)
3. **Zysten** (Dauer- oder Übertragungsform)
- **Übertragung**
  - orale Aufnahme der Zysten, die im Stuhl von Infizierten erscheinen
  - Umwandlung der Zysten im Kolon zu Trophozoiten. Diese können die Darmwand durchdringen und über das Mesenterialvenen-/Pfortaderblut in die Leber gelangen

- mögliche Folgen: Hepatomegalie, periportale Entzündung, periportale Fibrose, Abszesse
- **Inkubationszeit:** nicht genau zu bestimmen
- **Verlaufsformen der Amöbiasis**
  - latentes Trägerstadium
  - Amöbenruhr (s. Kap. Intestinale Infektionen, S. 189)
  - extraintestinale Manifestationen (Abszesse in Leber, Lunge und Gehirn)
- ein Amöbenabszeß in der Leber kann auch ohne dramatische vorangegangene Darmstörung auftreten
- **Symptome**
  - allmählicher oder akuter Beginn mit Fieber, Schmerzen im rechten Oberbauch, manchmal in die rechte Schulter ausstrahlend
  - Ikterus selten
  - Lokalisation der Amöbenabszesse zu 80% im rechten Leberlappen, häufig direkt unter der Zwerchfellkuppel
  - Hepatomegalie, Übelkeit und Erbrechen, oftmals Hustenreiz
  - BSG erhöht, Leukozytose
- **Diagnose**
  - sonographisch- oder CT-gesteuerte Abszeßpunktion
  - Punktat dickflüssig, rötlich-braun („Anchovispastenartig")
  - Nachweis von Zysten im Stuhl, von Trophozoiten in der Rektumschleimhaut
  - serologischer Nachweis (s. a. Kap. Intestinale Infektionen, S. 189)
  - Antikörper gegen Amöben nachweisbar in ca. 85% der Fälle von symptomatischer extraintestinaler Infektion
  - bei Abszessen Antikörpernachweis in fast 100% der Fälle
- **Differentialdiagnose**
  - pyogener Leberabszeß
  - Echinokokkuszyste
  - Tumor

- **Komplikationen**
  - Ruptur
  - Superinfektion des Abszesses
  - Ausbreitung auf Nachbarorgane (Zwerchfell, Lunge)
  - bei Einbruch in eine Lebervene hämatogene Aussaat in andere Organe (z. B. Lunge, Gehirn u.a.) möglich
- **Therapie**
  - Abszeßdrainage
  - konservativ-antibiotisch: Metronidazol 4×500 mg/Tag für 7–10 Tage, oder Ornidazol (Tiberal) $2 \times 0{,}5–1$ g/Tag für 10 Tage
  - bei Therapieversagern Kombination von Metronidazol (s. o.) mit Dehydroemetin: für 14 Tage 1 mg/kg KG/Tag s. c. oder tief i. m., oder langsam i.v.
  - auch Kombination von Metronidazol (s. o.) mit Chloroquin: 1 g/Tag (entspricht 600 mg der Base) für 2 Tage, dann 500 mg/Tag für 2–3 Wochen
  - weitere Kombinationsmöglichkeit: Metronidazol (s. o.) mit Iodoquinol: 650 mg $3 \times$ täglich für 14 Tage

Toxoplasmose

- **Erreger:** Toxoplasma gondii. Weltweit verbreitet
- **Infektionsquelle**
  - toxoplasmahaltiger Katzenkot, Fleisch infizierter Tiere
  - intrauterine Infektion möglich (**cave:** Infektion während der Schwangerschaft)
  - hohe Durchseuchung der Bevölkerung ($> 50\,\%$ der Erwachsenen). Meist inapparenter Infektionsverlauf. Bei Immunsupprimierten schwere Verläufe
- **Symptome**
  - bei klinisch faßbarer Manifestation: ähnlich wie bei Mononukleose, gelegentlich Bild wie bei akuter Virushepatitis
  - Ikterus

- ansonsten Lymphknotenschwellung
- Augentoxoplasmose, Meningoenzephalitis, Myokarditis sind möglich

- **Diagnose:** KBR, indirekte Immunfluoreszenz
- **Therapie**
  - Sulfadiazin kombiniert mit Pyrimethamin (Daraprim): Sulfadiazin: 100–150 mg/kg KG/Tag p. o. auf 4 Einzeldosen verteilt, steigern bis max. 4 g/Tag ab 4. Tag. Pyrimethamin: 1 mg/kg KG/Tag p. o. aufgeteilt auf 2 Einzeldosen, max. 25 mg/Tag ab 4. Tag. Beides für 30 Tage
  - zusätzlich Folsäure (Leukovorin) 2–10 mg/Tag
  - bei Schwangeren: Spiramycin (Rovamycin) 500–750 mg 4×/Tag p. o.
- **Meldepflicht**
  - nur bei angeborener Toxoplasmose: Erkrankung und Todesfall

Malaria

- **Erreger**
  - Plasmodium vivax und Plasmodium ovale: Erreger der Malaria tertiana
  - Plasmodium malariae: Erreger der Malaria quartana
  - Plasmodium falciparum: Erreger der Malaria tropica
  - Vorkommen: Tropen und Subtropen
  - bezüglich exakter Lokalisation von Malariagebieten, insbesondere des Vorkommens chloroquinresistenter Plasmodien s. aktuelle Informationen der Gesundheitsämter

- **Infektionsquellen**
  - meist durch Stich der weiblichen Anophelesmücke
  - Übertragung auch möglich durch Bluttransfusion, Injektionsnadeln, über die Plazenta und durch maternofoetale Transfusion während der Geburt

- **Inkubationszeit**
  - M. tertiana: 10–16 Tage bis Monate
  - M. quartana: 20–40 Tage
  - M. tropica 8–14 Tage
- **Symptome**
  - charakteristische Fieberverläufe bei M. tertiana und quartana. Bei M. tropica unregelmäßiger Fieberverlauf
  - gastrointestinale Symptome: Erbrechen, Durchfälle, epigastrische Schmerzen und Ikterus (überwiegend hämolysebedingt) können auftreten
  - bei schwerem Verlauf der M. tropica zusätzlich auch hepatozellulär bedingter Ikterus durch zentrolobulär anoxische Schädigung der Hepatozyten
  - konstanter Befund bei allen Malariaformen: Hepato-Splenomegalie
  - in 50–60% der Fälle leichte Erhöhung der alkalischen Phosphatase und der Transaminasen, nur in 10–20% hoher Transaminasenanstieg
- **Komplikationen:** Gerinnungsstörungen, cerebrale Beteiligung, Nierenversagen
- **Diagnose**
  - mikroskopischer Nachweis der Parasiten im dicken Blutstropfen und Blutausstrich (Färbung nach Giemsa): In den Erythrozyten Trophozoiten („Ringformen") und extraerythrozytär Gametozyten
- **Therapie:** aktuelle Therapieempfehlungen bei Tropenmedizinischem Institut erfragen
- **Meldepflicht:** Erkrankung und Todesfall

Kala-Azar

- **Erreger:** Leishmania donovani
  - Verbreitungsgebiet: Tropisches Afrika, Süd- und Ostasien, Südamerika, Mittelmeerraum, Balkan

- **Infektionsquelle**
  - Infektionsreservoir Mensch und Hund
  - Übertragung durch Sandflöhe, Bluttransfusionen
- **Inkubationszeit:** Mehrere Tage bis Wochen
- **Symptome**
  - undulierendes Fieber, Hepato–Splenomegalie, Enteritis, hyperpigmentierte Haut, Kachexie
  - in unbehandelten Fällen Tod nach 1–3 Jahren
- **Diagnose**
  - Erregernachweis im Leberpunktat
  - serologisch: AK-Nachweis durch indirekte Immunfluoreszenz, ferner ELISA
- **Therapie**
  - 5wertiges Antimonpräparat: Na-Stibogluconat (Pentostam) 10 mg/kg KG/Tag i.v. oder i.m. für 10–14 Tage
  - nach 10tägiger Pause wiederholen (wiederum 10–14 Tage)

Schistosomiasis – Bilharziose

- **Erreger**
  - Schistosoma mansoni: in Afrika, Arabien, Brasilien, Puerto Rico
  - Schistosoma japonicum: im fernen Osten (Japan, China, Taiwan, Philippinen)
  - Schistosoma haematobium: in Afrika, vor allem am Nil
- **Symptome**
  - abhängig von Stadium, Dauer und Intensität der Erkrankung, Virulenz des Erregers, sowie Zustand des Wirtes
  - lokale allergische Dermatitis 1–2 Tage nach Penetration der Zerkarien, evtl. mit Fieber
  - 4–6 Wochen nach Infektion Hepato-Splenomegalie, Lymphadenopathie, Eosinophilie
  - in der **Leber** durch von den Parasiteneiern sezernierte Enzyme und Antigene granulomatöse Entzündung in den Periportalfeldern

- nachfolgend portale und periportale Fibrose, mit Ausbildung einer portalen Hypertension (präsinusoidaler Block)
- in der Folge Aszites, Ösophagus und/oder Fundusvarizenblutung möglich

- **Diagnose**
  - Frühphase: Nachweis der Eier im Stuhl und in der Rektumschleimhautbiopsie
  - bei Leberbefall Eier in den Periportalfeldern bioptisch nachweisbar
  - serologisch: KBR, indirekter Hämagglutinationstest

- **Therapie**
  - Praziquantel (Biltricide, Cesol) gegen alle 3 Schistosomenarten wirksam. Dosis: 20 mg/kg KG 3×/Tag für 1 Tag
  - gegen Schistosoma mansoni ist auch Oxamniquin (Vansil) 15 mg/kg KG p.o. als einmalige Dosis wirksam
  - gegen Schistosoma japonicum ist auch Niridazol (Ambilhar) wirksam. Dosis: 25 mg/kg KG/Tag (max. 1,5 g) in 2–3 Einzeldosen für 5 Tage (**cave:** kontraindiziert bei Lebererkrankungen)
  - gegen Schistosoma haematobium ist auch Metrifonat (Bilharcil) 7,5 mg/kg KG 1×/Woche (max. 600 mg) für 3 Wochen wirksam
  - bei rezidivierenden oberen gastrointestinalen Blutungen infolge portaler Hypertension Implantation eines porto-systemischen Stents oder Shunt-Operation

Clonorchiasis und Opisthorchiasis

- **Erreger**
  - **Clonorchis sinensis** (Chinesischer Leberegel), Vorkommen: China, Japan, Südostasien
  - **Opistorchis viverini,** Vorkommen: Zentral- und Osteuropa, Sibirien
  - die nachstehenden Angaben zur Infektion, Klinik, Diagnostik und Therapie betreffen beide Erreger in gleicher Weise

- **Infektionsquelle**
  - Verzehr von mit Zerkarien befallenem rohem oder unzureichend gekochtem Fisch
- **Symptome**
  - abhängig von Intensität und Dauer der Entzündung
  - asymptomische Infektion möglich. Ansonsten anfangs Fieber, Eosinophilie, Übelkeit, Erbrechen
  - Schmerzen, Gewichtsverlust
  - Hepato-Splenomegalie, Verschlußikterus, Leberabszeß
  - durch Einwanderung der Egel in den Gallengang Cholangitis, periduktale Fibrose
  - Spätfolgen: biliäre Leberzirrhose, portale Hypertension, cholangioläres Karzinom
  - die Parasiten können auch in den Pankreasgang einwandern. Folge: Pankreatitis
- **Diagnostik:** Nachweis von Eiern im Stuhl und Duodenalsaft
- **Therapie**
  - Praziquantel (Biltricide, Cesol) 75 mg/kg KG/Tag aufgeteilt auf drei Einzeldosen, die in 4stündigen Abständen genommen werden sollten

Infektion mit Fasciola hepatica – großer Leberegel

- **Erreger:** großer Leberegel (Fasciola hepatica)
  - Vorkommen: in tropischen und subtropischen Ländern, in Europa selten
- **Infektionsquelle**
  - Verzehr roher Wasserpflanzen
  - Kontakt mit Schafen und Rindern (Hauptwirte)
- **Symptome**
  - 2 Monate nach Infektion Fieber, Eosinophilie, schmerzhafte Lebervergrößerung
  - Gallengangsschädigung durch eingewanderte Egel tritt erst Jahre später auf

- weiterer Verlauf mit Cholangitiden, Gallengangsdilatation, periduktaler Fibrose, biliärer Zirrhose wie bei Clonorchiasis (s. o.)
- kein cholangioläres Karzinom!
- **Diagnostik**
  - Nachweis der Eier im Stuhl und Duodenalsaft. Sie müssen von den Eiern des Darmegels (Fasciolopsis buski) unterschieden werden
- **Therapie** schwierig:
  - empfohlen wird Bithional 40–50 mg p.o. jeden 2. Tag, 3–4 Wochen lang

Echinokokkose

- **Erreger:** Hundebandwurm, weltweit verbreitet
- **Echinokokkus zystikus** (granulosus): in den neuen Bundesländern, auf dem Balkan, im östlichen Mittelmeergebiet und Südamerika
- **Echinokokkus alveolaris** (multilocularis): endemisch in umschriebenen Gebieten Süddeutschlands, der Schweiz, ferner in Italien, Kanada, USA, Rußland
  - beim E. zystikus Endwirt Hund, Fuchs, Wolf. Zwischenwirt können Schaf, Schwein, Rind oder Rotwild sein
  - bei E. alveolaris Endwirt Fuchs, gelegentlich der Hund, Zwischenwirt ist die Feldmaus
  - der Mensch kann als Zwischenwirt infiziert werden
- **Infektionsquelle**
  - Kontakt mit eierhaltigem Kot und Speichel infizierter Hunde und Füchse (Echinokokkus zystikus)
  - Verzehr kontaminierter Beeren und Gemüse (Echinokokkus alveolaris)
- **Symptome bei Infektion mit Echinokokkus zystikus**
  - zu 90% Absiedelung in der Leber. Befall meist des rechten Leberlappens

- verdrängendes Wachstum, häufig lange Zeit symptomlos
- manchmal Druckgefühl im Oberbauch, Fieber
- bei 30–40% der Fälle Eosinophilie
- Ikterus selten
- Komplikationen: lokale Kompression von Gallenwegen, Zystenruptur

- **Symptome bei Befall mit Echinokokkus alveolaris**
  - zu 90% Absiedelung in der Leber
  - Zysten mit kleinblasiger Struktur, wachsen infiltrierend und metastatisch mit Absiedelung multipler Zysten

- **Diagnostik**
  - Sonographie, CT
  - serologisch: KBR, Hämagglutinationstest, Immunfluoreszenz
  - bei Echinokokkus zystikus sind falsch negative Ergebnisse möglich
  - **cave:** Punktion! Anaphylaktische Reaktionen möglich, außerdem Gefahr der Verschleppung von Skolizes

- **Therapie**
  - radikale operative Entfernung der Zysten, wenn möglich (Echinokokkus alveolaris ist selten kurativ operabel)
  - medikamentös: Mebendazol (Vermox) in hoher Dosierung: 40–100 mg/kg KG/Tag verteilt auf 3 Einzeldosen. Ein therapeutischer Serumspiegel von 10 ng/ml bzw. ein Plasmaspiegel von ca. 250 nmol/l sollte aufrecht erhalten werden
  - regelmäßige Kontrolle des Mebendazolspiegels und entsprechende individuelle Dosisanpassung erforderlich
  - Spiegelbestimmungen durch die Institute für Klinische Pharmakologie der Universitäten Göttingen und Bern
  - Dauer der Behandlung mindestens 16 Wochen, meist jahrelange Behandlung erforderlich
  - bei inoperablem Echinokokkus alveolaris lebenslange Therapie mit Mebendazol, selten Lebertransplantation zu erwägen
  - **cave:** Nebenwirkungen: Knochenmarksdepression

- alternativ: Albendazol, mit dem bei Hydatidenzysten eine höhere Wirkstoffkonzentration in der Zyste erzielt wird
- alternativ: Fenbendazol 40 mg/kg KG/Tag für 3 Monate

Toxocariasis (Viscerale Larva Migrans)

- **Erreger:** Toxocara canis (Hundespulwurm)
- **Infektionsquelle**
  - Ausscheidung der Eier im Kot infizierter Hunde
  - im Kindesalter Ingestion von verseuchter Erde
  - enge Wohngemeinschaft mit Hunden bei mangelnder Hygiene
- **Symptome**
  - Hepato-Splenomegalie durch granulomatöse Entzündung der Leber
  - evtl. Fieber
  - Eosinophilie, Gamma-Globulinerhöhung
  - Befall von ZNS, Auge und Lunge möglich
- **Diagnostik**
  - Nachweis der Eier im Stuhl
  - serologisch: ELISA
  - Leberbiopsie
- **Therapie**
  - Erkrankung meist selbstlimitierend
  - bei schwerer klinischer Symptomatik und kritischem Organbefall: Diethylcarbamazin 9 mg/kg KG/Tag, aufgeteilt auf 3 Einzeldosen, für 3 Wochen
  - alternativ: Thiabendazol (Minzolum) 50 mg/kg KG/Tag
  - bei schwerem Bild zusätzlich Steroide
- **Prophylaxe:** regelmäßige Entwurmung der Hunde, Dog-set

Infektionskrankheiten mit Beteiligung der Leber

Tabelle 1 Infektionskrankheiten und Erreger, die zu einer granulomatösen Hepatitis führen können

Bakterien	Mykobakterien: m. tuberculosis, m. leprae, atypische Mykobakterien Brucellen Tularaemie* Salmonellen Listeriose Actinomyces Granuloma inguinale (Calymmatobakterium)
Pilze	Histoplasmose Coccidioidomykose Candidiasis Blastomykose Kryptokokkose
Viren	EBV CMV
Rickettsien	Rickettsia burneti Rickettsia conori
Spirochäten	Treponema pallidum
Parasiten	Schistosomen Toxocara canis Giardia lamblia* Ascaris* Oxyuren* Fasciola hepatica

* Die Krankheitsbilder wurden im Kap. Intestinale Infektionen S. 189 beschrieben

Tabelle 2 Meldepflichtige infektiöse Erkrankungen der Leber (gemäß Bundesseuchengesetz der Bundesrepublik Deutschland)

Krankheit	Meldepflicht V = Verdacht E = Erkrankung T = Tod A = Ausscheider
Brucellose (alle Formen)	E T
Gelbfieber	E T
Hepatitis (alle Formen)	E T
Lepra	V E T
Leptospirose (**M. Weil** u. alle anderen Formen)	E T
Listeriose (nur **angeborene**)	E T
Malaria (alle Formen)	E T
Q-Fieber	E T
Salmonellosen (Typhus u. alle anderen Formen)	V E T A
Syphilis (angeborene)	E T
Toxoplasmose (angeborene)	E T
Tuberkulose	E T
Zytomegalievirusinfektion (angeborene)	E T

Operationsfolgen nach Eingriffen an Leber und Gallesystem

R. Kirchner

Klassifikation

- Operationsfolgen, die trotz korrekter Indikation und Operationstechnik entstehen
- Operationsfolgen, die aufgrund unzureichender Indikation oder Operationstechnik entstehen
- Beschwerden, deren Ursache präoperativ nicht diagnostiziert wurde, und die deshalb postoperativ weiterbestehen

Operationsfolgen nach Cholezystektomie

- **Residualsteine, Rezidivsteine**
  - Therapie: initial: Steinextraktion über T-Drain-Kanal
  - später: Litholyse, Lithotripsie, endoskopische Steinextraktion nach Papillotomie, operative Revision

- **Gallenwegsstriktur**
  - meist Folge intraoperativer Gallengangsverletzung
  - Therapie: biliodigestive Anastomose, selten endoskopisch Ballondilation oder Stent

- **Papillenstenose**
  - Therapie: endoskopische Papillotomie oder operative Sphinkterotomie bzw. Sphinkterplastik

- **funktionelle und metabolische Folgen** in weniger als 1 %

- sog. **Postcholezystektomiesyndrom**
  - selten kausale Beziehung der Beschwerden zur vorausgegangenen Operation

- Beschwerden meist Folge von falscher OP-Indikation
- häufig andere Ursachen

Operationsfolgen nach Operationen an den Gallenwegen

- **Cholangitis**
  - Gallenwegsobstruktion mit Bakteriobilie
  - Bakteriobilie ohne Gallenwegsobstruktion und ohne klinische Zeichen der Cholangitis
  - Diagnostik: Sonographie, ERCP, Blutkulturen
  - Therapie: Antibiotika (n. Erreger)

Möglich nach:

- **operativer Papillotomie:** Restenosierung
  - Therapie: endoskopische Papillotomie
- **Choledochoduodenostomie:** Blindsacksyndrom, Retention, Cholangitis, Steinbildung
  - Diagnostik: Ultraschall, Endoskopie, MDP (evtl. in Kopftieflage), PTC, Cholezintigraphie
  - Therapie: Reanastomosierung, Sicherung des Galleabflusses durch Sphinkterplastik oder Hepatikojejunostomie
- **Hepatikojejunostomie:** Striktur der Anastomose
  - Diagnostik: Ultraschalluntersuchung, PTC, hepatobiliäre Sequenzszintigraphie
  - Therapie: transhepatische pneumatische Dilatation, transhepatische Elektrospaltung, operative Neuanlage der Anastomose oder Erweiterung mit anschließender transhepatischer Drainage

Operationsfolgen nach Operationen an der Leber

- Vorhersage, ob das Restparenchym nach einer Leberresektion für eine ausreichende Leberleistung genügt, ist auch mit modernen diagnostischen Möglichkeiten schwierig
- postoperativer Verlauf abhängig von der Leistung der Restleber
- begünstigende Faktoren für die **postoperative Leberinsuffizienz**

- Resektion bei Zirrhose oder Fettleber
- Verschlußikterus
- Aszites
- Eiweißmangel
- hohe Blutverluste
- lange Anoxiephase
- immunsuppressive Medikamente
- **Therapie** nach ausgedehnter Leberteilresektion
  - Antibiotika
  - Heparin
  - Plasmaderivate
  - verzweigtkettige Aminosäuren, Glukose-Infusion
  - Antazida, H_2-Blocker

Therapieverfahren

Künstliche enterale Ernährung

J. Rädecke

Indikationen

- Schädel-Hirn-Trauma im Koma
- Langzeitbeatmete Patienten
- Polytrauma
- Verbrennungspatienten
- nach intestinalen Resektionen bis zum oralen Nahrungsaufbau
- bei Anastomoseninsuffizienz
- bei gastrointestinalen Fisteln
- nach Palliativoperationen von Tumoren des oberen Gastrointestinaltraktes
- M. Crohn (adjuvant)
- bei aus lokalen oder funktionellen Ursachen bedingter Unfähigkeit der oralen Nahrungszufuhr

Nährlösungen/Sondendiäten

- **„home made diet":** nicht empfehlenswert
- **definierte Sondendiäten**

Nicht bilanzierte Diäten/Module

- beinhalten jeweils nur Kohlenhydrate, nur Fett, nur Proteine oder andere Bausteine
- das Ernährungsregime muß bzw. kann in jedem Einzelfall individuell zusammengestellt werden

Bilanzierte Diäten

- derzeit beste Möglichkeit der bedarfsdeckenden künstlichen, enteralen Sondenernährung

- alle Nahrungsbestandteile in ausgewogenem Verhältnis vorhanden
- 50–60 % Kohlenhydrate
- 25–30 % Fett
- 15–20 % Protein bzw. Proteinbausteine
- Erhaltungsbedarf an Elektrolyten, Spurenelementen, Vitaminen
- zu unterscheiden sind nährstoffdefinierte (hochmolekulare) und chemisch definierte (niedermolekulare) Diäten

Nährstoffdefinierte (hochmolekulare) Diäten

- beinhalten u. a. intakte Proteine, Poly-Oligo-Mono-Saccharide, langkettige Triglyzeride
- ungestörte sowie vollständige digestive und resorptive Leistung des Gastrointestinaltraktes notwendig
- gastrale Applikation erforderlich
- Beispiel: Nutricomp®, Fresubin®, Biosorb®

Chemisch definierte/niedermolekulare Diäten

- beinhalten unter anderem > 80 % Oligopeptide, Oligo-Mono-Saccharide und einen relevanten Anteil mittelkettiger Triglyzeride
- verminderte Anforderung an Digestion und Resorption
- enterale Applikation möglich, gastrale nicht sinnvoll
- Beispiel: Nutricomp Peptid®, Survimed®, Peptisorb®, Salvipeptid®

Modifizierte bilanzierte Diäten: hochmolekular und niedermolekular

Erkrankungsabhängig adaptierte Sondendiäten

- Diabetes mellitus: reduzierter Kohlenhydratanteil
- Flüssigkeitsrestriktion: höhere Energiedichte
- Niereninsuffizienz: geringere Eiweißzufuhr, höherer Anteil essentieller Aminosäuren

Medikamentengabe

- **feste Zubereitungen:** zermörsert oder gelöst
- keine Retard-Präparate
- keine Dragees mit säurefestem Film gastral applizieren
- **flüssige Zubereitungen:** gastral und enteral applizierbar

Zufuhrwege

- Grundsatz
  - individuelles Regime
  - gastrale Zufuhr, wenn möglich, vorrangig vor enteraler Zufuhr (physiologischer Weg)
  - manuelle Sondeneinlage erstrangig vor endoskopischer bzw. interventionell endoskopischer Einlage
  - zuletzt operative Verfahren
- Möglichkeiten
  - nasogastrale Sonde (Softsonde, filiforme Sonde)
  - nasoenterale Sonde (filiform)
  - perkutan endoskopische Gastro- bzw. Jenunostomie
  - Witzelfistel, Kaderfistel, Katheterjenunostomie

Praktisches Vorgehen

- Indikationsstellung
- Wahl des Zufuhrweges nach individuellen Gegebenheiten und Sondeneinlage
- Überprüfung der Sondenlage (klinisch, radiologisch)
- Bestimmung des individuellen Bedarfs
  - **Flüssigkeitsvolumen:** 30–40 ml/kg KG und Tag
  - zusätzliche Verluste (Fieber, Drainagen, Fisteln u. a.) berücksichtigen
  - **Energiezufuhr:** 30 kcal/kg KG und Tag (Ruheumsatz)
  - erkrankungsbedingte **Korrekturfaktoren** berücksichtigen
    Peritonitis, Sepsis   1,2–1,8
    Verbrennung   1–2

Frakturen	1,2–1,35
Elektivoperation	1–1,2
Fieber	1 + 0,13 pro Grad Celcius

Beispiel:
60 kg Patient, schwere Verbrennung
60 × 30 × 2 kcal/Tag

- **Kohlenhydrate:** ⅔ der errechneten Energiezufuhr, nicht mehr als 500 g/Tag
- **Fett:** ⅓ der errechneten Energiezufuhr
- **Eiweiß:** 1,5–2 g/kg KG und Tag
- Elektrolyte, Spurenelemente, Vitamine bedarfsadaptiert

- **gastrale Applikation der Nährlösung/Sondennahrung**
  - Adaptationsphase 7–10 Tage, steigernde Nahrungszufuhr
  - zusätzlich Volumengabe (Tee) oder überlappende parenterale Ernährung
  - **Makrobolusapplikation:** 500 ml Nährlösung über 2 Stunden, nach Adaptationsphase bis 6 × 500 ml/Tag
  - bei Unverträglichkeit (Diarrhoe) ggf. alternativ **ernährungspumpengesteuerte, kontinuierliche** Zufuhr (s. enterale Ernährung)

- **enterale Applikation der Nährlösung/Sondennahrung**
  - Adaptationsphase 7–10 Tage, langsam steigernde Nahrungszufuhr
  - zusätzlich Volumengabe (Tee) oder überlappende parenterale Ernährung
  - ausschließlich **pumpengesteuerte Zufuhr:** täglich steigende Zufuhr der Nährlösungsmenge (bis – 3000 ml/Tag) anschließend ggf. Steigerung der Zufuhrgeschwindigkeit

- **Überwachung**
  - klinische Kontrolle (Abdominalbefund, Ernährungsstatus, Verträglichkeit)
  - Laborkontrollen (Blutbild, Elektrolyte, ges. Eiweiß, ggf. Eiweißelektrophorese, Harnstoff, Kreatinin, Bilanz)
  - Flüssigkeitsbilanz

Komplikationen und ihre Behandlung

- Häufigkeit gravierender Komplikationen: 1–2%
- **sondenbedingte Komplikationen**
  - Katheterbruch, Verstopfung, Leck, Knotenbildung, Dislokation → Sondenwechsel
  - Druckulkus → parenterale Ernährung
  - Ulkus, Perforation → Operation, parenterale Ernährung
- **gastrointestinale Komplikationen**
  - Diarrhoe → Reduktion von Zufuhrmenge der Nährlösung; pumpengesteuerte Zufuhr; Antidiarrhoika
  - Obstipation → abführende Maßnahmen
  - Reflux, Erbrechen → mobilitätssteigernde Medikamente; ggf. parenterale Ernährung
  - Aspiration → Antibiotika, parenterale Ernährung
- **metabolische Komplikationen**
  - Elektrolyt- und Volumendysbalancen → Ausgleich

Kontraindikationen

- Ileus, Magen-Darm-Atonie
- Peritonitis
- Strahlenenteritis
- akute Pankreatitis
- schwere kardio-repiratorische Insuffizienz

Medikamente bei hepatogastroenterologischen Erkrankungen

J. Rasenack

Leberzirrhose

A. Gerinnungsstörungen

Vitamin K: Essentiell für die hepatozelluläre Synthese der Gerinnungsfaktoren (Prothrombin [t½ 72 h], Faktor VII [t½ 6 h], IX [t½ 24 h] und X [t½ 48 h]). Gamma-Carboxylierung der Glutamylreste einiger Präkursoren. Steigerung der Ca^{++} und Phospholipidbindung an Prothrombin und dadurch in Anwesenheit der Faktoren V und X Beschleunigung der Konversion in Thrombin. Resorption im Dünndarm und zu 80% Transport über die Lymphe

Indikation: Verminderung der Speicherfähigkeit von Vitamin K bei Leberzirrhose. Cholestase kann zur Reduktion der Resorption des Vitamins führen

Kontraindikation/Nebenwirkungen/Wechselwirkungen: KI: Cholestatischer Ikterus. NW: Keine bekannt. WW: Cephalosporine können die Resorption durch Elimination Vitamin-K-liefernder Bakterien verhindern. Phenytoin und Phenobarbital beschleunigen den Abbau von Vitamin K, was bei antikonvulsiver Therapie bei Alkoholikern bedeutsam werden kann

Markenname: Konakion

Anwendung: Bei akuten Gerinnungsstörungen 3 × 20 Tropfen/die über einen Zeitraum von 14 Tagen anschließend 1 × 10 Tropfen, unter der Voraussetzung, daß keine Steatorrhoe vorliegt. Bei Malabsorption – ohne Gerinnungsstörungen – ist die *im*-Gabe indiziert (alle 6–12 Wochen 10 mg). Bei Leberzirrhotikern oder Cholestase kann die *iv*-Gabe von Vitamin K indiziert sein, jedoch besteht Risiko einer anaphylaktischen Reaktion

AT III: Synthese in der Leber. Hemmt durch Komplexbildung mit Proteasen die Umwandlung von Prothrombin in Thrombin und des Faktors X in die aktive Form. Heparin führt zu einer Verstärkung der Komplexbildung

Indikation: Selten bei Leberzirrhotikern mit Hyperfibrinolyse und akuter gastrointestinaler Blutung

Kontraindikation/Nebenwirkungen/Wechselwirkungen: KI: Keine. **NW:** Selten allergische Reaktionen. **WW:** Mit Heparin

Markenname: Kybernin

Anwendung: Meist reicht die Gabe von 4 × 500 IE für 3 Tage aus

PPSP: Plasmafraktion mit angereicherten Gerinnungsfaktoren. Substitutionstherapie bei nachgewiesenem Gerinnungsfaktormangel

Indikation: Selten, aufgrund der unphysiologischen Zusammensetzung, die nur die Vitamin-K-abhängigen Faktoren ersetzt. Präparationen können zusätzlich Spuren aktivierter Faktoren enthalten

Kontraindikation: KI: Keine. **NW:** Selten Allergien. **WW:** Keine

Markenname: PPSB

Anwendungen: 500 bis 1000 IE bzw. nach Gerinnungssituation

B. Hepatische Enzephalopathie

Laktulose: Synthetisches Disaccharid, Wirkung als Laxans. Wird im Dünndarm nicht verstoffwechselt oder absorbiert. Hydrolyse im Kolon. Milchsäure, Essigsäure und Ameisensäure fördern Peristaltik, erniedrigen den pH, daraus resultiert insgesamt eine geringere Absorption von Ammonium

Indikation: Hepatische Enzelphalopathie

Kontraindikation/Nebenwirkungen/Wechselwirkungen: KI: Ileus, Galaktoseintoleranz. Vorsicht bei Diabetikern. **NW:** Flatulenz, Aufstoßen, Meteorismus, Bauchkrämpfe. Selten Übelkeit und

Erbrechen. **WW:** Mit Diuretika, Glucocorticoiden, Amphotericin B, da Kaliumverlust verstärkt werden kann

Markennamen: Bifiteral, Eugalac, Laktofalk, Laevilac

Anwendung: 3 bis 6 mal 20 bis 40 ml oral bis zum Auftreten von Durchfall, dann Dosisreduktion bis Stuhlgang breiig bis weich geformt. Einlauf mit 300 ml Laktulose und 700 ml Wasser

Neomycin, Paromomycin: Breitspektrumantibiotika, die zu den Aminoglycosiden gehören. Werden außer bei schweren entzündlichen Veränderungen des Darms kaum resorbiert ($< 3\%$). Ausscheidung über die Nieren. Gute Wirksamkeit gegen alle gramnegativen Bakterien

Indikation: Hepatische Enzephalopathie

Kontraindikation/Nebenwirkungen/Wechselwirkungen: KI: Bekannte Allergie. **NW:** Langzeiteinnahme kann zur Malabsorption führen, Diarrhoe, Steatorrhoe kommen vor. Hemmen Pankreaslipase, führen zum Gallensäureverlust, hemmen die Laktaseaktivität. Hautallergien. Kopfschmerzen. Selten Schwindelgefühl, Eosinophilie, ungeklärte Hämaturie. **WW:** Malabsorption von Vitaminen und Spurenelementen

Markennamen: Neomycin: Bykomycin, Neomycin; Paoromycin: Humatin

Anwendung: 4×250 bis 500 mg/die über maximal 1 Woche

C. Portale Hypertension

Propanolol: β-Blocker. Lipophil mit großem Verteilungsvolumen t½ 3–6 h, hepatischer Abbau. Senkt den Blutdruck in der V. portae

Indikation: Portale Hypertension, allerdings sehr widersprüchliche Berichte. Indiziert bei rezidivierenden oberen gastrointestinalen Blutungen, nach häufigen Sklerosierungen und eingeschränkter Operabilität und zur Blutungsprophylaxe

Kontraindikation/Nebenwirkungen/Wechselwirkungen: KI: Asthma bronchiale, Herzinsuffizienz, Sinusbradycardie. **NW:** Schwindel, Depression, Bronchospasmus, Erbrechen, Diarrhoe, Obstipation, Müdigkeit, Halluzinationen, Raynaud-Syndrom, Herzinsuffizienz, Hyperlipidämie. **WW:** Indomethacin, Piroxicam antagonisieren den systemischen antihypertensiven Effekt von Propanolol

Markennamen: z. B. Dociton, verschiedene Generika

Anwendung: 2 × 40 mg pro die für 1 bis 2 Wochen, anschließend eine Dosierung, bei der die Herzfrequenz um ca. 25 % der Ausgangsfrequenz reduziert wird

D. Aszites

Spironolakton: Hemmt die Wirkung von Aldosteron am distalen Tubulus und Sammelrohr durch Bindung an Mineralocorticoidrezeptor. Hemmt Kaliumsekretion und Reabsorption von Natrium. Ca^{++}-Sekretion wird direkt am Tubulus erhöht. Ca. 70 % Resorption nach oraler Gabe. Halbwertszeit 1,6–4,9 Stunden und altersabhängig. Plasmabindung > 90 %. Ausscheidung über Niere < 1 %. Großteil wird bei Passage durch die Leber metabolisiert. Enterohepatischer Kreislauf. Langsamen Wirkungseintritt nach oraler Gabe. Führt bei 40–90 % zu einer ausreichenden Diurese

Indikation: Aszites, periphere Ödeme und Natrium-/Kaliumquotient ≤ 1. Verzögerter Wirkungseintritt nach 1–2 Tagen. Mangelhaftes Ansprechen kann auf Wasser- und Natriumretention im proximalen Tubulus zurückzuführen sein, so daß der am distalen Tubulus lokalisierte Effekt von Spironolakton nicht wirksam werden kann

Kontraindikation/Nebenwirkungen/Wechselwirkungen: KI: Volumenmangel, Enzephalopathie und Hyperkaliämie. **NW:** Häufig Gynäkomastie, die zum Absetzen des Medikaments zwingen kann. Androgenartige Wirkungen ebenfalls beschrieben. Hyperkaliämie **WW:** Salicylate können durch Interferenz mit der Sekretion des Hauptmetaboliten zu einer Verminderung der Wirkung führen

Markennamen: Osyrol, Aldactone, Spironolactone Ratiopharm etc.

Anwendung: 100–400 mg iv (bei stationären Patienten mit ev. Stauungsgastritis und unsicherer Resorption vorzuziehen), ansonsten oral beginnend mit 100–200 mg, bei Unwirksamkeit Steigerung bis zur Maximaldosis von 400–600 mg

Furosemid: Greift an der Henleschen Schleife an, hemmt die Natriumrückresorption mit konsekutiver vermehrter Ausscheidung von Natrium. Kaliumrückresorption ebenfalls gehemmt, dadurch Kaliumverlust. Kurzfristige Erhöhung der Nierendurchblutung ohne Erhöhung der glomerulären Filtrationsrate, dadurch verminderte Flüßigkeits- und Elektrolytabsorption. Durch Hemmung der Carboanhydrase auch indirekte Inhibition der Harnstoffsynthese. t½ 92 ± 7 min, verlängert bei Urämie, Herzinsuffizienz, Leberzirrhose, Alter. Wirkungsdauer 3–6 h. Plasmaproteinbindung 99 %, vermindert bei Urämie, nephrotischem Syndrom, Zirrhose, erniedrigtem Albumin, Alter. 2/3 Ausscheidung über Niere. Die Bioverfügbarkeit liegt nach oraler Gabe bei 60 %

Indikation: Aszites, Ödeme, bei Leberzirrhose sehr begrenzte Wirkung

Kontraindikation/Nebenwirkungen/Wechselwirkungen: KI: Hypovolämie. **NW:** Hypokaliämie, Azotämie, Hyponatriämie, hepatische Enzephalopathie, Hyperuricämie. Ototoxizität (besonders in Kombination mit Aminoglycosiden, meist reversibel), Nephrotoxizität von Cephalosporinen durch Furosemid erhöht. Selten: gastrointestinale Blutungen, Exantheme, Parästhesien, Leberfunktionsschäden, allergische interstitielle Nephritis (reversibel). **WW:** Cephalosporine und Aminoglykoside (Ototoxizität)

Markennamen: Lasix, verschiedene Generika

Anwendung: i.v. beginnend mit 2 × 10 mg bis maximal 80 mg oral beginnend mit 30 mg (Retardform) über 2 × 20 mg bis maximal 2 × 40 mg

E. Gastrointestinale Blutung

Terlipressinacetat: Synthetisches Vasopressin-Derivat. Verringert die Splanchnikusdurchblutung und dadurch den Zufluß in die Pfortader. Halbwertszeit 3–4 h

Indikation: Ösophagusvarizenblutung

Kontraindikation/Nebenwirkungen/Wechselwirkungen: KI: Asthma brochiale, Hypertonie, koronare Herzkrankheit, Herzinsuffizienz, Epilepsie. **NW:** Urticaria, Bauchschmerzen, Blässe, Bronchospasmus, Herzrhythmusstörungen, Herzinfarkt. **WW:** Clofibrat, Carbamazepin und Paracetamol steigern antidiuretische Wirkung

Markenname: Glycylpressin 1 mg

Anwendung: Initial iv 1–2 mg, anschließend 1 mg alle 6 h, engmaschige RR-Kontrolle

F. Hepatische Osteopathie

Vitamin D 3 (Cholecalciferol): In der Leber durch Hydroxylierung von Cholecalciferol 25-$(OH)_2$-Cholecalciferol, das in der Niere zu 1,25-$(OH)_2$-Cholecalciferol umgesetzt wird. Hydroxylaseaktivitäten werden durch Vitamin D-Mangel, Ca^{++}-, und Phosphat-Mangel aktiviert und durch PTH, Prolaktin und Östrogene positiv beeinflußt. Vitamin D führt zur Positivbilanz von Ca^{++} und Phosphat. Erleichtert die Resorption von Ca^{++} und Phosphat im Dünndarm, vermindert deren Ausscheidung über die Nieren und mobilisiert sie aus dem Knochen. 1,25-$(OH)_2$ Cholecalciferol-Plasmahalbwertszeit 3–5 Tage, 40 % einer Dosis innerhalb von 10 Tagen vornehmlich über die Galle ausgeschieden

Indikation: Hepatische Osteopathie

Kontraindikation/Nebenwirkungen/Wechselwirkungen: KI: Hyperkalzämie. **NW:** Hyperkalzämie. **WW:** Kann bei Hypervitaminose die Toxizität von Glycosiden verstärken. Thiazide erhöhen das Hyperkalzämierisiko

Markennamen: Vigantoletten 500, Rocatrol

Anwendung: Täglich 1 × 1 Vigantolette 500 oder 1 × 1 Kps. Rocatrol; bei gleichzeitiger Gabe von Calcium auf Hyperkalzämien achten

Chronische Hepatitis B und C, Autoimmunhepatitis, Primär biliäre Zirrhose

Interferon α: Glykoproteine mit einigen Subtypen. Binden an Interferonrezeptoren. Hemmen die Zellproliferation, induzieren die Expression von MHC-Klasse-I-Molekülen, von Cytokinen. Aktivierung von Proteinkinase C über Phosphoinositolweg. Induktion der Transkription verschiedener Gene über die nacheinandergeschalteten Faktoren Eα und Eτ und Interferon stimulated regulatory elements. Expression der 2'5' Oligoadenylatsynthetase, Synthese einer Proteinkinase, die die Translation wirtszelleigener Faktoren blockiert, Induktion von Mx-Proteinen, dadurch Interferenz mit der Virusreplikation. Stimulation von Makrophagen, Steigerung der Aktivität der NK-Zellen, unterschiedliche Wirkung auf B- und T-Lymphozyten sowie auf andere Cytokine

Indikation: Chronisch aktive Hepatitis B und C

Kontraindikation/Nebenwirkungen/Wechselwirkungen: KI: dekompensierte Leberzirrhose, Epilepsie, Knochenmarkshypoplasie, Niereninsuffizienz? **NW:** Initial: Myalgien, Kopfschmerzen, „Grippe"-artige Beschwerden, Übelkeit, Diarrhoe. Später: Müdigkeit, Nervosität, Appetitlosigkeit, Gewichtsverlust, Haarausfall, Angstgefühl, Depression, Knochenmarkssupression, Parästhesien, Tremor, selten: Autoimmunerkrankungen, akutes Nierenversagen, akute Cardiomyopathie, Arrhythmien, Tachykardie, Herzinsuffizienz, Palpitationen, zerebrale Krampfanfälle, akute Psychose, Somnolenz, Koma, schwere bakterielle Infekte

Markennamen: Intron, Roferon

Anwendung: 3 × 3–5 MIU/Woche sc über 3 Monate bei der chronischen Hepatitis C, bei Ansprechen weitere 6 Monate. 3 × 5–10 MIU/Woche sc über 6 Monate bei der chronischen Hepatitis B. Grippeähnliche Nebenwirkungen können zu Beginn der Therapie mit Paracetamol (0,5–1,0 g abends) behandelt werden

Glucocorticoide:

Indikation: Autoimmunhepatitis, siehe unter M. Crohn, Colitis ulcerosa

Azathioprin:

Indikation: Autoimmunhepatitis, siehe unter M. Crohn, Colitis ulcerosa

Ursodesoxycholsäure:

Indikation: Primär biliäre Zirrhose, siehe unter Gallensteine

Methotrexat: Folsäureantagonist. Gute Absorption bei Dosen von 0,1 mg/kg KG. Dreiphasige Kinetik. Erste Phase mit t½ 45 min entspricht der Verteilung im Körperwasser, zweite Phase mit t½ 2 bis 3,5 h entspricht der renalen Clearance und dritte Phase mit t½ 10 h. Plasmaproteinbindung 50 %. Ca. 50 % unverändert über Nieren ausgeschieden

Indikation: Primär biliäre Zirrhose

Kontraindikation/Nebenwirkungen/Wechselwirkungen: KI: Akute schwere Infektionen mit Bakterien, Protozoen, Pilzen, Ulzerationen des Magen-Darmtrakts, Niereninsuffizienz, Knochenmarksdepression. **NW:** Exantheme, Dermatitis, Vaskulitis, Lungenfibrose, Nierenschädigung, Stomatitis, Übelkeit, Erbrechen, Diarrhoe, Knochenmarkssuppression. **WW:** Phenytoin, Barbiturate, Tetrazykline, Sulfonamide, Metamizol, nichtsteroidale Antiphlogistika, p-Aminobenzoesäure verstärken die Toxizität

Markennamen: Farmitrexat, Methotrexat-medac, Methotrexat-„Lederle"

Anwendung: 2,5 mg/die in Kombination mit Ursodesoxycholsäure (10 mg/kg KG x die). Engmaschige Kontrollen von Blutbild, Transaminasen, Harnsäure, Harnstoff, Kreatinin. Bisher keine größeren kontrollierten Studien

Gallensteine

Ursodesoxycholsäure: 7-β-OH Epimer der Chenodeoxycholsäure. Wird gut resorbiert. Führt zu einer Cholesterin-ungesättigten Galle und damit zur Gallensteinauflösung. Hat ungeklärten zytoprotektiven Effekt. Verringert die Expression von MHC-Klasse-I-Molekülen. Enterohepatischer Kreislauf, daraus resultiert eine t½ von 5,5 bis 5 Tagen. Stellt unter Therapie 50 % des Gallensäurepools dar

Indikation: Litholyse, primär biliäre Zirrhose, primär sklerosierende Cholangitis

Kontraindikation/Nebenwirkungen/Wechselwirkungen: KI: Akut entzündliche Gallenwegserkrankungen. **NW:** Diarrhoe, selten; Verkalkung von Gallensteinen? **WW:** Chenodesoxycholsäure, synergistische Wirkung

Markennamen: Ursofalk, Cholit-Ursan, Peptarom, Ursochol

Anwendung: 5 bis 10 mg/kg KG über 1 bis 2 Jahre zur Litholyse, bis zur vollständigen Auflösung der Gallensteine in Kombination mit Chenodesoxycholsäure. Dauertherapie bei der PBC

Chenodesoxycholsäure: Reduziert die Cholesterinsynthese durch Hemmung der HMG-Co-A-Reduktase und die Gallensäuresynthese

Indikation: Gallensteine

Kontraindikation/Nebenwirkungen/Wechselwirkungen: KI: Akut entzündliche Gallenwegserkrankungen, Leberzirrhose, entzündliche Darmerkrankungen. **NW:** Diarrhoe in bis zu 40 % der Patienten, reversibler Anstieg der Transaminasen in bis zu 25 %, Anstieg der LDL-Cholesterinkonzentration. **WW:** Ursodesoxycholsäure, synergistisch

Markennamen: Chenofalk, Cholit-Chenosan,

Anwendung: 5 mg/kg KG x die bis zur Steinauflösung. Therapie wird mit ca. 5 mg/kg KG x die begonnen, wöchentliche Steigerung der Dosis um 5 mg/kg KG x die. Eventuell Imodium zur Therapie der Diarrhoe

M. Wilson

D-Penicillamin: Chelatbildner mit Kupfer, Zink und anderen Metallen. Wird sehr gut resorbiert und über die Nieren unverändert ausgeschieden

Indikation: M. Wilson

Kontraindikation/Nebenwirkungen/Wechselwirkungen: Hemmt Vitamin B_6-abhängige Enzyme, woraus ein Vitaminmangel-ähnliches Bild resultiert. Hautallergien, Temperaturen, Leukopenie, Eosinophilie, Thrombozytopenie. Absetzen und langsames Einschleichen möglich bei diesen Nebenwirkungen. Gewichtsverlust, Übelkeit, Erbrechen, Geschmacksstörungen. Selten nephrotisches Syndrom, Goodpasture-Syndrom, Lupus erythematosus-ähnliches Bild mit positiven ANAs. Myasthenia gravis

Markennamen: Metalcaptase, Trisorcin, Trolovol

Anwendung: Nach einschleichender Therapie innerhalb von 4 Wochen 1 g/die bis die Kupferurinausscheidung < 1 mg/die und die Serumkupferkonzentration < 2 µmol/l = 100 µg/l. Anschließend Reduktion auf 300 bis 500 mg/die. Substitution mit Vitamin B_6 (25 mg/die, z. B. Vicotrat-B_6)

Zink: Spurenelement, das in zahlreichen Enzymen vorkommt. Wird seit einigen Jahren bei M. Wilson erfolgreich eingesetzt. Kompetiert mit der Kupferaufnahme aus dem Darm. Induziert kupferhaltige Metallothioneine in den Darmmukosazellen, die mit den Zellen ausgeschieden werden

Indikation: M. Wilson, Substitution bei Kurzdarmsyndrom, nachgewiesenem Mangel bei Leberzirrhose und M. Crohn

Kontraindikation/Nebenwirkungen/Wechselwirkungen: KI: Nierenversagen, Immunenzephalitis. **NW:** Kopfschmerzen, Schwindel, Müdigkeit, Erbrechen, Durchfall. **WW:** Komplexbildung mit Tetrazyklinen und Kupfer. Verminderte Resorption von Eisen

Markennamen: Unizink 50, Zinkit, Zink-Longoral, Zinkorotat

Anwendung: 3 × 50 mg, Kontrolle der Eisenkonzentration bei Langzeiteinnahme

Prokinetika

Domperidon: Benzamidazolderivat. Antagonisiert Dopamin im Gastrointestinaltrakt. Erhöht den Tonus des unteren Ösophagussphinkters. Beschleunigt die Magenentleerung durch Zunahme der Magenkontraktion (Stärke und Frequenz) und Erschlaffen des Pylorus. Fördert die Dünndarmperistaltik. Antiemetische Wirkung durch zentralen Angriff und durch Förderung der Magenentleerung. Bioverfügbarkeit 15 % nach oraler Gabe aufgrund ausgeprägter First-pass-Metabolisierung. Peakplasmakonzentration 15 bis 30 min nach oraler Gabe. Plasmaproteinbindung 90 %. Halbwertszeit 7,5 h. Ausscheidung als Metabolit zu ⅔ über die Galle zu ⅓ über Urin

Indikation: Magenentleerungsstörungen bei Refluxösophagitis, Pankreatitis, Sklerodermie, nach Vagotomie, diabetische Gastroparese, Übelkeit, Erbrechen, gastroösophagealer Reflux

Kontraindikation/Nebenwirkungen/Wechselwirkungen: KI: Ileus, Epilepsie, extrapyramidale Symptome, prolaktinabhängige Tumore. **NW:** Trockener Mund, Durst, Pruritus, Diarrhoe, Allergie in 7 %. Selten Dyskinesie, Sedierung, Dystonie, Kopfschmerzen, Hyperprolaktinämie. Bei sehr hohen Dosen (60 bis 200 mg iv) Herzrhythmusstörungen (ventrikuläre Tachykardie, Kammerflimmern, Torsade des pointes). **WW:** Anticholinergika hemmen motilitätssteigernde Wirkung; Cimetidin und Antacida verringern Bioverfügbarkeit

Markenname: Motilium

Anwendung: 2 bis 4 mal/die 10 bis 20 mg oral

Metoclopramid: Procainamidderivat ohne wesentliche anästhetische oder antiarrhythmische Wirkung. Dopaminantagonist, wirkt zusätzlich cholinomimetisch. Führt zu keiner erhöhten Säuresekretion oder Gastrinfreisetzung. Im Ösophagus koordinierte Vorwärtspropulsion sowie erhöhter unteren Sphinkterdruck. Relaxation des Pylorus sowie verminderte proximale Dünndarmtransitzeit. Hat keinen wesentlichen Einfluß auf den distalen Dünndarm oder das Kolon. Greift durch antidopaminerge Wirkung auch zentral an. Wird rasch absorbiert mit einer Peakserumkonzentration nach einer Stunde. Schwache Bindung an Serumproteine. Halbwertszeit zwischen 3 und 6 Stunden, bei Nierenfunktionseinschränkungen bis zu 24 Stunden verlängert

Indikation: Diabetische Gastroparese, gastroösophagialer Reflux, Zytostatika induzierte Übelkeit und Erbrechen

Kontraindikation/Nebenwirkungen/Wechselwirkungen: KI: Ileus, Epilepsie, extrapyramidale Symptome, Phäochromozytom. **NW:** Schwindel, Angstgefühl, Sedierung, zentralnervöse Depression vor allen Dingen bei Patienten mit gleichzeitiger Medikation von Phenotyazin. Dystone Reaktionen. Tremor, andere extrapyramidale Symptome. Anticholinergika incl. trizyklische Antidepressiva sind Antagonisten. **WW:** Vermindert resorbiert werden: Digoxin, Cimetidin; vermehrt resorbiert: Paracetamol, Antibiotika, Tetrazykline, Alkohol. Gleichzeitige Gabe von Sympathomimetika vermeiden, da RR-Steigerungen auftreten können

Markennamen: Cerucal, Duraclamid, Gastronerton, Gastrosil, Gastro-Tablinen, Gastrotem, Gastrotranquil, Hyrin, MCP-ratiopharm, Metoclamid, Metoclopramid, Paspertin

Anwendung: Gastroösophagialer Reflux 4 mal tgl. 10–15 mg. Oral 30 Minuten vor der Mahlzeit. Zytostatikainduziertes Erbrechen

1–2 mg pro kg/Körpergewicht, anschließend 0,5 bis 1 mg pro kg/ Körpergewicht alle 3–4 Stunden

Cisaprid: Benzamidderivat. Führt zur Acetylcholin-Freisetzung. Ist auch ein 5-HT$_4$-Agonist. Hat keine antidopaminergen Wirkungen. Führt am unteren Ösophagussphinkter zur Steigerung der Amplitude der Kontraktion, im Magen zur antroduodenalen Peristaltik, Erschlaffung des Pylorus, Zunahme von Frequenz und Kontraktion der Dünn- und Dickdarmperistaltik. Bioverfügbarkeit 35–45%, Peakplasmakonzentration 1,5–2 h nach oraler Gabe, 90% Plasmaproteinbindung. Halbwertszeit 15 h. Abbau in der Leber, Ausscheidung je ca. 50% der Metabolite über Galle und Urin

Indikation: Gastroösophagealer Reflux, postoperativer Ileus, Gastroparese, chronischer Reizmagen

Nebenwirkungen/Kontraindikation/Wechselwirkungen: KI: Keine bekannt. **NW:** Krämpfe, Diarrhoe, Flatulenz in insgesamt 4%. Selten Kopfschmerz, Müdigkeit. Einzelfälle von reversiblen Leberfunktionsstörungen. **WW:** Anticholinergika sind Antagonisten. Resorption von Benzodiazepinen. Paracetamol beschleunigt, Cimetidin vermindert die Bioverfügbarkeit

Markennamen: Alimix, Propulsin 5 mg, 10 mg

Anwendung: 2×5 mg bis 4×10 mg vor den Mahlzeiten

Achalasie

Nitrate: Aktivierung der Guanylatzyklase mit Anstieg des cGMP-Gehaltes, dadurch Aktivierung von Proteinkinasen. Dephosphorylierung der leichten Kette des Myosins mit Hemmung der Kontraktion. Erniedrigt den Tonus des unteren Ösophagussphinkters, des Sphinkter Oddi, ev. den Blutdruck in V. portae

Indikation: Achalasie, Dyskinesie des Sphinkter Oddi

Kontraindikation/Nebenwirkungen/Wechselwirkungen:
KI: Schock, hypertrophe obstruktive Cardiomyopathie. **NW:** Häufig Kopfschmerzen; selten Benommenheit, Schwäche, Flush, Ortho-

stase. **WW:** Blutdrucksenkende Wirkung verschiedener Medikamente wird verstärkt

Markennamen: Nitrolingual, Isoket ret., zahlreiche Generika

Anwendung: z. B. Isoket 20 mg 30 min vor dem Essen, oder Nitrolingual bei Bedarf

Nifedipin: Hemmt den Kalzium-Ioneneinstrom. Dadurch keine Bindung von Ca^{++} an Calmodulin, wodurch die Phosphorylierung von Myosin unterbleibt. Orale Gabe resultiert in Reduktion des Druckes des unteren Ösophagussphinkters aber auch des intraluminalen Druckes im Ösophagus. Wirkungseintritt nach ca. 30 min, Wirkungsdauer mehrere Stunden

Indikation: Achalasie

Kontraindikation/Nebenwirkungen/Wechselwirkungen:
KI: Schock, höhergradige Aortenstenose, Hypotonie. **NW:** Blutdruckabfall, Orthostase 5%, Kopfschmerzen 8%, Palpitationen 2%, Parästhesien, Übelkeit, Erbrechen, Sedierung, Flush, Benommenheit, Ödeme bei insgesamt 10%; selten: Urticaria, makulopapulöses Exanthem, Tremor, Myalgie, Schwindel, Gynäkomastie, Anämie, Thrombozytopenie, Palpitation, Tachykardie. **WW:** Verstärkt blutdrucksenkende Wirkung anderer Medikamente; erhöht den Digitalisspiegel, H_2-Blocker erhöhen Nifedipinkonzentration; Theophyllinkonzentration im Serum erhöht/erniedrigt; erniedrigt die Chinidinkonzentration

Markennamen: Adalat, zahlreiche Generika

Anwendung: 10 bis 30 mg ½ Stunde vor dem Essen

Ulcus duodeni et ventrikuli, Gastritis

A. H_2-Antagonisten

Cimetidin: Strukturell analog zum Histamin mit einer aliphatischen Seitenkette, die an den Imidazolring gebunden ist. Reversible Bindung an H_2-Rezeptoren dadurch Verhinderung der Akkumula-

tion von intrazellulärem zyklischen AMP. Dies führt zur verminderten Säuresekretion. 90%ige Hemmung der Säuresekretion während der ersten 6 Stunden nach einer einmaligen Dosis. Nächtliche Säuresekretion um 67% vermindert
Pepsinkonzentration im Magensaft durch H_2-Antagonisten nicht direkt reduziert. Da jedoch das Gesamtvolumen der Magensaftbildung vermindert ist, ist indirekt auch die Gesamtpepsinsekretion reduziert. Durch pH-Anstieg Verminderung der Pepsinaktivität. Wird im Dünndarm gut resorbiert, die maximale Konzentration wird 1–2 Stunden nach der oralen Gabe erreicht. 13–26% an Plasmaproteine gebunden. Bioverfügbarkeit aufgrund der „first-pass" Metabolisierung in der Leber 30–80%. Serumhalbwertszeit 1,5–2,3 Stunden. In der Niere durch glomeruläre Filtration und tubuläre Sekretion eliminiert. 50–70% werden unverändert über die Nieren ausgeschieden. Verlängerung der Halbwertszeit auf 3½ Stunden bei Nierenversagen. Bei schweren Leberfunktionseinschränkungen kann die Konzentration von Cimetidin im Liquor auf das Doppelte erhöht sein, so daß die Dosis reduziert werden muß, um Verwirrtheitszustände zu vermeiden. Da Cimetidin zu einem großen Teil (bis zu 70%) in der Muskulatur verteilt ist, können bei älteren Menschen aufgrund der verminderten Muskelmasse erhöhte Serumkonzentrationen auftreten. Clearance bei 65–70jährigen um 50–75% im Vergleich zu 20–30jährigen reduziert. Cimetidin kompetiert mit Creatinin um die tubuläre Sekretion, so daß die Creatinin-Clearance reduziert wird und die Serum-Creatinin-Konzentration um bis zu 15% ansteigt

Indikation: Ulcus duodeni et ventriculi, kurzzeitige Prophylaxe des Ulcus duodeni, Zollinger-Ellison-Syndrom

Kontraindikation/Nebenwirkungen/Wechselwirkungen: KI: Keine. **NW:** Diarrhoe (1–3%), Kopfschmerzen (2–3%), Schwindel (1–2%), Müdigkeit (2%), Muskelschmerz (2%), Verstopfung (1%). In weniger als 1% Verwirrtheit, Somnolenz, Gynäkomastie, Galaktorrhoe, Impotenz, Libidoverlust, Neutropenie, Thrombopenie, Agranulozytose, erhöhte Transaminasen, Drogenfieber, allergische Reaktionen, interstitielle Nephritis, Anstieg der Retentionswerte, Arthralgien, Polymyositis, leichte oder schwerere Hautreaktionen, Bradycardie, Tachycardie, Arrhythmien, niedriger Blutdruck. Einzelfälle von reversibler Hepatitis (ca. 0,1‰). Nach höherer intravenöser Gabe (Bolus oder kontinuierliche Infusion) in bis zu 20% leichte Transaminasenanstiege. Zerebrale Nebenwirkung abhängig von erhöhter Serumkonzentration ($< 1,25 \mu g/ml$) gehen mit Ruhelosigkeit, Desorientiertheit, Agitiertheit, Halluzinationen, fokalen oder generalisierten Krampfanfällen und apnoischen Pausen einher. Zentralnervöse Nebenwirkungen verschwinden meist 1–2 Tage nach Absetzen des Medikaments. Beim Leberversagen und bei schweren Nierenfunktionseinschränkungen können auch niedrigere Konzentrationen zu zentralnervösen Veränderungen führen, möglicherweise bedingt durch eine erhöhte Permeabilität der Bluthirnschranke. Vereinzelt beobachtete interstitielle Nephritiden, nach Absetzen der Medikation innerhalb eines Monats komplett reversibel. Kardiale Nebenwirkungen in Form von Bradykardien mit einer Rückkehr zu Normalwerten innerhalb von 3 Stunden. Reversible antiandrogene Effekte unter hoch- bis höchstdosierter Cimitidin-Therapie in bis zu 50% in Form von Impotenz sowie Gynäkomastie oder beidem. Impotenz scheint durch die Behinderung der Bindung von Dihydrotestosteron an Androgenrezeptoren bedingt zu sein. Häufigkeit von Blutbildveränderungen 0,01 bis 0,7%. **WW:** Reversible Bindung an das Zytochrom-P450-System mit Einschränkung der Metabolisierung von Theophyllin, Diazepam, Dilantin um bis zu 30%. Hemmung des Abbaus von Propanolol (20–27%), Cumarin (23–36%), Carbamazepin (10–20%), Nifedipin (38%), Chinidin (25–37%), Imipramin (40%), Desipramin (36%), Triazolam (27%), Meperidin (22%) und Metronidazol (29%). Wegen des Magen-pH-Anstiegs wird Ketoconazol langsamer aufgelöst und resorbiert. Aluminium- und Magnesiumhydroxyd-haltige Antazida führen zu einer Verminderung der oralen Absorption von Cimitidin um 30–40%. Metoclopramid hemmt die Absorption. Phenobarbital führt zu einer 40% Steigerung der Metabolisierung, so daß die

Bioverfügbarkeit um 20 % reduziert wird. Propanthelin steigert die Absorption

Markennamen: Tagamet, Generika

Anwendung: Florides Ulkus duodeni 800 mg zur Nacht, alternativ 400 mg 2 × tgl. Parenteral 300 mg 3–4 × tgl. Erhaltungstherapie 400 mg zur Nacht. Florides Magenulkus 4 × 300 mg/die, alternativ 2 × 400 mg/die oder auch 800 mg zur Nacht, bei parenteraler Therapie 3–4 × 300 mg tgl. Beim Zollinger-Ellison-Syndrom oft 3000 oder mehr mg pro die notwendig.
Bei Patienten mit chronischen Nierenversagen verdoppelt sich das Intervall von 6 auf 12 Stunden, bei kontinuierlicher Infusion wird Bolusinjektion von 300 mg, anschließend bis zu 36 mg/Stunde. Patienten mit Creatinin-Clearance von 15–30 ml oral 600 mg/die, von < 15 ml/min 400 mg/die

Ranitidin: Auf molarer Basis 4–12 mal potenter als Cimetidin. 70 %igen Sekretionshemmung nach 2 × 150 mg. Rasche Absorption im oberen Dünndarm, die durch Nahrung nicht beeinflußt wird. Bioverfügbarkeit im Mittel bei 50 % (30–88 %). Serumproteinbindung im Mittel 15 %. Spitzenkonzentration im Serum 2 Stunden nach oraler Einnahme, Serumhalbwertszeit 1,6–2,5 Stunden, Wirkungsdauer 8–10 Stunden. Elimination durch glomeruläre Filtration und tubuläre Sekretion. Renale Clearance nach oraler Aufnahme 27 %, die hepatische 73 %, nach iv-Injektion 50 % bzw. 30 %. Chronische Lebererkrankungen führen zu einer Verlängerung der Bioverfügbarkeit, daher ist nur bei Patienten mit kombinierter schwerer Nieren- und Lebererkrankung eine Dosisreduktion notwendig.
Hämodialyse verringert die Konzentration nur wenig. Ranitidin kompetiert mit Creatinin um die tubuläre Sekretion, so daß die Creatinin-Clearance reduziert wird und die Serum-Creatinin-Konzentration bis zu 15 % ansteigt

Indikation: Floride Ulzera duodeni et ventrikuli, Prophylaxe des Ulcus duodeni, gastroösophagialer Reflux, Zollinger-Ellison-Syndrom

Kontraindikation/Nebenwirkungen/Wechselwirkungen: KI: Keine. **NW:** Hepatitis 0,01 bis 0,08 % (oral) bzw. bei 9–28 % nach iv-Gabe. Zentralnervöse Nebenwirkung sowie Kopfschmerzen in weniger als 10 %. Selten Diarrhoe, Obstipation, Muskelschmerz. Einzelbeobachtungen von: Neutropenie, Thrombopenie, Agranulozytose, erhöhte Transaminasen, allergische Reaktionen, interstitielle Nephritis, Anstieg der Retentionswerte, Arthralgien, Polymyositis, leichte oder schwerere Hautreaktionen, Bradycardie, Tachycardie, Arrhythmien, niedriger Blutdruck. **WW:** Interferiert mit Theophyllin und Procainamid bezüglich der tubulären Sekretion. Verzögert die Absorption von Ketoconazol. Fördert die Absorption von Wismut aus Tri-Kalium-Dicitratwismutat. Aluminium- und Magnesiumhydroxyd-haltige Antazida führen zu einer Verminderung der oralen Absorption von Ranitidin um 30–40 %. Metoclopramid hemmt die Absorption

Markennamen: Sostril (150 mg), Sostril-300, Zantic (300 mg), Zantic mite (150 mg)

Anwendung: Ulcus duodeni 300 mg zur Nacht, alternativ 2 × 150 mg/die. Zur Ulcusprophylaxe 150 mg abends. Ulcus ventrikuli mit 2 × 150 mg/die. Zur Therapie des Zollinger-Ellison-Syndroms häufig 1,2 bis 3,2 g/die notwendig. Bei eingeschränkter Nierenfunktion (< 50 ml/min) 150 mg/die

Famotidin: Auf molarer Basis 30 bis 40 × potenter als Cimetidin und 7 bis 10 × potenter als Ranitidin. Hemmt die Säuresekretion, jedoch nicht die Magensaftsekretion. Pepsinkonzentration nicht inhibiert, die absolute Pepsinsekretion entspricht der der Volumenverminderung. Serumhalbwertszeit, 2,5 bis 3,5 Stunden, die Inhibition der Säuresekretion hält nach einer 20-mg-Dosis 12 Stunden an. Bei dekompensierter Leberzirrhose ist die Gesamt-Clearance reduziert

Indikation: Akutes Ulcus duodeni et ventrikuli, Prophylaxe des Ulcus duodeni, Zollinger-Ellison-Syndrom

Kontraindikation/Nebenwirkungen/Wechselwirkungen: KI: Keine. **NW:** Kopfschmerzen bei 2 %. Selten Übelkeit, Erbrechen,

Libidoverlust, Hautausschläge, intrahepatische Cholestase, Gelenkschmerzen. Vereinzelt Leukopenie, Thrombopenie. **WW:** Interferiert nicht mit Substanzen, die über das Zytochrom-P450-System abgebaut werden. Verringert Ketokonazolkonzentration

Markennamen: Pepdul (40 mg), Pepdul mite (20 mg), Ganor (40 mg), Ganor mite (20 mg)

Anwendung: Oral 20 mg 2 × tgl., alternativ 40 mg zur Nacht. Zollinger Ellison Syndrom 80–480 mg/die. Intravenöse Gabe 2–3 mg/Stunde

Nizatidin: 90 % Resorption, Plasmapeakkonzentration nach 0,5 bis 3 Stunden. Ausscheidung unverändert zu 90 % über die Nieren. Ca. 7 % werden zu N2-Monodesmethylnizatidin metabolisiert. Serumhalbwertszeit 1–2 Stunden. Halbwertszeit bei niereninsuffizienten Patienten auf 3,5 bis 11 Stunden verlängert

Indikation: Akutes Ulcus duodeni et ventrikuli, Prophylaxe des Ulcus duodeni

Kontraindikationen/Nebenwirkungen/Wechselwirkungen: **KI:** Keine. **NW:** In 1 % vermehrte Schweißneigung beschrieben, in 0,5 % Urticaria in 0,3 % Somnolenz. Selten Myalgie, Schwindel, Kopfschmerz, vereinzelt reversible Hepatitis, Verwirrtheit, Ödeme, Gynäkomastie, Libidoverlust, Leukopenie, Thrombopenie. **WW:** Erhöht die Acetylsäurekonzentration

Markennamen: Gastrax (300 mg), Gastrax mite (150 mg), Nizax (300 mg), Nizax mite (150 mg)

Anwendung: Oral 2 × 150 mg pro die, alternativ 300 mg zur Nacht. Zur Erhaltungstherapie 150 mg zur Nacht. Bei eingeschränkter Nierenfunktion 150 mg alle 24 Stunden bis jeden 2. Tag

B. Protonenpumpenhemmer

Omeprazol: Hemmt die H^+/K^+-ATPase (Protonenpumpe) und Säuresekretion durch nichtkompetitive Inhibition. Hemmt sowohl die basale als auch die stimulierte Säuresekretion. Resorption im

Dünndarm, gelangt über das Blut an die Parietalzellen. Konzentration im sauren Milieu der sekretorischen Kanäle der Magendrüse, dort Umwandlung in seine aktive Form, ein Sulfonamid, das kovalent irreversibel an Cysteingruppen der H^+/K^+-ATPase bindet und das Enzym inhibiert und eine Halbwertszeit von etwa 18 h hat. Für die erneute Säuresekretion ist die Synthese neuen Enzyms notwendig, so daß nach wiederholten Dosen die Inhibition der Säuresekretion trotz Absetzen des Medikaments für einige Zeit erhalten bleibt. Säuresekretionshemmung ist dosisabhängig und steigt mit der Zeit auf Grund der verbesserten Absorption bis zum Maximum nach 3–5 Tagen an. **Säuresekretion bei ausreichender Dosierung zu 100 % gehemmt.** Einzelne morgendliche Dosis führt zu einer 50 %igen Verminderung der stimulierten und nächtlichen Säuresekretion. Bioverfügbarkeit 50–70 %, nimmt während der ersten Tage zu. Maximale Konzentrationen treten nach einer halben bis vier Stunden auf und steigen im Verlauf der ersten Tage der Therapie weiter an, z. T. bedingt durch den verminderten Abbau des Medikaments im weniger sauren Magenmilieu. Plasmaproteinbindung 95 %. Abbau in der Leber zu unwirksamen Metaboliten, die über die Nieren eliminiert werden. Plasmahalbwertszeit 30–60 min, nach 3–4 Stunden im Plasma nicht mehr nachweisbar. Effektive Halbwertszeit 18–24 h. Kein Reboundphänomen. Wird über das Zytochrom-P450-System metabolisiert. 80 % als Metabolite über die Nieren ausgeschieden, der Rest über die Galle. Die Pharmakokinetik ist bei älteren Patienten und bei Patienten mit Lebererkrankungen verzögert, nicht jedoch bei Nierenfunktionsstörungen (dadurch bedingt, daß die Metaboliten nicht aktiv sind). Dosisanpassung daher nicht notwendig. Reversible Erhöhung der Serumgastrinkonzentration. Kein Einfluß auf die Magenentleerung oder die Sekretion von Intrinsicfaktor. Kein Anstieg der intragastralen Konzentration von Gallensäuren

Indikation: Ulcus duodeni et ventrikuli (besonders therapierefraktäre), Zollinger-Ellison-Syndroms, Refluxösophagitis

Kontraindikation/Nebenwirkungen/Wechselwirkungen: KI: Keine. **NW:** In insgesamt 3 % Übelkeit, Diarrhoe und Koliken. Noch seltener Kopfschmerzen, Müdigkeit und Benommenheit. Einzelne Fälle von Exanthemen, Leukopenien, Pankreatitis, Depressionen, aggressive Reaktionen und Transaminasenerhöhung. Nur bei Versuchstieren gehäuft Karzinoide beobachtet (2% unter 1,7 mg/kg KG, 40% unter 140 mg/kg KG x d). **WW:** Interferiert mit dem Abbau von Warfarin, Phenytoin, Diazepam, Antipyrinen, Aminopyrinen bedingt durch den Abbau über das Zytochrom-P450-System

Markennamen: Antra, Gastroloc

Anwendung: Ulcera ventrikuli et duodeni und Refluxösophagitis 2 × 20 mg Kapseln Omeprazol pro Tag über einen Zeitraum von bis zu 8 Wochen. Nur beim Zollinger-Ellison-Syndrom längere Gabe mit höheren Dosierungen (2 × 40 bis 2 × 60 mg). Keine Dosisanpassung bei eingeschränkter Nierenfunktion

C. Zytoprotektiva

Sucralfat: polymerisiert bei einem pH unter 3 durch inter- und intramolekulare Brücken, die auch nach Anheben des pH erhalten bleiben. Bindet an die geschädigte Mukosa ca. 6–7mal stärker als an die normale Mukosa, außerdem besser an die Duodenal- als an die Magenschleimhaut. Konkurriert durch die negative Ladung mit Pepsin um die Bindung an Kollagen und anderen Proteinen des Ulkus. Bildet eine Schutzschicht und dadurch eine Verhinderung der Diffusion von Protonen aus dem Magenlumen in die Magenschleimhaut, dasselbe gilt auch für die Gallensäuren. Bindung an die Schleimhaut hält mindestens 6 Stunden und wird im Ulkusbereich kaum durch die Nahrung beeinträchtigt. Nach 24 Stunden kein Nachweis von Sucralfat mehr. 95–97% einer oralen Sucralfatdosis werden im Stuhl unverändert ausgeschieden. 3–5% werden in Sucroseoktasulfat und Aluminiumhydroxyd gespalten, die zwar absorbiert aber nicht metabolisiert sondern unverändert über den Urin ausgeschieden werden. Sucralfat bindet Pepsin und hemmt dessen Aktivität zu 30–55%. Sucralfat ist in bezug auf die Gallensäurebindung ebenso effektiv wie Colestyramin. Im Magen kommt es zu keiner Veränderung des pH des Magensaftes oder der Pepsinkonzentration. Vermehrte Sekretion von Bikarbonat in Magen und Duodenum, die prostaglandinunabhängig sind

Indikation: Akutes Ulkus duodeni et ventrikuli, Erhaltungstherapie des Ulkus duodeni, Streßulkusprophylaxe, Gallenrefluxgastritis, gastroösophagialer Reflux

Kontraindikation/Nebenwirkungen/Wechselwirkungen: KI: Keine. Bei Dialysepatienten vorsichtig dosieren, da Sucralfat 19% Aluminium enthält. **NW:** Obstipation in 2–4%. Trockener Mund 1–2%, Kopfschmerzen 1–2%, Hautausschlag 1–2%, Unwohlsein 1–2%, Diarrhoe 1–2% und Rückenschmerzen 1–2%, Obstipation. Selten Bezoar-Bildung. **WW:** Bindet Tetrazykline, Cimetidin, Dilantin, Digoxin, Ursodesoxycholsäure, Chenodesoxycholsäure, Phenytoin und Chromadin und verringert dadurch ihre Absorption. Aus diesem Grund sollte der zeitliche Abstand zu anderen Medikamenten ≥ 2 Stunden betragen

Markennamen: Ducralfat, Sucrabest, Ulcogant

Anwendung: 4 × tgl. 1 g eine Stunde vor der Mahlzeit sowie zur Nacht oder 2 Stunden nach jeder Mahlzeit und zur Nacht

Misoprostol: Synthetischer Methylester des Prostaglandins E 1, das die Schleimhautdurchblutung und die Säuresekretion reguliert. Stimuliert die Schleim- und Bikarbonatsekretion. Hemmt die Histamin-, Pentagastrin- und Mahlzeit-stimulierte Säuresekretion. Kein Einfluß auf die Gastrinfreisetzung oder auf die Serumgastrinkonzentration. Kein wesentlicher Einfluß auf die Magensaftmenge. Hemmt nicht die Plättchenaggregation, keine antiöstrogene, progestionale oder androgene Aktivität. Maximale Konzentration 1,5 Stunden nach oraler Gabe. Serumhalbwertszeit 1½ Stunden. Metabolisierung zu Misoprostolsäure, die ebenfalls aktiv ist. Die Gewebs/Plasmarelation von Misoprostol beträgt im Magen 70

Indikation: Prophylaxe der Aspirin bzw. NSAID-induzierten Ulcera ventrikuli bei Risikopatienten

Kontraindikation/Nebenwirkungen/Wechselwirkungen: KI: Entzündliche Darmerkrankungen, Schwangerschaft. **NW:** Milde Diarrhoe, die meist nicht zum Abbruch der Therapie zwingen. Übelkeit, Erbrechen, Benommenheit selten, kolikartige und undefinierbare abdominelle Schmerzen bei bis zu 13%. Selten kardiale Nebenwirkungen, nach i.v. Bolusinjektion vorübergehender Blutdruckabfall. Hormonelle Nebenwirkung (Zyklusunregelmäßigkeiten) sehr selten

Markenname: Zytotec

Anwendung: 1 bis 2 × 200µg oral zur Prophylaxe zu Beginn der Therapie mit NSAIDs

Wismutsubsalicylat und Wismutsubcitrat: Im sauren Milieu des Magens entstehen daraus das schwerlösliche Wismutoxyd, -hydroxyd und -oxychlorid. Diese bilden einen zähen Schleim auf der Schleimhaut mit ausgeprägter Affinität für Granulationsgewebe. Bilden mit Chloridionen unlösliche Wismuthydroxychloride. Hemmt das Wachstum von Enterokokken-, Staphylokokken- und Pseudomonas-Spezies. Hemmt die Magen- und Darmmotilität und führt zu einer Verlängerung der intestinalen Transitzeit. Steigert direkt die Sekretion von Schleim in Magen und Darm. Bildet Chelate mit Pepsin und verringert die Enzymaktivität

Indikation: Symptomatische Behandlung von Übelkeit, Diarrhoe, Helicobacter pylori assoziierter Gastritis, Ulcera

Kontraindikation/Nebenwirkungen/Wechselwirkungen: KI: Niereninsuffizienz. **NW:** Schwarzfärbung des Stuhls, aspirinassoziierte Nebenwirkung bei Wismutsalicylat-haltigen Präparationen. Bei langer Anwendung von Wismutsubnitrat und Wismutsubgalat selten Neurotoxizität (Gangstörungen, Gedächtnisstörungen, Tremor). **WW:** Resorption von Tetrazyklinen, Eisen, Ursodesoxycholsäure, Chenodesoxycholsäure vermindert. Hemmung der Wirkung von Uricusurika. Steigert die Wirkung von Cumarinen und oralen Antidiabetica. Wirkung durch Antacida und Milch abgeschwächt

Markennamen: Angass, Bismofalk, Dognodenum, Jatrox S, Telen, Ukowis, Ultin

Anwendung: 1 bis 1½ stündlich 2 Tbl. oder 2 Löffel alle 1–½ Stunden bis zu einer maximalen Dosis von 8 pro Tag. Ulkus ventrikuli: 3–6mal 5–10 ml oral. Ulkus duodeni 5–10 ml 3–6mal pro Tag. Helicobacter-assoziierte Gastritis 600 mg 3mal tgl. Einnahme anderer Medikamente mit einem zeitlichen Abstand von ≥ 2 Stunden. Zur Helicobacter-Elimination in verschiedenen Kombinationen

D. Anticholinergika

Pirenzepin: Anticholinergikum mit hoher Affinität zum Muskarinrezeptor, Subtyp M1, dadurch Hemmung der Säuresekretion. Kephale Phase der Säuresekretion ebenfalls durch Hemmung des N.vagus beeinflußt. Hemmt basale und stimulierte Säuresekretion um bis zu 50%. Synergistischer Effekt mit H_2-Blockern. Hemmt Pepsinsekretion

Indikation: Akutes Ulkus duodeni et ventrikuli. Bei Dosierungen von mehr als 3×50 mg ähnliche Ergebnisse wie mit H_2-Blockern

Kontraindikation/Nebenwirkungen/Wechselwirkungen: KI: Glaukom, Blasenentleerungsstörungen, Achalasie. **NW:** Akkomodationsschwierigkeiten, Mundtrockenheit und Miktionsschwierigkeiten in 20% und häufiger. Selten allergische Hautreaktionen. Selten Durchfälle oder Obstipation

Markennamen: Durapirenz, Gastricur, Gastrozepin, Pirehexal, Pirenzepin, Ulcoprotect, Ulcosafe, Ulcoforton, Ulgescum

Anwendung: Minimal 2×50 mg/die, maximal 3×75 mg/die

E. Antazida

Aluminiumhydroxide, Magesiumoxide und ähnliche: Binden Salzsäure und neutralisieren dadurch den Magensaft. Die HCl-Synthese wird durch Antacida gefördert. Die Neutralisationskapazität der verschiedenen Antacida ist sehr unterschiedlich und liegt zwischen 1,8 und 4,2 mMol/ml

Indikation: Ulcera ventrikuli et duodeni, Gastritis, Dyspepsie

Kontraindikation/Nebenwirkungen/Wechselwirkungen: KI: Niereninsuffizienz (Akkumulationsmöglichkeit von Al, Mg und Ca beachten), Hypophosphatämie, Dickdarmstenosen. **NW:** Obstipation, Aluminium-Einlagerung bei Langzeiteinnahme und Phosphatverarmung insbesondere bei Niereninsuffizienten (Al-haltige Antacida), NaCl-Gehalt zwischen 1,4 und 22 mg/10 ml in Suspensionen und 0,3 bis 53 mg/Tablette, dadurch Ödem- und Aszitesbildung bei Leberzirrhotikern gefördert. **WW:** Resorption zahlreicher Medikamente verringert (Tetrazykline, Ciprofloxacin, Oflaxin, Digoxin, Captopril, H_2-Blocker, β-Blocker, Chlorpromazin). Durch säurehaltige Getränke wird Al-Absorption erhöht. Abstand zur Einnahme anderer Medikamente sollte 1 bis 2 h betragen

Markennamen: Zahllose Kombinationspräparate

Anwendung: Die Säurebindungskapazität des angewandten Präparats muß beachtet werden, Dosierung sollte > 200 mMol Säure neutralisieren können

Morbus Crohn/Colitis Ulcerosa

Glucocorticoide: (Prednison/Prednisolon) Wirkung durch Stabilisierung lysosomaler Membranen, Reduktion der Kapillarpermabilität, Inhibition der zellvermittelten Immunität. Rasche Absorption nach oraler Gabe. Lokale Applikation auf die Schleimhaut führt zu lokaler Wirkung und in einigen Fällen auch zur Absorption und zu einem systemischen Effekt, 90 % von Kortisol und seinen synthetischen Analoga im Plasma an Albumin und kortisolbindendes Globulin gebunden (Ausnahme: 6-Methylprednisolon). Passive Aufnahme in die Zelle, binden an spezifische intrazelluläre Rezeptoren und werden in den Kern aufgenommen. Modulation der

Genexpression bestimmter Proteine. Da die Korticoide intrazellulär wirken, korreliert die Aktivität nicht mit dem Plasmaspiegel, ebensowenig die Halbwertszeit mit der Wirkungszeit. Prednisonhalbwertszeit 60 Minuten und Prednisolon 15 bis 52 Minuten. Relative Wirksamkeit und Äquivalenzdosis identisch. Wirkungsdauer durch erhöhte Dosis gesteigert. Proteinfreie Fraktion der zirkulierenden Korticosteroide ist aktive Form. Verminderte Albuminkonzentration und steroidbindendes Globulin erhöhen die Konzentration des aktiven serumfreien Korticoidsteroids. Obwohl der therapeutische Effekt des Medikaments unverändert ist, kann das Risiko für Nebenwirkungen ansteigen. Prednisolon aktiver Metabolit des Prednisons. Umwandlung von Prednison in Prednisolon in der Leber. Lebererkrankungen führen jedoch zu einer Verlängerung der Halbwertszeit von Prednisolon. Glukokortikoide vor allem in der Leber metabolisiert und über den Urin als Glucoronide, Sulfate oder unkonjugierte Bestandteile ausgeschieden. Elimination nicht durch Veränderung der Nierenfunktion gestört. Extensive Dünndarmentzündung führt zu Verminderung der Absorption. Integrität der Schleimhaut und Transitzeit wichtig für die Verfügbarkeit. Topische Gabe von Korticosteroiden führt vor allen Dingen zu einer Wirkung direkt am Auftragungsort. Nach rektaler Gabe Absorption über die Schleimhaut. 50% des rektal applizierten Hydrokortisons gelangen in systemische Zirkulation und bis zu 90% werden absorbiert, wenn die Retentionszeit 8 Stunden überschreitet

Indikation: Akuter Schub des M. Crohn, schwerer Verlauf der Colitis ulcerosa. Autoimmunhepatitis

Nebenwirkungen/Kontraindikationen/Wechselwirkungen: **KI:** Herpes simplex, Zoster in der virämischen Phase, akute schwere Infektionen mit Bakterien, Protozoen und Mykosen, Glaukom schwere Osteoporose, akute Ulcera duodeni et ventriculi. **NW:** Cushingsymptomatik, Osteoporose, Muskelschwäche, Akne, Striae, Petechien, Ulcera ventriculi, verminderte Glucosetoleranz, Natriumretention, Ödeme, Euphorie, Nebennierenrindenatrophie, erhöhtes Infektionsrisiko. Selten: aseptische Knochennekrosen, Pankreatitis, Depression, Thrombosen. **WW:** Durch Kaliummangel Digitaliswirkung verstärkt. Bei gleichzeitiger Saluratikaeinnahme Kaliummangel verstärkt. Cumarinwirkung abgeschwächt. Zusammen mit nichtsteroidalen Antiphlogistika erhöhtes GI-Blutungsrisiko. Verminderte Wirkung durch Barbiturate, Phenytoin und Rifampicin

Markennamen: Prednison und Prednisolon etc

Anwendung: M. Crohn: Initial 1 mg/kg × d Prednisolon (oder Äquivalenzdosis) (z.B. 60 mg) bis symptomlos/arm, anschließend Reduktion um 10 mg/Woche bis 30 mg/die, dann weitere Reduktion um 5 mg bis 10 mg/die. 10 mg/die für 2–4 Wochen jeden 2. Tag. Autoimmunhepatitis: 100 mg Prednisolon (oder Äquivalenzdosis), anschließend Reduktion um 10 mg/Woche, frühzeitig mit Azathioprin kombinieren (z.B. ab 50 mg/die Prednisolon)

Aminosalicylate: Sulfasalazin zum größeren Teil durch Bakterien im Darm in Sulfapyridin und 5-Aminosalizylsäure (5-ASA) gespalten, wobei letzteres wahrscheinlich den wirksamen Anteil darstellt. 5-ASA und seine Derivate mit weniger Nebenwirkungen, da der größte Teil der Nebenwirkungen an den Sulfapyridinanteil gekoppelt ist

Indikation: Colitis ulcerosa, akuter leichter bis mittelschwerer Schub und Remissionserhaltung, milder Schub des Morbus Crohn mit Kolonbefall, Remissionserhaltung, Strahlenkolitis

Kontraindikationen/Nebenwirkungen/Wechselwirkungen: KI: Sulfasalazin: Sulfonamidüberempfindlichkeit, schwere Blutbildveränderungen, G-6-P-Dehydrogenasemangel, schwere Leberfunktionsstörungen, hepatische Porphyrie, Niereninsuffizienz. Mesalazin: schwerste Leber- und Nierenfunktionsstörungen, bekannte Salizylatallergie. **NW:** Nebenwirkungen von Sulfasalazin in 20%, die jedoch nur in seltenen Fällen zu einem Absetzen der Medikation zwingen: Übelkeit, Erbrechen, Kopfschmerzen, Fieber, Exanthem, Arthralgien, Sinustachycardie, Anämie, Leukopenie, Agranulocytose, Lyel-Syndrom, Vaskulitis, periphere Neuropathie,

Pankreatitis, systemischer Lupus erythematodes, hypersensitive Reaktion mit Bronchospasmus, eosinophile Pneumonie, Leberschaden, Urticaria, generalisiertes Angioödem und Pneumonitis. In seltenen Fällen Verschlechterung der chronisch-entzündlichen Darmerkrankung durch Sulfasalazin. Bei 10–20% der gegen Sulfasalazin allergischen Patienten auch eine Allergie gegen 5-ASA. Mesalazin: s. o. aber wesentlich seltener als bei Sulfasalazin. **WW:** Ev. Wirkungsverstärkung von Cumarinen, oralen Antidiabetika, Phenytoin, Methotrexat, Thiopental. Sulfonamid(neben)wirkung verstärkt durch Sulfinpyrazon, Indomethacin, Salicylate, Phenylbutazon. Antazida vermindern Resorption

Markennamen: Azulfidine, Colopleon (Sulfasalazin). Asacolitin, Claversal, Pentasa, Salofalk (Mesalazin, 5-ASA). Dipentum (Olsalazin)

Anwendung: Sulfasalazin 3 g/die, Mesalazin 2 bis 4 g/die. Bei akuter linksseitiger Colitis ulcerosa und zur Remissionserhaltung ebenfalls bei topischer Anwendung effektiv. Die dabei angewandten Dosierungen liegen bei 0,7 g/die für Sulfasalazin und 1–4 g/die für 5-ASA

Metronidazol: Nitroimidazolderivat, das bei der Behandlung des Morbus Crohn in Kombination mit Glucocorticoiden zur Fistelbehandlung eingesetzt wird. Als Monotherapie nicht effektiv. In der Wirksamkeit mit Sulfasalazin vergleichbar. Beim Menschen bisher – im Gegensatz zu Tierexperimenten – kein gehäuftes Auftreten von Tumoren nach Metronidazol beobachtet. Wird gut absorbiert. Plasmahalbwertszeit ca. 8 Stunden. Zum großen Teil in der Leber metabolisiert und glucuronidiert über die Nieren ausgeschieden

Indikation: M. Crohn mit Fisteln; intestinale und extraintestinale Amöbiasis

Kontraindikationen/Nebenwirkungen/Wechselwirkungen:
KI: Knochenmarkssuppression, zentrale und periphere neurologische Erkrankungen, schwere Leberschädigung. **NW:** Nebenwirkungen werden vor allen Dingen bei längerer Behandlung gehäuft beobachtet: Zungenbelag, dunkler Urin, metallischer oder pelziger

Geschmack, epigastrische Schmerzen, Übelkeit, Erbrechen, Kopfschmerzen, Hautreaktionen und Schwindel. Periphere Neuropathien mit Parästhesien, die nach 3–6 Monaten auftreten kann, reversibel, wenn nach Auftreten erster Symptome abgesetzt wird. Selten: Ataxie, Pruritus, Urticaria, Flush, Dysurie, trockene Schleimhäute. Sehr selten reversible Neutropenie, Pankreatitis. Metronidazol ist vom Bundesgesundheitsamt bisher nicht für eine Langzeitbehandlung zugelassen. **WW:** Alkoholwirkung wird verstärkt. Cumarinwirkung verstärkt

Markennamen: Clont, Flagyl

Anwendung: Die Dosierung leigt bei 1–1,2 g/die (20 mg/kg × die)

Azathioprin: 6-Mercaptopurinderivat. Antimetabolit und Immunsuppressivum, das bei IBD und Autoimmunhepatitis gegeben wird, um die Corticosteroiddosierung und damit die Nebenwirkungen einer hochdosierten und langdauernden Therapie zu reduzieren. Gute orale Absorption

Indikation: M. Crohn, Autoimmunhepatitis

Kontraindikation/Nebenwirkungen/Wechselwirkungen: KI: Knochenmarkssuppression, schwere Infektionen mit Bakterien, Mykosen, Protozoen. Schwere Leberfunktionsschäden (außer Autoimmunhepatitis). **NW:** Anämie, Leukopenie, Thrombozytopenie (Dosisabhängigkeit), Übelkeit, Erbrechen, Anorexie, Kopfschmerzen, Leukopenie, Akne, Ekzem, Arthralgien, Drogenfieber. Selten: Pankreatitis, Vaskulitis, Rigor, Blutdruckabfall, gemischt hepatozelluläre/cholestatische Leberschädigung, Alveolitis, Herzrhythmusstörungen, Lebervenenverschlußkrankheit. Onkogenität bei Langzeitgabe nicht ausgeschlossen. **WW:** Allopurinol erhöht Plasmakonzentration, Dosisreduktion um 75% notwendig. Antifolsäureaktivität von Sulfamethoxazol und Trimethoprim wird verstärkt. Wirkung von Suxamethonium verstärkt. Wirkung von polarisierenden Muskelrelaxantien wird aufgehoben. Keine gleichzeitige Lebendimpfstoffeimmunisierung. Vorsicht bei Pat. mit Myasthenia gravis

Markennamen: Azathioprin-ratiopharm, Imurek, Zytrim

Anwendung: Die angewandten Dosierungen liegen zwischen 50 und 150 mg/die (ca. 1 mg/kg KG × die). Regelmäßige Kontrollen von Blutbild, Transaminasen, Harnsäure, Harnstoff

Colestyramin: Bindet Gallensäuren und verhindert damit die chologene Diarrhoe

Indikation: Chologene Diarrhoe, Pruritus bei cholestatischen Lebererkrankungen

Kontraindikation/Nebenwirkungen/Wechselwirkungen: KI: Höhergradige intestinale Stenose (Ileus!). **NW:** Häufig: Obstipation. Selten: Bauchschmerzen, Aufstoßen, Meteorismus, Flatulenz, Übelkeit, Erbrechen. Selten Verschlechterung der vorbestehenden Steatorrhoe. **WW:** Bindet Digoxin < Digitoxin, Cumarinderivate, Eisen, Phenylbutazon, Thiazide, Phenobarbiturat, Tetrazykline, Penicillin, fettlösliche Vitamine, Folsäure

Markennamen: Colestyramin-Stada, Lipocol-Merz, Quantalan

Anwendung: Einschleichend mit 4 g (1 Btl.) beginnen mit reichlich Flüssigkeit bis zu viermal täglich. Andere Medikamente 1 h vor oder 4 h nach Colestyramin einnehmen

Medikamente in der Schwangerschaft und während der Stillzeit

Medikament	Schwangerschaft	Risiko-/Nutzenabwägung			Stillzeit
		1.	2.	3. Trimenon	
5-ASA	B1	N > R	N > R	N > R	2
Antacida	B1	?	N > R	N > R	2
Azathioprin	D	R >> N	R >> N	R >> N	4
Chenodesoxycholsäure	B2	R > N	R > N	R > N	1
Colestyramin	B2	?	?	?	?
Cimetidin	B1	?	N > R	N > R	2

Medikamente in der Schwangerschaft und während der Stillzeit

Medikament	Schwangerschaft	Risiko-/Nutzenabwägung			Stillzeit
		1.	2.	3. Trimenon	
Cisaprid	B2	R > N	R > N	R > N	2
Corticosteroide	A3	N > R	N > R	N > R	2
Domperidon	B1	N > R	N > R	N > R	2
Famotidin	B2	?	N > R	N > R	2
Furosemid	C	N > R	N > R	N > R	3, 4
Interferon α	B1	R > N	R > N	R > N	1
Laktulose	B2	?	?	?	1
Methotrexat	C,D	R >> N	R >> N	R >> N	1
Metoclopramid	B3	N > R	N > R	N > R	3
Metronidazol	B3	R >> N	R >> N	R >> N	3
Misoprostol	E	R >> N	R >> N	R >> N	1
Neomycin	B3	R >> N	R >> N	R >> N	1
Nifedipin[1]	C, D	R >> N	R >> N	R >> N	1
Nitroglyerin[1]	C, D	R > N	R > N	R > N	1
Omeprazol	B1	?	?	?	2
Paromomycin	A2	N > R	N > R	N > R	1
D-Penicillamin	A3	R > N	N > R	N > R	1
Pirenzepin	B2	R > N	R > N	R > N	1
Propanolol	A3, E	R > N	R > N	R > N	3.2
Ranitidin	B1	?	N > R	N > R	2
Spironolacton	B3, C	R > N	R > N	R > N	2

Medikamente in der Schwangerschaft und während der Stillzeit

Medikament	Schwangerschaft	Risiko-/Nutzenabwägung			Stillzeit
		1.	2.	3. Trimenon	
Sucralfat	B1	N > R	N > R	N > R	1
Sulfasalazin	A3	N > R	N > R	N > R	2
Ursodesoxycholsäure	B3	R > N	R > N	R > N	1
Vitamin D	C^2	R > N	R > N	R > N	2
Vitamin K	B1	?	N > R	N > R	2
Wismut	B3	?	?	?	1
Zink	B3	?	?	?	2

? Keine Daten vorhanden

Risiko bei Einnahme in der Schwangerschaft:

A3 Umfangreiche Untersuchungen am Menschen ergaben keine embryotoxischen/teratogenen Wirkungen. Am Tier jedoch nachweisbar, die für den Menschen ohne Bedeutung zu sein scheinen
B1 Keine ausreichenden Erfahrungen am Menschen. Im Tierversuch kein Hinweis auf embryotoxische/teratogene Wirkungen
B2 Keine ausreichenden Erfahrungen am Menschen
B3 Keine ausreichenden Erfahrungen am Menschen, im Tierversuch jedoch Hinweise auf embryotoxische/teratogene Wirkungen
C Embryotoxisches/teratogenes Risiko im 1. Trimenon beim Menschen
D Fetotoxisches Risiko im 2. und 3. Trimenon beim Menschen
E Risiko für perinatale Komplikation oder Schädigung beim Menschen
[1] Gilt nur für Indikation in der Gastroenterologie
[2] Gilt nur für Überdosierung

Risiko bei Einnahme in der Stillzeit

1 Nicht bekannt, ob Substanz in die Milch übergeht
2 Substanz geht in die Milch über, bisher keine Schädigung des Säuglings bekannt geworden
3 Substanz geht in die Milch über. In Abhängigkeit von der Dosis und Dauer der Anwendung kann eine ernsthafte Schädigung des Säuglings eintreten
4 Substanz führt zur verminderten Milchproduktion

Sachregister

Die fettgedruckten Seitenzahlen bedeuten eine ausführliche Erklärung des betreffenden Stichwortes

Abdomen, akutes **12**, 340
Abdomenleeraufnahme 171, 177
Abdominalschmerzen **30**
A-Beta-Lipoproteinämie 59, 242, 298, **326**
Abszedierung 194
Abszeß 169, 171, 177, 179, 341, 368
Abszeßpunktion 353
Abwehrspannung 348
Acanthosis nigrans 88
Acetaminophen 293
Achalasie 40f, 94, 97, **401**, 402
Adenokarzinome 182, 185
Adenomatosis coli 180, 187
Adenome 180f, 182, 184, 256, 291
Adenosindeaminase 260
Adenovirus-Infektion 204, 363
Aderlaßtherapie **314**, 338
Adnexitis 20, 161
Aflatoxine 292
AIDS 58, 201, 207, 213
Alagille-Syndrom 247, **333**
Albendazol 376
Albumin 261, 284, 300
Alkalose, metabolische **268**
Alkoholhepatitis 278
Alpha-1-Antitrypsin-Mangel 242, 298, **315**, 333
Alpha 1,4-Glukosidase 320

Alpha-Fetoprotein 340
5-Aminosalicylsäure 172, 174f, 415, 418
Aminosäuren 385
–, verzweigtkettige **268**, 301, 381
Aminosäurenstoffwechsel **317**
Amiodaron 279
Ammoniak 80, 266, 294
Amöbenabszeß **366**, 367
Amöbenruhr 211, 367
Amöbiasis 65, 68, 189, 282, 416
Amphotericin B 54, 208, 364, 365
Ampicillin 191, 359
Amylase 60
Amylo-1,4-1,6-Transglukosidase 321
Amylo-1,6-Glukosidase 321
Amyloidose 39, 61, 68, 94, 243, 255
Anämie 88, 154, 169, 184, 235, 237, 239
–, hämolytische 255, 278, 287
–, perniziöse 35
Analdilatation 228
Analfissur 221, **231**
Analgetika 139
Analkarzinom 183ff, 188, 225, 231f
–, Blutung 184
Anastomoseninsuffizienz 384
Ancylostoma duodenale **216**
Angina abdominalis 53

Angiodysplasie 84
Angiographie 146, 341
Anorexia nervosa 36
Antazida 116f, **412**, 418
Antiarrhythmika 292
Anticholinergika 116f, **412**
Antikörper, antimitochondriale 303, 306
–, antinukleäre 243, 288
–, gegen glatte Muskulatur 288
–, lösliches Leberantigen 288
–, perinukleäre antineutrophile zytoplasmatische 307
Antikonzeptiva 292
Antiphlogistika, nichtsteroidale 77
Antrektomie 238
Anus praeter 179
Apoprotein C2-Mangel, familiärer **325**
Appendektomie 157
–, laparoskopische **163**
Appendizitis 17, **159**
Apudome **148**
Aquaphor 261
Arginosuccinatsynthetasemangel 318
Arsen 292f, 297
Arthralgien 280, 284, 287
Arthritis 169, 196f
–, rheumatoide 287
Arthropathie 313
Ascaris 377
–, lumbricoides **214**
Aspergillus **208**, 363, 365
Aspiration 388

Asthma 156
Astrovirus 206
Aszites 132, 138, 142, **258**, 274, 284, 290, 299, 356, 372, 380, **392**, 393
–, maligner 263
Aszitesmobilisation 260
Antithrombin III **390**
Ausschlußdiät 174
Autoimmunhepatitis 282, **287**, **395**, 396, 414, 417
Azathioprin 174f, 289, 396, 417f
Azidose 152
–, metabolische 264
Azinuszellkarzinom 143
Azotämie 264
Azygographie 109

Bakterienruhr **194**
–, Abszedierung 194
–, Darmperforation 194
–, Diarroe 194
–, Peritonitis 194
Balantidienruhr **210**
Ballondilatation, endoskopische 308
Barrett-Ösophagus 101, 103, 108
Basaliom 231
Bauchaortenaneurysma 19
Beatmung 134
Beckenkammbiopsie 61
Benzodiazepinantagonisten 267
ß-Blocker 272f
Bezoare 24

Sachregister 423

Bikarbonat 268
Bilirubin 284, 292, 296, 300, 304f, 308, 329f, 332, 340, 345, 354
Bilirubin-UDP-Glukuronyltransferase 330
Billroth I-Resektion 237
Bio-Feedback 76
Blastocystis hominis **211**
Blastomyces 363, 377
Bleistiftstühle 184
Blindsacksyndrom 240, 380
Blumberg-Zeichen 160
Bluterbrechen 269
Blutung 191, 212
–, gastrointestinale **394**
–, obere gastrointestinale **77**
–, peranale 177, 179
–, untere gastrointestinale **83**
Boerhaave-Syndrom 46
Borreliose 39
Botulismus 39, **200**
Botulismus-Antitoxin 201
Brill-Symmers-Syndrom 255
Bronchoskopie 109
Brucellose 54, 256, 282, 297, 352, **357**, 377
–, Meldepflicht 358, 378
Budd-Chiari-Syndrom 13, 31, 243, 255, 292f, 297f
Bursalavage 135
Byler Syndrom 247, **332**

C-Peptid 149
C-reaktives Protein 170
CA 19-9 146
Calcium 62

Calicivirus-Infektion 205
Campylobacter jejuni 54, 189, 195
Campylobacter-Enteritis **195**
–, Abszesse 196
–, Diarrhoe 196
Candida albicans 207, 363, 366
Candidiasis **366**, 377
Candidose **207**
Caput medusae 300
Carbamoylphosphatsynthetasemangel 318
CEA 146, 185
Cefotaxim 263
Chagàs-Krankheit 39
Cheilosis 60
Chemotherapie 110, 147, 150f, 153ff, 157, 187f
Chenodesoxycholsäure **397**, 418
Chlamydien 61
Chloramphenicol 191, 361
Chloroform 293
Cholangiographie, transhepatische 145
Cholangiopankreatikographie, endoskopisch-retrograde **3**, 50, 133, 138, 145, 155, 250, 303, 307, 345, 350, 380
Cholangitis 90, 252, 300, 302, 306, 350f, 380
–, primär sklerosierende 169, 173, 243, 247, 249, 252f, 306, 397
Cholecystolithiasis 345
Choledochoduodenostomie 380

Choledocholithiasis 251, 350
Choledochozele 246
Choledochusadenom 251
Choledochuskarzinom 339
Cholelithiasis 303
Cholera 53, **194**
–, Meldepflicht 195
Cholestase 132, **246**, 282, 290f, 295, 302f, 317, 325, 332f, 351, 389
–, benigne rekurrierende 247, 332
Cholesterin 259
Cholesterinspeicherkrankheit **327**
Cholesterinsteine 345f
Choleszintigraphie 380
Cholezystektomie 250, **348**, 349f, 379
–, laparoskopische **348**
Cholezystitis 17, 191
–, akute 346, **348**
–, chronische **349**
Cholinesterase 284, 300
Chymotrypsin **9**
Cimetidin **402**, 418
Ciprofloxacin 193, 196
Cisaprid 59, 70, 105, 112, **401**, 419
Clonorchis sinesis **219**, 372
Clostridium botulinum 200
–, difficile 54, 189, **199**
Clostridium perfringens 199, 352
Clostridium-perfringens-Enteritis **198**

Cytomegalievirus 282, 377
Coccidioides immitis 364
Coccidioidomykose **364**, 377
Coeruloplasmin 310
Colchizin 301
Colestyramin 62, 238, 254, 282, 296, 304, 332, **418**
Colitis ulcerosa **168**, 180, 187, 225, 306, 396, **413**, 414f
Colon irritabile **67**, 73
Comafusin 272
Computertomographie 108, 125, 133, 135, 145, 149, 178, 185, 250, 267, 324, 340f, 345
Corticosteroide 419
Cotrimoxazol 193, 358
Courvoisier-Zeichen 144
Coxiella burneti 360
Coxsackie B-Virusinfektion 363
CREST-Syndrom 302
Crigler-Najjar-Syndrom **330**
Cronkhite-Canada-Syndrom 180
Cryptococcus neoformans 209
Cryptosporidien 64
Cryptosporidium parvum 213
Cyclosporin 293

D-Penicillamin **310**, 311, **398**, 419
D-Xylose Absorptionstest **7**, 240
Dapsone 357

Darmerkrankung, chronisch entzündliche **168**, 249, 277, 306, 308
Darmgangrän 166
Darminfarzierung 164
Darmperforation 194
Darmreinigung 268
Defäkographie 69, 75
Dehydroemetin 213, 368
Delta-Ag 283
Delta-Aminolaevulinsäure 317, 335
Dermatomyositis 94, 102
Desferrioxamin 314
Diabetes mellitus 35, 41, 51, 60, 66, 68, 72, 94, 137, 141, 144, 154, 162, 207, 276, 288, 313, 385
Diäten, bilanzierte **384**
–, hochmolekulare **385**
–, niedermolekulare **385**
Dialysetherapie 262
Diarrhoe 51, 150, 152, 154ff, 159, 168, 194, 203f, 238ff, 248, 287, 302, 388
–, chologene 418
–, funktionelle 51
–, osmotische 51
–, sekretorische 51
Diazoxid 150
Diethylcarbamazin 376
Digitalisüberdosierung 166
Diltiazem 100
Diphyllobothrium latum **217**
Diuretika 264, 267
Diversions-Colitis 56

Divertikel 59, 84, **176**
Divertikelperforation 177, 179
Divertikulitis 172, **176**, 177ff, 415
Divertikulose **176**
Domperidon 50, 112, **399**, 419
Dopplersonographie 53
Douglasschmerz 16
Doxycyclin 358
Drogenscreening 266
Dubin-Johnson-Syndrom **331**
Dünndarmfehlbesiedelung 54
Dünndarmileus **28**, 166
Dünndarmpassage nach Sellink 49, 53, 85, 170
Dumping-Syndrom 235, 237
Dunkeladaptationsmessung 61
Duodenaldivertikel 252
Duodenalkompression 137
Duodenalsaft 210
Duodenalulkus **115**
Dyspepsie 87
Dysphagia lusoria 42
Dysphagie 35, **38**, 97, 103, 107, 129
Dysplasie 181

Echinkokkose 256, 297, **374**
Echinokokkus alveolaris 339f, 342, **374**
–, zysticus 339f, 342, **374**, 375
Echinokokkuszyste 247, 367
Eisen 171, 237, 313f
Eisenbelastung, orale **8**
Eiweiß **387**
Elektrolytersatzlößung, WHO 195

Elektromyographie 69
Emetin 213
Endokardfibrose 156
Endokarditis 358
Endometriose 56
Endophlebitis obliterans 255
Endoskopie 178, 212, 236
Endosonographie 75, 108, 116, 125, 146, 149
Entamoeba histolytica 211, 366
Enteropathie, eosinophile 63
Enzephalopathie 294, 295
–, hepatische 264, 299, **390**, 393
Enzymsubstitution 139, 141
EPH-Gestose 295
Epstein-Barr-Virus 361, 377
Erbrechen **44**
Ernährung, enterale **384**
–, parenterale 134, 174, 239, 272
Erythema nodosum 168, 196f
Erythromycin 196, 293, 355
Escherichia coli 189
Escherichia coli-Enteritis **197**
Ethambutol 357
Exsikkose 48, 152, 166, 195
Extrauteringravidität (EUG) 20, 161

Famotidin **406**, 419
Fasciola hepatica 373
Fasciolopsis buski **219**
Fehlbesiedlung 65
Feinnadelbiopsie 5, 138, 146
Felty Syndrom 256

Ferritin 60, 171, **314**
Fett **387**
Fettleber **276**
Fettleberhepatitis 276
Fettmalabsorption 63
Fettsäuren, mittelkettige 141
Fibrinkleber 273
Fibronektin 259
Fibrose 276, 291, 333
–, zystische 59
Fissuren 231
Fisteln 75, 174f, 177, 224, 416
–, gastrointestinale 384
Flapping tremor 265
Fluconazol 54, 208
Flüssigkeitsrestriktion 260
5-Fluorocytosin 365
5-Fluorouracil 150
Flush 156
Foetor hepaticus 265
Fokal noduläre Hyperplasie 256, 291, 339
Folsäure 61f, 171, 237, 301, 369
Forrest-Stadium 81
Foscarnet 206
Frischplasma 272, 295
Frühdumping 235
Fruktokinase 323
Fruktose-1-Phosphat-Aldolase 324
Fruktose-1,6-Bisphosphatase-mangel **324**
Fruktoseintoleranz 277, 298
–, hereditäre **324**
Fruktosurie **323**
Fundoplicatio 105, **234**

Funktionssonographie 345
Furosemid **393**, 419

Galaktokinasemangel 323
Galaktosämie 242, 298, 323
Galaktoseelimination 300
Gallenblasenempyem 346, 349
Gallenblasenhydrops 144, 249, 346, **350**
Gallenblasenkarzinom 251, 339, **344**, 346, 349
Gallenblasenperforation 349
Gallenblasenpolyp 339
Gallengangsadenom 339
Gallengangsobstruktion 142
Gallengangsstenosen 251
Gallensäuren 332
– im Serum 247, 296
Gallensäureverlustsyndrom 51
Gallensteine **397**
Gallensteinileus **28**
Gallensteinleiden **345**
Gallenwegsstriktur 379
Gamma-Globuline 300
Gamma-Glutamyl-Transpeptidase 244
Gancyclovir 206
Gardner-Syndrom 180
Gastrektomie 126, 151
Gastrin 102, 149, **151**
Gastrinantagonisten 116 f
Gastrinom 90, **150**
Gastritis **111**, 125, 235, 402
–, akute **111**
–, eosinophile 111
–, Typ A 112
–, Typ B 113

Gastroduodenoskopie **2**, 112, 115, 125, 145, 170, 269, 345
Gastroparese 401
–, diabetische 399, 400
Gelbfieber **362**
–, Meldepflicht 378
Gerinnungsstörungen **389**
Gewichtsverlust **35**, 107, 140, 144, 150, 168 f, 240, 306
Giardia lamblia 209, 377
Gilbert-Syndrom 250, **329**
Glossitis 60, 154
Glucocorticoide 396, **413**
Glukagon 153 f
Glukagonom 90, **153**
Glukocerebrosidase 328
Glukose H2-Atemtest 240
Glukoseabsorptionshemmer 236
Glukosetoleranztest, oraler 36
Glycylpressin **271**
Glykogenose 298, **319**, 320, 322
– Typ IV 242
Gravidität 221
Gruber-Widal-Agglutination 61, 171, 191 f
Guar 236
Gummata 355
Gummibandligatur 226
Gynäkomastie 300

Haarzelleukämie 255
Haemaccel® 261
Hämangiome 181, 185, 256, 339, 341

Hämatemesis 78
Hämatochezie 78, 83f
Hämobilie 78, 82
Haemoccult®-Test 185
Hämochromatose 242, 249, 298, **313**
Hämodialyse 134
Hämolyse 246, 250
Hämolytisch-urämisches Syndrom 295
Hämorrhoidalleiden 83, **221**
Hämosiderose 313
Hämsynthese 334
Halothan 292
Harnstoffzyklus-Enzymdefekte **318**
Hashimoto-Thyreoiditis 287
Hautzeichen 244
HBeAg 281, 285
HBsAg 281, 283
Helicobacter pylori 111, 116, **203**, 411
Hemikolektomie 187
Hepatholithiasis 252
Hepatikojejunostomie 380
Hepatische Enzephalopathie 264
Hepatitis 256, 354
–, akute 296, 325, 361
–, A-Virus **280**, 281, 283
–, B-Virus **280**, 281, 283, 285, 297
– –, chronische **395**
–, C-Virus **280**, 281, 283, 285, 288, 297

– –, chronische **395**
–, chemisch induzierte 290
–, chronische 325
–, Delta-Virus **280**, 283f, 286, 297
–, E-Virus **280**, 297
–, fulminante **281**
–, granulomatöse 356, 359, **377**
Hepatomegalie **255**, 278, 281, 287, 290, 292, 313, 319, 322, 324f, 327f, 332, 337, 352ff, 367
Hepatorenales Syndrom 259, **262**, 299
Hepatosplenomegalie 306, 329, 358, 364, 370f, 376
Hernie 19
Herpes simplex-Virus 363
Herxheimer Reaktion 355
Hiatushernie 102f
Hickmankatheter 239
HIDA-Scan 341f
Hirndruckzeichen 267
Hirnödem 267, 295
Histamin 156
Histiozytose 255
Histoplasma 363
– capsulatum 364
Histoplasmose 256, **364**, 377
HIV-Infektion 35, **207**, 233
HIV-Serologie 61
HLA A3 314
–, B7 314
–, B14 314
Hodenatrophie 300

Hundebandwurm 374
Hungerversuch 149
Hyalin 276, 278
Hymenolepsis nana **217**
Hyperfibrinolyse 262, 390
Hyperlipoproteinämie 276
Hyperoxalurie 141
Hyperparathyreoidismus 68
Hyperplasie, fokal noduläre 256, 291, **339**
Hypersplenismus 328
Hypertension, portale 372, **391**
Hyperthyreose 35, 55
Hypoglykämie 148, 324
Hypokaliämie 264, 268
Hypothyreose 68, 303
Hypovolämie 268
H2-Antagonisten 80, 116f, 122, 141, 171, **402**
H2-Exhalationstest **9**, 61

Ikterus 48, 143, 249, 280, 284, 290, 294ff, 299, 302, 306, 323ff,
330f, 340, 350f, 353ff, 363, 367f, 380
Ileozökalklappe 240
Ileus 18, **24**, 44, 48, 88, 132, 170, 388, 401
–, paralytischer 24
Indian childhood-Zirrhose 298
Infrarotkoagulation 227
Injektionstherapie 225
Inkontinenz **71**
Inselzellkarzinom **143**
Insulin 134
Insulinom 90, **148**

Interferone 151, 157, 286
– α 285, **395**, 419
Intoxikationen 14
Invagination 24, 161
Iridozyklitis 168
Ischämie, mesenteriale **164**
Isoniazid 293, 297, 356
Isospora belli **214**
Itraconazol 208

Jamaikafettleber 277
Jejunuminterposition 236
Juckreiz 249, 287, 290, 302

Kala-Azar 256, **370**
Kalzium 237
Kalziumantagonisten 98
Kardiomegalie 320
Kardiomyopathie 313
Karzinoid 55, 59, 64, 88, **156**
Karzinom, cholangioläres 251, 253, 255, 291, **339**
–, fibrolamelläres **339**
–, hepatozelluläres 253, 256, 284, 291, 299, 313, 315, 320, **339**
Kayser-Fleischer-Kornealring 309
Kernspintomographie 50, 109, 145, 341
Ketazidose 45
Ketoconazol 208, 364
Klatskin-Tumor 247
Kohlenhydrate **387**
Kolektomie **173**
–, subtotale 187

Kolitis, pseudomembranöse 54, **199**
Kollagen-Kolitis 172
Kollagensprue 58
Kolloidszintigramm 342
Koloileoskopie 169
Kolonkarzinom **181**f, 184
–, en-bloc-Resektion 186
–, Klassifikation der UICC 182f
–, – nach Dukes 182
Kolonkontrasteinlauf 49, 53, 85, 177, 184
Kolonpolypen 83f
Koloskopie **4**, 85, 185, 307
Koma 266, 269
Komaprophylaxe **271**
Kontinenzapparat 73
Kortikosteroide 207
Krampfanfälle 267
Krisen, hämolytische 309
Kryotherapie 227
Kryptokokkose **209**, **365**, 377
Kryptokokkus 363
– neoformans 365
Kryptosporidiose **213**
Kupfer 309, 311f
Kurzdarmsyndrom 59, 63, **239**

Lackzunge 299
Laktasemangel 59
Laktat **259**
Laktoseintoleranz 51, 59, 172, 175
Laktose-Test 61
Laktulose 80, 189, 193, 198, 268, 271, 319, **390**, 419

Lambliasis 209
Laparaotomie 165ff
Laparoskopie **6**, 342
Laser 81
Laugen 128, 129
Laurén-Klassifikation 123, 125
Laxantien 52, 55, 70, 74
Laxantienabusus 232
Lebensmittelintoxikationen 53
Leberabszeß 212
–, pyogener **353**, 367
Leberausfall 294
Leberbiopsie 285, 288, 300, 356
Leberfibrose 297
Leberinsuffizienz, postoperative 380
Lebermetastasen 185, 253, 282
Lebertransplantation 173, 273, 274, 300f, **304**, 308, 316, 322, 332
Leberzelladenom 21, **339**
Leberzirrhose 59, 243, 247, 284f, 288f, **297**, 309, 313, 315, 317, 323, 332f, 337, **389**
Legionellen 352
Leiomyome 181
Leishmania donovani 370
Lepra **357**
–, Meldepflicht 357, 378
Leptospira icterohaemorrhagica 353
Leptospirose 248, 282, 352, 353
–, Meldepflicht 378
Leukosen 255

Leukozytenszintigraphie 53, 172
Leukozytose 353
Lezithin-Cholesterin-Acyltransferasemangel **326**
Lichtdermatosen 335
Lidocain-Clearance 300
Lipase 60
Lipome 181
Lipoproteinlipasemangel **325**
Liquorpunktion 267
Listeria monocytogenes 358
Listerien 352
Listeriose **358**, 377
–, Meldepflicht 359, 378
Litholyse 379
- mit Methyl-Tert-Butyläther **347**
–, orale **347**
Lithotripsie 379
LKM-Antikörper 288
Loperamid 57, 157, 189
Lues 256
– I 233
Lupus erythematodes 94
Lymphome 58, 63, 181

Magen-Darm-Passage 104, 145
Magenausgangsstenose 102, 121, 142, 147
Magenentleerung 399
Magenfrühkarzinom **123**
Magenkarzinom **123**
Magenlymphom 203
Magenpolypen 125
Magensonde 59
Magenulkus **114**

Magnesium 62
Malabsorption **58**, **60**, 137, 248
Malaria 248, 256, **369**
–, Meldepflicht 378
Malassimilation **58**, 140, 202
Maldigestion **58**, 59, 62
Mallory bodies 278
Mallory-Weiss-Syndrom 46, 78, 81
Malnutrition 235, 237
Manifestationen, extraintestinale 169, 173
Manometrie 75, 95, 99f, 104
Mariskén 221, 224, **230**
Masern 363
Mastozytose 58
McBurney-Zeichen 160
Mebendazol 215, 375
Mediastinitis 30, 129, 273
Megakolon 75
–, toxisches 23, **169**, 170f
Melaena 78, 84, 184, 269
Melanome 256
MEN-I 150, **158**
Meningitis 45, 191, 196, 267, 354
Mesenterialinfarkt **20**
Mesenterialvenenthrombose 164, **165**
Metastasen 127, 145, 339, 343
Methionin 318
Methotrexat 297, **304**, 308, **396**, 419
6-Methylprednisolon 174
Metoclopramid 112, **400**, 419
Metronidazol 54, 174, 200, 210ff, 268, 368, **416**, 419

Miconazol 208
Mikrosporidiose **214**
Miliartuberkulose **356**
Milzvenenthrombose 138
Mirizzi-Syndrom 246, 252, 346
Misoprostol 122, **410**, 419
Mittelkettige Triglyceride 63, 239, 307
Mononukleose 282, **361**, 362, 368
Morbus Addison 30, 35, 45, 55, 66
– Behçet 233
– Boeck 255
– Bowen 183
– Crohn 64, 161, **168,** 202, 225, 233, 384, 396, **413,** 414ff
– Cushing 276
– Gaucher 255, 298, **327**
– Hirschsprung 68
– Hodgkin 255
– Ménétrier 61, 111
– Osler 78, 82
– Paget 183
– Reiter 197
– Weil 256, **353**
– –, Meldepflicht 378
– Whipple 58, 64
– Wilson 242, 277, 298, **309, 398**
Motilität **94**
Mukormykose **209**
Mukosaprolaps 73
Mukoviszidose 35, 242, 298, **316**
Multiple Sklerose 72

Mumps 363
Myalgien 280
Mycobacterium avium intracellulare 202
– leprae 357
– tuberculosis 201, 355, 377
Mykobakterien 54, 64, 352
–, atypische 202
Mykosen 74, **207**

Nachtschweiß 356
Nadolol 272
Natrium, Restriktion 260
Na-Stibogluconat 371
Nekrolytisch-migratorisches Erythem 154
Nekrosen **135**
–, akute tubuläre 299
Neomycin **391**, 419
Neoplasie, multiple endokrine 150, **158**
Nephritis 354
Neurofibrome 181
Neuropathie, diabetische 102
Nichtokklusive Darmischämie 164
Niclosamid 217, 220
Niemann-Picksche Krankheit 255, **328**
Niereninsuffizienz 385
Nierensteine 346
Nierenversagen 195, 370
Nifedipin 100, **402**, 419
Niridazol 219, 220
Nitrate 98, 100, **401**
Nitroglycerin 419
Nizatidin **407**

Non-cardiac chest pain **98**
Non-okklusive Darmischämie 164
Norfloxacin 263
Norwalk-Viren 205
Notfall-Gastroskopie **79**
NSAID 411
Nußknackerösophagus 94, **100**
Nystatin 208

Obere gastrointestinale Blutung **77**
Obstipation **67**, 221, 388
Obstruktion, extrahepatische 246
–, intrahepatische 246
Octreotide 151, 153f, 157
Odynophagie 38, **43**, 103, 129
Ödeme 392f
Ösophagitis 43
Ösophago-Gastro-Duodenoskopie 108
Ösophagus-Breischluck 95, 99
Ösophagusdivertikel 44
Ösophaguskarzinom **106**, 131
Ösophagusresektion 109, 110
Ösophagusspasmus 41, **99**
Ösophagusvarizen 274
Ösophagusvarizenblutung s. Varizenblutung
Östrogene 247
Ogilvie-Syndrom 25, **28**, 68, 70
Oligurie 354
Omeprazol 105, 145, 151, 272, **407**, 419
Operationsfolgen **234**, 379
Opisthorchiasis 372

Ornidazol 210, 368
Ornipression 262
Ornithin-Aspartat 268
Ornithincarbamoyltransferasemangel 318
Osmodiuretika 261
Osteomalazie 235, 237, 239, 248, 303, **305**
Osteopathie 309
–, hepatische **394**
Osteoporose 303, 319
Ovarialzyste 20
–, stielgedrehte 162
Oxaminiquin 219
Oxyphenisatin 297
Oxyuren **215**

Palmarerythem 300
Pankreasabszeß 136
Pankreasenzyme 304, 316
Pankreasinsuffizienz 51
Pankreaskarzinom 138, **143**, 251
Pankreaskopfresektion 142
Pankreastumoren 90
Pankreatikojejunostomie 140
Pankreatitis 31, 44, 259, 325, 346f, 351, 399
–, akute 18, **132**, 388
–, chronische 59, **137**
Papillenkarzinom 252
Papillenstenose 379
Papillentumoren 90
Papillotomie, endoskopische **4**, 134, 251f, 351, 379f
Paracetamol 292
Paralyse 48

Parasitose 65
Paratyphus **192**
Parazentese **261**
–, diagnostische 259
Paromomycin 213, 268, **391**, 419
Peliosis hepatis 291
Penicillin 354f
Peptid, vasoaktives intestinales 152
Perforation 161, 169, 171, 191, 212
Perhexilenmaleat 279, 297
Pericholangitis 252
Periduralkatheter 134
Perikarditis 30
Peritonitis 15, 45, 104, 194
–, spontan bakterielle 258, 260f, **263**, 264, 299
Perityphlitischer Abszeß 161
Peutz-Jeghers-Syndrom 180
Pfortaderthrombose 138
Phäochromozytom 35
Phenobarbital 333
Phenothiazine 247
Phenylalanin 318
pH-Metrie 95f, 104, 236
Phosphatase, alkalische 281, 284, 292, 296, 300, 340, 345, 354, 356, 361, 364, 370
Phospholipidosis 279
Piece meal-Nekrosen 283
Pigmentsteine 345
Pilzinfektionen **363**
Pipemidsäure 263
Pirenzepin 122, **412**, 419
Plasmodium falciparum 369

– malariae 369
– ovale 369
– vivax 369
Pleuraerguß 259
Plummer-Vinson-Syndrom 42, 108
Pneumonie, atypische 360
Polidocanol 273
Polycythaemia vera 255
Polymerasekettenreaktion 202
Polypabtragung **2**, **4**
Polypektomie, Blutung 186
–, endoskopische 186
–, Perforation 186
Polypen 180f, 184
Polypeptid, pankreatisches 149
Porphobilinogen 335
Porphyria cutanea tarda **337**
–, variegata 335
Porphyrie 68, 162, 242, 277, 334
–, akute hepatische 334, 336
– –, intermittierende 13
Porphyrinstoffwechsel 334
Postcholezystektomiesyndrom 379
Postvagotomiesyndrom 238
Pouch 173
PPSP 390
Praziquantel 217, 219, 372f
Prednisolon 172, 289
Probelaparotomie 32
Procainhydrochlorid 134
Proctalgia fugax 233
Prokinetika **399**
Prokollagen-III-Peptid 300
Proktokolektomie 186

Proktoskopie 224, 232
Prolaps 73
Propanolol 272, **391**, 419
Prostaglandin 116
Proteinrestriktion 268, 319
Proteinurie 354, 363
Protonenpumpenblocker 80, 116f, **407**
Pruritus 284, 295f, 306, 418
Pseudomembranen 199
Pseudomonas 352
Pseudozysten 137
Psoasabszeß 161
Psoasschmerz 160
Psychomotorischer Test 266
Pulsationsdivertikel 40
Purpura, thrombotisch-thrombopenische 295
Pyloroplastik 238
Pylorusinsuffizienz 113
Pyoderma gangraenosum 168
Pyrantelpamoat 215, 217
Pyrazinamid 357
Pyrimethamin 369

Q-Fieber **360**
–, Meldepflicht 361, 378
Quellmittel 178
Quick-Test 284

Radiotherapie 110
Ranitidin **405**, 419
Rechtsherzinsuffizienz 243
Refluxgastritis 236
Refluxösophagitis 78, 81, **101**, 234, 236f, 408
Regurgitation 98, 107

Rehydratation 56
Rehydratationslösungen 189
–, WHO 189
Reiter-Syndrom 194
Rektoskopie **5**, 85, 224
–, Polypabtragung **5**
Rektozele 73, 75
Rektum, Prolaps 72
Rektumadenom 225
Rektumexstirpation, abdomino-perineale 188
Rektumkarzinom 183ff, 188, 225
Rektumresektion, anteriore 188
Retikulozyten 60
Retinitis pigmentosa 326
Rezidivblutungsprophylaxe **272**
Ribavirin 286
Rickettsia burneti 377
– conori 377
– prowazeki 359
Rickettsien 352
Rickettsiose 282, **359**
–, Meldepflicht 360
Rifampicin 293, 304, 357f
Röteln 363
Rota-Viren 53, **203**
Rotor-Syndrom **331**
Roux-Y-Anastomose 236f
Rovsing-Zeichen 160

Säure-Basen-Regulation 299
Säure-Basen-Status 271, 301
Säuren 128, 129
Sakroileitis 169

Salazopyridin 65, 172, 174f, 415, 420
Salmonella paratyphi 192
– typhi 190
Salmonellen 61, 171, 189, 352, 377
Salmonellenausscheider 193
Salmonellen-Gastroenteritis **192**
–, Meldepflicht 193, 378
Sarkoidose 298
Schatzki-Ring 42
Schenkelhernie **28**
Schilling-Test 61, 171, 175
Schistosoma haematobium 371
– japonicum 371
– mansoni **218**, 371
Schistosomiasis 256, 297, **371**, 377
Schluckbeschwerden **38**, 200
Schock 269
Schrumpfgallenblase 348
Schwangerschaft 276, 294, 311, 347, **418ff**
Schwangerschaftscholestase 247, **294**, 295, 331
Schwangerschaftsfettleber **294**, 296
Schweißtest 316
Schwermetalle 55
Sectio 295
Segmentresektion 186
Sekretin-Ceruletid-Test **9**, 61, **138**
Sekretinstimulationstest 151

Selen 301
Sengstaken-Sonde **270**, 271
Sepsis 132, 269
Serotonin 156
Sezary-Syndrom 255
Shigella dysenteriae 194
Shigellose 54, 189, **194**
Shunt, peritoneovenöser **261**
–, portosystemischer 272f, **274**
Sicca-Syndrom 40, 302
Siegelringzell-Karzinom 182
Sigmaresektion 187
Sigmastenose 177
Sigmoidoskopie **5**
Singultus 107
Sklerodermie 42, 58, 59, 94, 102, 302, 399
Sklerosierungstherapie **3**, **270**, 272f
Somatostatin 155, 271
Somatostatinom **155**
Somnolenz 265
Sonde, nasoenterale 386
Sondendiäten **384**
Sondennahrung **387**
Sonnenblumenkatarakt 309
Sonographie **2**, 125, 133, 138, 145, 149, 160, 170, 172, 178, 185, 244, 250, 257, 259, 277, 285, 296, 300, 340, 345, 349f, 356, 367, 380
Soor-Osöphagitis 208
Spätdumping 235
Sperroperation **274**
Sphincter Oddi 134
Sphinkterdehnung 227, 233
Sphinkteromyotomie 228

Sphinkterplastik 379
Sphinktertonus 232
Spider naevi 287, 299
Spiramycin 369
Spironolakton 261, **392**, 419
Splanchnikektomie 140
Splenogemalie 281, 285, 287, 354
Spondylitis enteropathica 169
Sprue 58, 63
Spurenelemente 175, 387
Staphylococcus aureus 198
Staphylokokkenenteritis 198
Steatohepatitis 243
Steatorrhoe 140, 144, 155, 240, 248, 302, 326
Steatosis 290f
Stent Shunt, transjugulärer intrahepatischer (TIPS) 262
– –, – –, portosystemischer 274
Stillzeit **418ff**
Stoßwellenlithotripsie 251, **347**
Stoffwechselkrankheiten **315**
Strahlenenteritis 65
Strahlenkolitis 415
Strahlentherapie 126, 147, 187f
Strangulationsileus 165
Streßulkus 134
Streßulkusprophylaxe **121**, 410
Streptomycin 356, 358
Streptozotocin 150
Strikturenplastik 174
Strongyloides stercoralis **216**
Subileus 24
Substitutionstherapie **62**

Sucralfat 105, 113, 116, 122, **409**, 420
Sulfadiazin 369
Suprarenin 81
Syndrom der zuführenden Schlinge 236
Syphilis 340, **355**
–, Meldepflicht 355
Szintigraphie 85, 95f

Taenia saginata **217**
– solium **218**
Tangier Krankheit **326**
Teleskop-Phänomen 234
Tensilon-Test 39
Teratome 256
Tetrazykline 276, 278, 292f, 360f
Thalassämie 314
THCA-Syndrom 247, **333**
Thiabendazol 215, 217
Thorotrast 292
Thrombopenie 294
Thrombophlebitis migrans 144
Thrombose, perianale 221, **229**
Thyreotoxikose 60, 66
Tinidazol 210, 213
TIPS (transjugulärer intrahepatischer Stent Shunt) 262
Toxine 291, **292**
Toxocariasis **376**
Toxoplasma gondii 368
Toxoplasmose 297, **368**
–, Meldepflicht 369, 378
Transaminasen **242**, 278, 285, 330, 354, 356, 361, 364, 370

Transferasemangel 323
Transferrinsättigung 313
Treponema pallidum 352, 355, 377
Triäthylentetramin 310, 312
Trichuris trichiura **215**
Triglyceride, mittelkettige (MCT) 239, 304, 385
Trinitrosan 271
Tuberkulose 42, 58, 64f, 68, **201**, 271, **355**
–, Erbrechen 202
–, Gewichtsverlust 202
–, Meldepflicht 357, 378
Tumoren, kolorektale 180
Tumorexzision, lokale 188
Tumormarker 125, 139, 146, 250, 292, 340
Tumornekrosefaktor 263
Tumorstadieneinteilung 107, 124
Turcot-Syndrom 180
Typhus 256
– abdominalis 14, **190**
– –, Meldepflicht 192
Tyrosin 318
Tyrosinämie 242
–, hereditäre **317**

Überwucherung, bakterielle 59
Ulcus duodeni **115**, 125, 346, **402**, 403, 405ff, 410, 412
– ventriculi **114**, **402**, 403, 405ff, 410, 412
Ulkusblutung 77, 120
Ulkuskrankheit **114**
Ulkusperforation 120

Ulkustherapie 118
–, chirurgische 119
Untere gastrointestinale Blutung **83**
Urämie 36, 77
Ureterkolik 19
Uroporphyrinogen-Decarboxylase 337
Ursodesoxycholsäure 236, 252, 296, **304**, **307**, 316, 347, 396, **397**, 420
Uveitis 168

Vagotomie, selektiv-proximale 120, 238
Vancomycin 54, 200
Varizellen-Zoster 363
Varizenblutung 77, 258, **269**, 313, 394
Vaskulitis 287
Verätzungen **128**
Verner-Morrison-Syndrom 55
Verschluß, arterieller 164
Verschlußikterus 59, 144
Vibrio cholerae 189, 194
– parahaemolyticus 195
Vinylchlorid 292
VIP 152
Vipome 90, **152**
Viren, parvovirus-ähnliche 204
Virushepatitis, akute **280**
–, chronische **283**
Vitamin A 62, 171, 248, 292f, 301, 303f
– B1 301
– B2 301
– B6 301

– B12 61, 113, 171, 175, 237, 240, 301
– D 62, 171, 248, 303f, 305, 420
– D3 301, **394**
– E 62
– K 62, 239, 248, 303f, **389**, 420
Vitamine 387
–, fettlösliche 175
Vitaminmangelsyndrome 239
Volvulus 24, 161

Weißnägel 300
Weizenkleie 70, 178
Wernicke-Syndrom 267
WHO-Klassifikation 106, 123, 180
Wismut 16, **411**, 420

Xanthelasmen 249, 300, 302
Xylose-Test 61

Yersinia enterocolitica 54, 196
Yersinien 61, 161, 171, 189, **196**, 202, 352

–, Abszesse 197

Zahlenverbindungstest 266
Zecken 359, 360
Zenkersches Divertikel 40, 42
Zieve-Syndrom 13, 278
Zink 62, 171, 237, 301, 310, 312, **398**
Zirrhose 284f, 288, 332f, 337
–, kryptogene **298**
–, primär biliäre 243, 247, 249, 297, **302**, 325, **395**, 396f
Zollinger-Ellison-Syndrom 55, 59, 115, 119, 150, 403, 405f, 408
Zygomyceten 209
Zystadenokarzinom 143
Zysten 339, 341f
Zystenblutung 142
Zystenperforation 142
Zystoskopie 178
Zytologie 342
Zytomegalievirus 206, 283, 362
Zytomegalievirusinfektion **362**
–, Meldepflicht 378
Zytoprotektiva **409**
Zytostatika 292f

MEMO Labordiagnostik
Von *R. Seuffer*
1993. XXVIII, 657 Seiten, 5 Abbildungen,
kartoniert DM 78,-/ÖS 609,-/SFr 80,50
ISBN 3 432 25361 3

MEMO Augenheilkunde
Von *H. L. J. Knorr/B. Seitz/G. O. H. Naumann*
1993. XII, 128 Seiten, 2 Abbildungen,
kartoniert DM 29,80/ÖS 233,-/SFr 31,10
ISBN 3 432 25431 8

MEMO Allgemeinmedizin
Von *K. F. Baur*
1992. XVIII, 494 Seiten, 42 Abbildungen,
87 Übersichten, kartoniert DM 48,-/ÖS 375,-/SFr 48,-
ISBN 3 432 99741 8

MEMO Rheumatologie
Von *H. Kaiser*
1990. XVI, 399 Seiten, 12 Einzelabbildungen,
12 Tabellen, kartoniert DM 36,-/ÖS 281,-/SFr 36,20
ISBN 3 432 98531 2

MEMO Radiologie
Von *C. Wagner-Manslau*
1989. XIII, 315 Seiten, 23 Abbildungen,
kartoniert DM 32,-/ÖS 250,-/SFr 32,30
ISBN 3 432 98021 3

MEMO Anästhesie
Von *G. Lenz/B. Kottler/R. Schorer*
1985. X, 358 Seiten, 7 Abbildungen,
kartoniert DM 36,-/ÖS 281,-/SFr 36,20
ISBN 3 432 94451 9

Preisänderungen vorbehalten

Ferdinand ≋ Enke Verlag Stuttgart